Dᴿ A. MERIEL

LE MÉDECIN DE LA PREMIÈRE HEURE

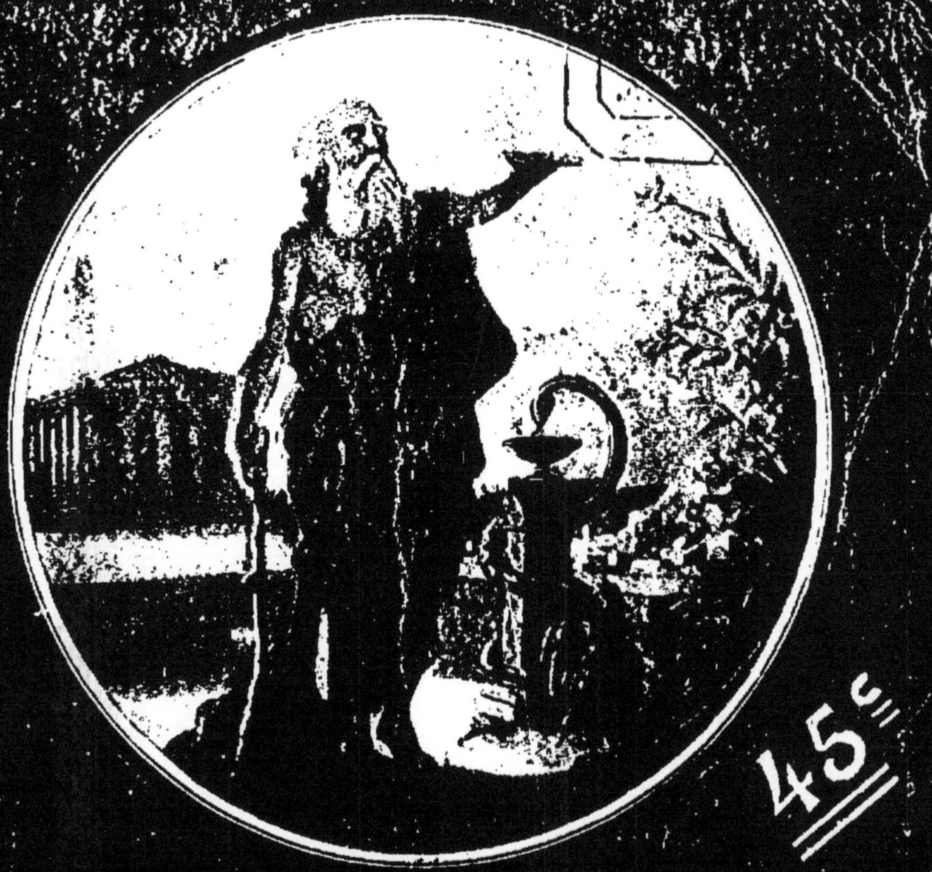

Docteur A. MÉRIEL

LE MÉDECIN

DE LA PREMIÈRE HEURE

MANUEL PRATIQUE TRÈS COMPLET

PERMETTANT DE SOIGNER SOI-MÊME

LES AFFECTIONS LÉGÈRES

ET D'ATTENDRE SANS DANGER LE MÉDECIN
DANS LES CAS GRAVES

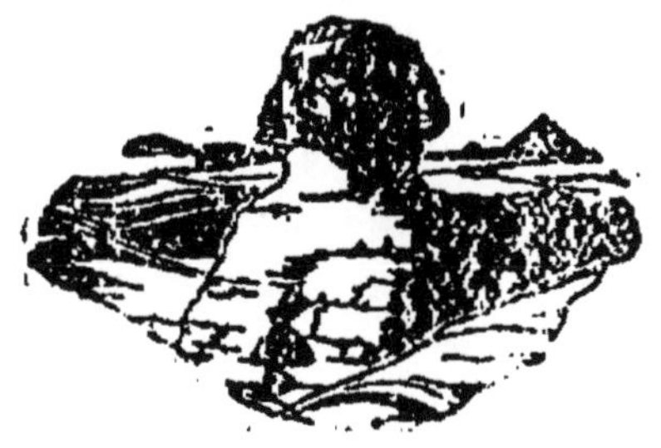

BIBLIOTHÈQUE MÉTROPOLITAINE

L. LAUMONIER & Cie, ÉDITEURS

44, Rue Notre-Dame-des-Champs, 44

PARIS

AVANT-PROPOS

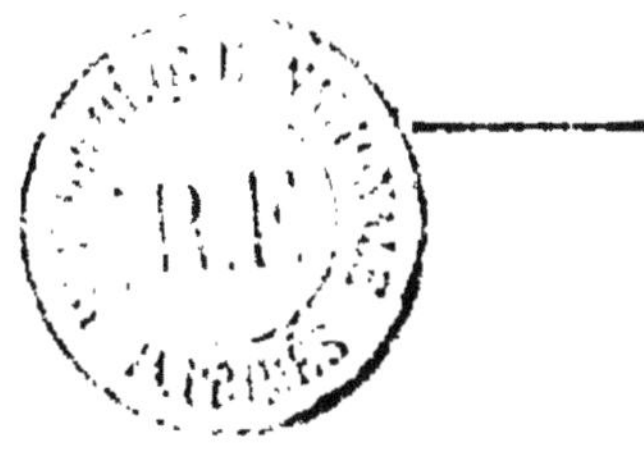

Médecin nous-même, il n'a pu entrer un seul instant dans notre esprit la pensée que les lignes de ce volume inciteraient le malade à se passer des soins du praticien officiel.

Certes, nous croyons qu'en nombre d'affections insignifiantes, il est inutile de déranger le docteur, de le détourner par là de soins plus importants.

Mais notre but réel est, au contraire, en donnant au lecteur des notions pratiques sur la naissance et l'évolution de certaines maladies, de lui permettre de ne point se tromper sur la véritable nature de cas lui paraissant parfois bénins, alors qu'ils sont le prélude d'accidents de la plus haute gravité.

Nous avons, aussi, succinctement exposé les principes d'hygiène générale et particulière qui s'imposent dans chaque affection, ainsi que quelques éléments d'hygiène préventive contre d'autres maladies, non point davantage dans l'intention de limiter l'intervention médicale, mais afin d'avertir nos lecteurs des précautions à prendre pour diminuer les manifestations morbides.

Enfin, toutes les fois que l'occasion s'est présentée, nous avons indiqué les premiers soins à administrer aux malades, aux blessés, aux victimes d'accidents quelconques, en attendant l'arrivée du docteur, souvent retardé par les devoirs de sa profession.

Nous avons choisi l'ordre alphabétique, — le moins scientifique peut-être, — mais le plus pratique pour des personnes ignorant la classification pathologique, et, afin de faciliter les recherches, nous avons toujours donné, dans notre dictionnaire, le nom scientifique et le nom vulgaire de chaque maladie, en renvoyant nos lecteurs à celui des deux le plus communément employé.

Nous nous réjouirons d'avoir fait œuvre utile, si ce livre est assez heureux pour épargner ou alléger quelques souffrances, et s'il peut mieux faire comprendre et apprécier les prescriptions et le dévouement du médecin.

Dr A. MÉRIEL.

LE MÉDECIN

DE LA PREMIÈRE HEURE

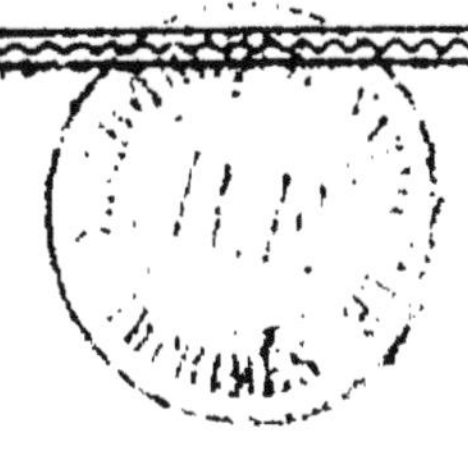

A

Abcès. — L'abcès est un amas de pus, d'où son nom vulgaire de *dépôt d'humeur*. Ce pus tend à distendre les tissus, pour se frayer un chemin vers l'extérieur du corps et se répandre au dehors.

Les abcès, gros ou petits, peuvent se former dans n'importe quelle partie du corps; c'est dire que leur volume est variable à l'infini. Certains ne contiennent qu'une infime partie de pus, d'autres sont tellement vastes qu'ils renferment plusieurs litres de ce liquide.

On distingue deux sortes d'abcès : l'abcès *chaud* ou *aigu*, l'abcès *froid* ou *chronique*, ou par *congestion*.

L'abcès *froid* se forme lentement; il grossit sans que le malade en soit incommodé, et sans faire aucune trace sur la peau.

La souffrance, généralement peu vive, ne commence à se faire sentir que lorsque l'abcès est à point, c'est-à-dire quand la poche est bien tendue et qu'elle fait nettement relief à la surface du corps.

A ce moment la peau s'amincit, prend une teinte bleue, puis se fend légèrement; un pus verdâtre s'écoule lentement, dégageant une odeur fétide.

D'autres fissures (ou fistules) s'ouvrent à leur tour, et

l'écoulement devient presque intarissable; en tous cas il est long à arrêter. Le traitement le plus rationnel consiste à pratiquer, au moyen du bistouri, une large ouverture qui permette au pus de s'échapper librement, puis à désinfecter la plaie, enfin à la recoudre, par quelques points de suture.

Cette affection grave est heureusement assez rare; elle affecte surtout les tuberculeux, les scrofuleux, les rhumatisants.

L'abcès *chaud* ou *aigu*, au contraire, bien plus fréquent que le précédent, est aussi beaucoup plus facile à reconnaître et à arrêter dans sa marche, d'ordinaire assez rapide.

En effet, la peau, à l'endroit de l'abcès, *durcit, gonfle, rougit, s'échauffe* et devient *très douloureuse.*

Le malade a de la courbature, de la fièvre; l'appétit diminue, le sommeil est agité. Il se plaint d'élancements qui partent de la partie malade, pour se prolonger quelquefois assez loin.

Bientôt, le centre de l'abcès se ramollit, cède facilement sous la pression du doigt : à ce signe, on reconnaît que le pus se forme.

Il vaut mieux alors lui donner issue, car il est à craindre que le pus, ne pouvant vaincre la résistance de la peau, ne se répande à l'intérieur et n'occasionne des troubles graves.

Dès que les premiers symptômes se manifestent, appliquer sur l'abcès des cataplasmes émollients de farine de lin, renouvelés souvent, pour éviter la fermentation.

Ou mieux, couvrir sans interruption la partie malade de compresses trempées dans l'eau aussi chaude qu'on pourra la supporter.

Une fois l'abcès ouvert, naturellement ou par le bistouri, on nettoiera la plaie avec de l'eau boriquée tiède, et on fera, chaque jour, un pansement avec un peu de gaze iodoformée. On recouvrira le tout d'une bande de toile fine pour éviter le contact de l'air.

Il sera bon, ensuite, de purger le malade.

Les cataplasmes de mie de pain trempés dans du lait, de pulpe d'oignons cuits dans du lait, sont en honneur à la campagne; ils donnent de bons résultats, à condition d'être confectionnés avec la plus grande propreté, et aussi d'être renouvelés très souvent, car ces matières, fermentant rapidement, ne tarderaient pas à aggraver le mal, si on les maintenait trop longtemps en contact avec l'abcès.

Accidents. — On nomme accidents toute cause subite, violente, extérieure ou involontaire qui provoque soit une solution de continuité dans la contexture de nos os (fractures), soit dans nos tissus organiques (blessures, coupures, morsures, piqûres), soit un écrasement des mêmes tissus (bosses, contusions). Enfin l'ingestion de certaines substances toxiques est une cause d'accidents internes qui causent de graves désordres dans notre économie (empoisonnements).

Nos lecteurs trouveront à chacun de ces termes les prescriptions à suivre et les manœuvres à exécuter pour porter à la victime les premiers secours. (Voir *Blessures, Contusions, Empoisonnements, Fractures, Morsures, Piqûres,* etc).

Accouchements. — Pendant les derniers temps de la grossesse, on préparera la layette de l'enfant, afin de ne pas être au dépourvu.

Puis, quand le terme est proche, la femme sur le point d'accoucher s'aperçoit à certains signes que le moment est venu.

D'abord la matrice s'est abaissée : la marche, la respiration sont moins gênées, les envies d'uriner et d'aller à la selle se répètent davantage que par le passé.

Puis se manifestent les petites douleurs, coliques passagères de courte durée, se renouvelant de quart d'heure en quart d'heure, se rapprochant ensuite en augmentant d'intensité au fur et à mesure qu'elles deviennent plus fréquentes.

Après une période d'accalmie, d'une durée très variable, les douleurs réapparaissent, deviennent plus fortes, durent plus longtemps ; au bout de six ou huit heures, quand la matrice est suffisamment dilatée, la poche des eaux se rompt : c'est le commencement de la délivrance.

Que doit faire la mère quand l'accouchement est proche ?

En attendant le médecin ou la sage-femme, elle prendra un lavement avec un litre d'eau bouillie froide, afin d'évacuer complètement le gros intestin ; puis elle fera avec soin sa toilette intime, mettra de préférence une chemise courte, afin de ne pas gêner ceux qui l'assistent, tressera ses cheveux en natte.

Pendant ce temps, on disposera, dans la chambre à coucher, de telle façon que l'on puisse, sans peine, circuler alentour, une couchette assez dure, assez étroite, un lit de sangle par exemple. Vers le milieu, on étendra un matelas ou des coussins, de manière à soulever le bassin de la patiente. Sur le tout, on placera une toile cirée ou une forte toile imperméable pour protéger la literie. Puis on mettra le drap du lit, sur lequel, à l'endroit du siège, on fixera un vieux drap plié en quatre.

On terminera le lit comme à l'ordinaire, en ayant soin de replier le drap du dessus et la couverture vers le pied.

Après l'accouchement, on débarrassera la malade de la toile cirée, du vieux drap, et on la recouvrira. Elle se trouvera ainsi dans un lit frais, propre, et pourra s'y reposer en attendant son transfert dans son lit habituel.

Dans la même pièce, en face de la fenêtre de préférence, on placera une table, sur laquelle on posera un oreiller sous un drap plié de manière à le recouvrir. A côté, on mettra du coton hydrophile, de l'huile dans une tasse, des épingles de nourrice (ou épingles anglaises), et la layette du nouveau-né.

On aura enfin à portée de la main des bandes de toile, de l'eau bouillie chaude et du fil de lin fort, que l'on aura fait bouillir.

Dans le cas où le médecin ou la sage-femme n'arriveraient pas à temps, voici en deux mots ce qu'il convient de faire.

Quelques minutes après la mise au monde de l'enfant, on liera le cordon à environ six centimètres de son corps. Quelques centimètres plus loin on fera une seconde ligature et, à l'aide d'une paire de ciseaux bien affilés et préalablement flambés à l'alcool pur, on coupera le cordon.

Puis on transportera l'enfant sur l'oreiller destiné à cet effet; avec du coton imbibé d'huile, on nettoiera son corps, toujours enduit d'une matière grasse, glaireuse, assez adhérente. De même on lui nettoiera les narines et la bouche, souvent encombrées de mucosités.

On lui fera prendre un grand bain tiède et, avant de l'emmailloter chaudement, on placera sur le cordon une compresse d'eau bouillie tiède, recouverte de ouate hydrophile, et pour maintenir le tout, une bande de flanelle faisant deux fois le tour du corps.

Quant à la mère, on lui fera prendre une injection d'eau bouillie très chaude. On placera des compresses bouillies sur les parties, qu'on maintiendra à l'aide d'un bandage.

Puis on la couvrira rapidement, en évitant qu'elle ne prenne froid, et on la laissera reposer, la tête basse.

Pendant toute la durée de l'accouchement, on donnera peu à manger à la mère : un léger potage, du bouillon, de l'eau sucrée aromatisée de fleurs d'oranger. Dans le cas où elle s'affaiblirait trop, quelques gorgées de vin généreux.

Pendant la fièvre de lait, elle devra se contenter de bouillon seulement, et se mettra même à la diète absolue, en cas de fièvre trop forte. Après la fièvre, on redonne à manger de manière progressive, de façon qu'au bout de dix ou douze jours la mère recommence à se nourrir comme auparavant.

On surveillera l'intestin; si la malade ne va pas à la selle, on lui donnera des lavements, et au besoin une légère purge.

La température de la chambre sera toujours la même, de 13 à 15° centigrades ; on évitera, en aérant la pièce, les brusques changements de température et les courants d'air.

Enfin on ne perdra pas de vue que le repos absolu est nécessaire ; on évitera donc, autant que possible, le bruit, les éclats de voix, les émotions, et d'une manière générale tout ce qui pourrait troubler la tranquillité de la mère.

Acné.— On désigne sous ce nom un groupe de maladies de la peau, constituées par de petites pustules rouges, enflammées, à base profonde, suppurant lentement et dégénérant en boutons, d'une taille approchant celle d'un petit pois.

Au niveau de ces boutons la peau est luisante, et donne, sous le doigt, l'impression d'un corps gras. Le centre des boutons est occupé par une pointe jaunâtre qui perce et se recouvre ensuite d'une légère croûte.

L'acné se manifeste le plus souvent sur la figure, le haut de la poitrine et du dos, les épaules.

On fera bouillir l'eau servant à la toilette, et on l'additionnera d'eau de Cologne ou d'alcool camphré.

De plus, on lotionnera les parties malades avec de l'eau boriquée (une cuillerée à soupe d'acide borique dans un demi-litre d'eau bouillie); éponger doucement et enduire de vaseline.

Mais c'est surtout le régime alimentaire qu'il faudra surveiller, car il existe de grandes relations entre l'intestin et la surface de la peau.

On devra donc s'abstenir des viandes faisandées et marinées, du gibier, des conserves, du poisson, du canard, de l'oie, des huîtres, des moules, des fromages trop odorants, des sauces trop épicées.

Les oignons, choux, tomates, champignons, truffes, aubergines, échalotes, l'ail, l'oseille, le cresson sont également prohibés.

Comme boisson, ni vin pur, ni alcool, ni bières acidulées, ni vinaigre.

On pourra faire usage de thé, de café peu forts, de vin coupé d'eau, de lait.

Comme aliments recommandés : viandes fraîches, poulet, pigeon, purée maigre de féculents (pommes de terre, haricots, lentilles, riz), œufs en grande quantité.

Employer le pain grillé ou rassis au lieu du pain frais.

Adénite. — C'est l'inflammation des glandes (ganglions lymphatiques) que l'on rencontre sous la peau, au cou, aux aisselles, dans l'aine.

Cette inflammation s'accompagne de fièvre, d'engorgement de la glande atteinte, et si on ne se soigne pas, d'un véritable abcès.

L'adénite peut être déterminée, à l'aine, par des écorchures ou piqûres des jambes ou du pied ; aux aisselles, par de petites plaies des bras, de la main, des doigts.

On soignera ces petites blessures, et on appliquera sur le ganglion engorgé des compresses d'eau très chaude. Bien entendu, le malade devra garder le repos. On le purgera enfin, de préférence avec de la levure de bière.

Age critique. — (Voir *Ménopause*).

Aigreurs de l'estomac (*Pyrosis*).—Un estomac fatigué par les mets épicés, l'excès d'alcools et de vin, contient en abondance des sucs âcres qui parfois remontent jusqu'à la gorge et la bouche.

Ces renvois brûlants sont extrêmement désagréables ; on y remédie par l'emploi de magnésie calcinée, dont on prend une cuillerée à café chaque matin.

Aux repas, faire usage d'eau de Vichy ou de bicarbonate de soude.

Après chaque repas, infusion très chaude de fleurs d'orangers, de tilleul, de camomille.

Albuminurie. — L'albuminurie est toujours la conséquence d'une néphrite, c'est-à-dire d'une maladie aiguë ou chronique des reins, dont le froid est la cause principale.

L'urine du malade est rare, chargée en albumine. On s'aperçoit facilement de la présence de l'albumine, à ce que l'urine, quand elle vient d'être expulsée, se recouvre d'une couche de mousse. De plus, si l'on prélève une petite quantité de cette urine et qu'on la fasse bouillir, on y remarque bientôt la présence de petits filaments blancs semblables à du blanc d'œuf coagulé, et qui ne sont autre chose que de l'albumine.

L'albuminurique est sujet à des maux de tête, des bourdonnements d'oreilles, des étourdissements.

Il se plaint de maux de cœur, d'envies fréquentes de vomir, d'engourdissement des membres et des doigts.

Son teint est pâle, ses paupières gonflées, surtout au réveil.

Enfin, il est sujet à l'œdème, c'est-à-dire à une enflure qui affecte plus particulièrement les pieds, les chevilles, les jambes et parfois le bas ventre.

Dans les cas très graves, cet œdème envahit le corps tout entier.

Le malade doit tout d'abord renoncer complètement à l'usage de la viande ; le lait, à la dose de 3 à 4 litres par jour, formera uniquement son alimentation.

Il boira également de l'eau de Vichy, afin d'augmenter le plus possible la quantité des urines.

On appliquera fréquemment sur les reins des sinapismes, des ventouses, même quelques pointes de feu. Le malade prendra deux bains tièdes par semaine, qu'on fera suivre d'un massage énergique au gant de crin, et de lotions alcoolisées sur tout le corps avec une flanelle imbibée d'eau de Cologne et d'alcool de lavande en parties égales.

Des purgations répétées de scammonée à la dose de 30 grammes chaque fois, entretiendront le bon fonctionnement des intestins.

Quand l'œdème aura diminué, et que les autres accidents auront perdu en intensité et en fréquence, on pourra relever un peu le régime alimentaire en diminuant la dose de lait et en la remplaçant par des œufs et des légumes verts, les viandes blanches, les poissons frais à chair maigre : sole, merlan, rouget, le beurre et le vin blanc, léger, non alcoolisé, coupé d'eau alcaline.

Déclarons enfin que ces quelques conseils n'excluent pas l'intervention du médecin, auquel il est de toute nécessité d'avoir recours, dans une maladie aussi grave.

Alcoolisme. — Ce vice déplorable prédispose à de nombreuses maladies, tant pour l'ivrogne que pour sa descendance; il conduit à la dégradation physique, morale et intellectuelle et à la folie.

Le *delirium tremens* est une de ses manifestations directes. (Voir ce mot.)

Aliénation mentale. — Nous ne nous occuperons pas ici de l'aliénation mentale ou folie, dont les multiples manifestations sont traitées par des médecins spécialistes tant dans les asiles de l'Etat que dans les maisons de santé particulières.

Il peut cependant arriver que l'on se trouve en présence d'aliénés, et il est bon de connaître la conduite à tenir en semblable occasion.

La plupart des fous sont taciturnes, peu expansifs; tout à leur idée fixe, les *hallucinés* ne prêtent nulle attention à ceux qui les entourent; les *déments* se mêlent à la conversation, parlent à tort et à travers, font des réponses baroques aux questions qui leur sont posées; les *maniaques*, malgré tous les efforts de leurs interlocuteurs pour opérer une diversion, en reviennent toujours à leur sujet de prédilection.

D'autres aliénés (délire des *grandeurs* ou de la *persécution*) ont un caractère moins débonnaire; soit qu'ils se persuadent qu'on leur manque de respect, soit qu'ils s'imaginent qu'on veut leur nuire, un mot, un geste, mal interprétés déchaînent chez eux des crises qu'il est difficile de maîtriser.

Aussi doit-on agir avec la plus grande circonspection avec ces malades : ne pas les brusquer, ne pas les contredire, feindre d'ajouter foi à leurs propos, mais s'opposer doucement, quoique avec fermeté, à ceux de leurs désirs qui pourraient être la source de dangers pour la société.

Comme les fous prennent d'habitude peu soin de leur personne, il faut veiller à leur tenue et à leurs habillements, ne pas les perdre de vue, les accompagner partout; on éloignera d'eux les armes et les instruments dangereux.

Enfin, en cas de crise furieuse, la méthode la plus simple à appliquer consiste à jeter sur la tête et sur le corps du malade un drap de lit dans lequel on l'enroule, et qu'on ligotte solidement. On dégage ensuite la tête et on transporte le fou sur un matelas. En attendant le médecin, il sera bon de ne pas quitter l'aliéné un instant, afin de l'empêcher de se blesser dans les soubresauts convulsifs auxquels il se livre alors.

Allaitement. — Les femmes, mères ou nourrices, qui allaitent des enfants, doivent choisir pour cette opération une position qui ne les fatigue pas, non plus que le bébé.

Une chaise basse à haut dossier, contre lequel elles appuieront leurs reins et leurs dos, et un tabouret pour reposer leurs pieds, leur permettront de donner facilement le sein et de soutenir entre leurs bras l'enfant allongé contre leurs corps.

Pour ce qui concerne les nourrices, le nombre des repas, l'allaitement artificiel (Voir : *Biberon, Lait, Nourrices*).

Alopécie. — (Voir *Calvitie*).

Amaurose. — L'amaurose est une maladie des yeux qui entraîne la perte de la vue, sans que ces organes paraissent altérés en quelque façon que ce soit.

L'œil est toujours aussi clair, aussi vif, et cependant

le malheureux atteint d'amaurose est frappé de cécité complète.

L'amaurose provient de la paralysie du nerf optique, paralysie le plus ordinairement engendrée par l'anémie, l'albuminerie, le diabète, l'hystérie, la syphilis et aussi par l'absorption lentes de certaines substances toxiques, telles que la céruse (peintres) et l'alcool.

Suivant celles de ces maladies ou de ces intoxications qui a donné naissance à l'amaurose, maladie qui sera déterminée par le médecin, on appliquera un traitement général.

Le plus souvent, le malade recouvre la vue en même temps que la maladie originelle disparaît.

Il est cependaant des cas où l'amaurose est incurable : c'est lorsque les nerfs optiques ont été atteints à leur base c'est-à-dire dans l'intérieur même du cerveau.

Aménorrhée. — L'aménorrhée est l'absence des règles chez les femmes qui par leur âge devraient voir régulièrement les phénomènes de la menstruation.

L'anémie, la chlorose ont fréquemment comme conséquence l'aménorrhée ; dans ce cas, un régime fortifiant, qui d'ailleurs est celui de la maladie, amène le prompt retour des époques.

La grossesse provoque une aménorrhée naturelle et passagère, qu'il faut respecter, de même que celle de certaines femmes, lesquelles, quoique en parfaite santé, n'ont jamais été réglées, cas que la science ne peut que constater sans y porter remède ; la stérilité est toujours l'apanage de cette dernière catégorie. (Voir aussi *Menstruation, Dysménorrhée*).

Ampoule. — Une longue marche, effectuée avec des chaussures mal faites, un travail manuel auquel les mains ne sont pas habituées, telles sont les causes ordinaires des ampoules ou dépôt de liquide sous la peau, entre le derme et l'épiderme.

On perce l'ampoule, dans sa partie la plus basse, à

l'aide d'une aiguille passée à la flamme de la lampe et essuyée ensuite. On fait sortir le liquide et on recouvre l'ampoule d'une couche de vaseline boriquée.

Si l'ampoule contient du pus, on enlève la peau du dessus, on lave soigneusement à l'eau boriquée, et l'on couvre d'une compresse.

Amygdalite. — (Voir *Angine*).

Anémie. — L'appauvrissement du sang, c'est-à-dire son insuffisance, soit sous le rapport de la quantité, soit sous celui de la qualité, tel est le caractère de l'anémie.

Autrement dit, le sang, dans l'anémie, ou diminue de volume ou se décolore.

Les causes qui produisent l'anémie sont diverses.

L'anémie se manifeste à la suite d'un trouble grave de notre organisme (maladie, croissance), ou encore elle est due à une alimentation insuffisante, à un exercice musculaire insuffisant ou exagéré ; enfin, elle se développe aussi sous le coup des influences atmosphériques.

En d'autres termes, les tempéraments faibles, délicats, les populations pauvres, les individus travaillant assis (couturières, tailleurs, cordonniers), les apprentis des usines ayant à accomplir une tâche trop rude pour eux et les habitants des grandes villes, sont pour l'anémie des proies faciles.

Les individus anémiques ont les chairs flasques, le teint pâle, blafard ; les muqueuses de l'œil et de la bouche sont décolorées. Ils sont très sensibles au froid, sujets aux palpitations, aux évanouissements.

La plupart des anémiques ont du mal de tête, des douleurs aux tempes, à la face (névralgie faciale), à l'estomac (gastralgie) ; leur appétit est nul ou presque nul, leurs digestions sont pénibles.

Les anémiques éprouvent du vertige ; ils sont paresseux, nonchalants, incapables d'un travail suivi.

Il faut lutter d'autant plus contre l'anémie qu'elle

facilite singulièrement le développement de nombreuses maladies, parmi lesquelles la phtisie pulmonaire.

On doit tout d'abord chercher à relever le malade par une forte nourriture ; on donnera des viandes en abondance : viandes saignantes, rôties ou grillées, jus de viande, viande crue, moelle osseuse fraîche.

Comme légumes, tous les légumes verts, particulièrement le cresson et les épinards.

Fruits à volonté ; vins alcoolisés.

On y joindra des préparations ferrugineuses : toutes sont bonnes, depuis l'eau de clous rouillés jusqu'aux pilules de citrate ou de lactate de fer.

Pour exciter l'appétit, on emploiera le quinquina, le quassia amara.

Enfin les douches, les bains de mer, la gymnastique, l'exercice au grand air, les voyages sont autant d'excellents moyens à opposer au mal, avec de grandes chances de succès.

Anévrisme. — Les artères sont des vaisseaux qui amènent le sang du cœur à toutes les parties du corps.

Quelquefois les tissus qui constituent les artères sont trop peu résistants pour supporter la pression du sang ; ils se disjoignent alors, et il se forme une ou plusieurs poches artificielles toujours remplies de sang et dont les parois vont sans cesse en s'amincissant de plus en plus, jusqu'au jour où, devenues trop faibles, elles éclatent. Cette poche se nomme anévrisme, et l'accident que nous venons de décrire : *rupture d'anévrisme.*

Le sang s'écoule alors à l'intérieur du corps, inonde et noie les organes internes, et amène généralement une mort rapide, lorsque l'anévrisme se trouve près du cœur ou dans la poitrine (anévrisme de l'aorte, par exemple).

La compression de l'anévrisme, lorsqu'elle peut être exécutée est une des ressources dont disposent la médecine; l chirurgie, dans certains cas, peut aussi intervenir e façon utile.

Les personnes atteintes d'anévrisme doivent être d'une sobriété absolue, ne se livrer à aucun travail violent, éviter les ascensions, les escaliers pénibles, de même que les émotions et les excès quels qu'ils soient.

Bien entendu, au point de vue alimentaire, elles s'abstiendront de thé, de café, d'alcool et de tabac.

Angine. — L'angine est commune chez les jeunes gens et chez les arthritiques.

Son caractère pricipal est de récidiver avec la plus grande facilité. Aussi les personnes sujettes aux angines feront-elles bien de se gargariser tous les jours avec une préparation à base d'acide phénique, afin de désinfecter l'arrière-gorge, siège de cette maladie.

L'angine est l'inflammation de l'arrière-gorge, des amygdales, de la luette. Elle est caractérisée par une rougeur des parties atteintes, avec gêne de la parole, gêne pour avaler, nasonnement de la voix.

On peut constater l'existence de cette maladie en faisant placer le malade vis-à-vis de la lumière, en lui faisant ouvrir largement la bouche et tirer la langue. On abaisse alors fortement la langue au moyen d'une cuillère ou d'une fourchette, afin d'examiner le fond de la gorge.

S'il est rouge, tendu, luisant, gonflé, c'est une angine *simple*.

Si les amygdales sont enflammées, on observe une grosseur variable sur l'un ou l'autre des côtés de la gorge, quelquefois sur les deux : c'est l'angine *tonsillaire* ou *amygdalite*.

Souvent ces parties sont recouvertes d'une sécrétion visqueuse, blanchâtre, que le malade rejette en crachant, et quelquefois avec beaucoup de peine.

La luette est, dans quelques cas, rouge, allongée et vient chatouiller le fond de la gorge, donnant lieu à de fréquents besoins de déglutition.

Les malades ne peuvent manger, ont de la fièvre, de la courbature, un violent mal de tête.

Tout d'abord, ils doivent garder un repos absolu au lit, et ne prendre autre chose que du lait et du bouillon.

Le traitement consiste à badigeonner le cou de teinture d'iode, puis à l'entourer d'une feuille d'ouate ; de plus on prendra des gargarismes antiseptiques et des bains de pieds sinapisés.

Il se produit quelquefois un abcès à l'une des deux amygdales ; lorsque cet abcès ne s'ouvre pas spontanément, on doit le faire inciser.

Quand les abcès se produisent de manière trop fréquente, on fera bien de faire procéder à l'excision des amygdales, opération sans danger et presque sans douleur.

Il est rare que l'angine simple ou l'amygdalite aient une durée supérieure à huit jours.

L'angine couenneuse, ou diphtérite du larynx, ou diphtérie, ou croup, est caractérisée par la formation de fausses membranes sur la muqueuse du larynx.

C'est une maladie infectieuse par excellence ; elle est, avec raison, la terreur des mères de famille.

Le croup est spécial à l'enfant ; c'est de deux à sept ans qu'il est le plus fréquent.

Nous traiterons de cette maladie plus spécialement à son rang alphabétique. (Voir *Croup*).

Angine de poitrine. — Cette affection est due à un état maladif du cœur ou de l'artère aorte.

Elle se caractérise par un sentiment d'angoisse, par des douleurs aiguës à la poitrine, dans la région située en avant du cœur.

De légers efforts, une fatigue musculaire, une émotion déterminent une crise généralement de courte durée chez les personnes sujettes à l'angine de poitrine.

Mais il ne faut pas oublier que ces accès peuvent entraîner la mort ; aussi les arthritiques, qui sont particulièrement exposés à cette maladie, surtout si leur cerveau est trop surmené, devront-ils surveiller attentivement leur régime.

Ils éviteront les efforts, les longues marches entraînant la fatigue, les repas trop abondants, les vins trop capiteux, l'alcool, le café et le tabac.

Pendant les crises, ils se mettront au lit et ne boiront que du lait, s'il se produit en même temps des troubles dans la digestion.

Si les accès, par leur violence, déterminent une syncope, on frictionnera à l'alcool le corps du malade, et on provoquera la respiration artificielle en opérant sur la langue des tractions légères et méthodiques, comme dans l'asphyxie (tractions rythmées).

Dès son arrivée, le médecin complétera cette première médication et instituera un régime de longue haleine, tendant à éviter le retour de ces dangereuses et douloureuses crises.

Ankylose. — A la suite d'une entorse, d'une fracture, il arrive parfois que les articulations ne peuvent plus se mouvoir avec la même facilité qu'auparavant. Quelquefois même elles sont incapables d'une flexion quelconque : on dit alors que le membre est ankylosé.

Les massages, les onctions et les frictions à l'aide de corps gras, ont souvent raison des ankyloses légères, mais il se produit aussi des ankyloses que la science est impuissante à faire disparaître.

Anorexie. — Voir *Appétit (Perte de l')*.

Anthrax. — L'anthrax est un groupe de furoncles ou clous réunis en un même point de la peau. On l'appelait jadis *furoncle guêpier*, à cause des nombreux trous qui s'y forment lors de l'écoulement du pus, et assez semblables à un nid de guêpes.

Ses dimensions varient de celle d'un œuf de poule à celle d'une tasse à café.

Il peut se développer dans n'importe quelle partie du

corps, mais il affectionne principalement la nuque, le dos, la poitrine, les fesses et la face externe des membres.

L'anthrax est toujours accompagné de fièvre; au début, il ressemble à un clou, avec un sommet mou et pointu. Puis, il s'élargit à sa base et prend en huit jours un énorme développement, donnant à la peau une couleur rouge foncé, quelquefois violacée et noirâtre, surtout chez les vieillards.

La douleur est vive, jusqu'au moment où la tumeur se ramollit et se crible de trous pour livrer passage à un pus sanguinolent et fétide.

Les diabétiques sont les plus exposés à l'anthrax; il est toutefois d'autres causes qui le déterminent : telles sont les irritations prolongées de la peau, les pressions et contacts douloureux, les frictions trop excitantes.

Il ne faut pas négliger un anthrax, car il est souvent la source de graves complications.

Dès le début, on fera prendre au malade des bains tièdes d'une demi-heure, dans lesquels on mettra un litre de solution d'acide phénique à 30 pour 1.000 (trente pour mille).

Dans l'intervalle des bains, on garnira d'ouate la partie malade.

Avant chaque pansement, on fera, à l'aide d'un vaporisateur ordinaire, une pulvérisation tiède avec une solution phéniquée à trente pour mille.

Si la douleur ne diminue pas, ou dès que les trous se forment, le médecin fera de légères ponctions au thermocautère, après lesquelles on lavera la plaie soigneusement avec un antiseptique (50 centigrammes d'iodoforme dissous dans 30 grammes d'éther).

Puis on appliquera un emplâtre sur le mal, on le recouvrira d'ouate hydrophile trempée dans une solution phéniquée, de taffetas gommé et on maintiendra le tout à l'aide d'une bande de tarlatane.

Une fois le pus éliminé, il ne restera plus qu'une plaie qu'on saupoudrera avec de la poudre de salol et qu'on pansera avec l'emplâtre de Vigo.

Il existe aussi, pour soigner l'anthrax, une seconde méthode, c'est la méthode chirurgicale, moyen énergique, plus sûr et plus rapide que le premier, mais c'est une mauvaise minute à passer. Toutefois, on la regrette rarement, car aussitôt après l'opération, on ressent un soulagement immédiat.

Les malades non pusillanimes feront bien d'y avoir recours ; quant aux cataplasmes émollients (farine de lin, fécule), ils ne calment guère la douleur et n'abrègent pas la marche naturelle du mal.

Aphonie. — L'aphonie est la perte de la voix, c'est-à-dire un enrouement tel que le malade ne peut plus parler qu'à voix basse.

L'aphonie se produit quelquefois au cours des laryngites, dont elle est une des complications. Elle cède d'habitude au traitement de l'affection principale. (Voir *Laryngites*).

Aphtes. — Ces bobos très gênants consistent en de petits boutons blancs qui surviennent dans la bouche, principalement à la pointe de la langue.

Les enfants au sein, les personnes qui ont la bouche en mauvais état ou les dents mal soignées, enfin les fumeurs, sont sujets aux aphtes.

Les aphtes gênent les mouvements de la langue et ceux de la mastication ; ils communiquent de plus à l'haleine une odeur désagréable.

On se gargarisera toutes les demi-heures avec de l'eau bouillie froide, additionnée d'eau oxygénée (une cuillerée à soupe par litre d'eau) ; puis on touchera les aphtes avec un pinceau imbibé de teinture d'iode, pour amener la cautérisation.

Apoplexie. — L'*hémorrhagie cérébrale* ou *apoplexie*, consiste dans l'épanchement du sang dans la substance même du cerveau.

Lorsque cet épanchement est considérable et instantané, embrassant d'un seul coup tout le cerveau, ou une vaste portion du cerveau, il prend le nom d'*apoplexie foudroyante*. L'intelligence, le mouvement et la sensibilité sont complètement abolis. Le malade tombe comme une masse où il se trouve, sans pouvoir ni calculer, ni modérer sa chute. Ses membres sont paralysés, insensibles ; la respiration est pénible et bruyante, la face est gonflée, rouge, violacée, d'autres fois pâle ; une écume épaisse s'écoule entre les lèvres.

La vie peut se prolonger de quelques heures à deux ou trois jours, mais rarement la mort est subite.

La paralysie s'étendant à une *moitié du corps* (hémiplégie), est le seul symptôme constant de l'apoplexie.

Elle peut être complète ou incomplète, mais elle existe toujours.

C'est également la paralysie qui doit servir à différencier l'apoplexie de l'épilepsie.

L'épilepsie offre des mouvements convulsifs désordonnés qui ne se rencontrent jamais dans l'apoplexie.

En dehors de cette forme foudroyante, il en existe une autre, à marche plus lente, progressive. L'épanchement ne se fait que lentement, avec accompagnement de vertiges, somnolence, lenteur de l'intelligence et des sens. Puis il se produit une brusque perte de connaissance, de peu de durée, à la suite de laquelle la paralysie se déclare, suit une marche croissante. Les malades tombent dans le coma et meurent.

Dans les cas où la paralysie s'étend à la langue et aux muscles qui facilitent la déglutition, c'est-à-dire quand le malade ne peut plus ni parler ni avaler, on se trouve en présence d'un symptôme grave.

La mort, quoique fréquente dans les deux cas, ne se produit pas toujours. Après un certain temps, au bout de trois à huit jours environ, quand le malade a résisté à la violence de l'attaque, c'est la connaissance qui revient la première, mais l'abolition du mouvement et du sentiment persiste pendant longtemps.

Peu à peu, tout rentre dans l'ordre, mais il arrive

fréquemment que la paralysie ne se dissipe pas complètement, et quelquefois devient une infirmité incurable.

Dans ce cas, il se produit de nouvelles attaques, dont
l'une amène la mort.

On dit vulgairement que la première attaque est un
avertissement sans frais ; la seconde, une sommation avec
frais ; la troisième, une exécution. Le dicton est juste.

L'apoplexie est donc souvent mortelle, c'est-à-dire
incurable ; mais, sous des formes plus légères, on peut
parvenir à la guérir, quoique ce soit une maladie toujours
grave, marquant à l'avance le genre de mort auquel on
doit tôt ou tard succomber.

L'apoplexie est rare avant trente ans, commune entre
cinquante et soixante, fréquente entre soixante et
soixante-dix ans.

Les tempéraments sanguins y sont plus spécialement
exposés ; une digestion laborieuse, une constipation
opiniâtre, le sommeil trop prolongé, prédisposent à
l'apoplexie, de même que les bains trop chauds, l'insolation, la colère, une nourriture trop substantielle,
l'usage immodéré de l'alcool, et, d'une façon générale,
toutes les *causes capables d'augmenter la pression sanguine dans les artères.*

L'apoplexie est surtout commune dans les tempéra-
tures extrêmes en froid et en chaud, et dans les varia-
tions brusques de l'un à l'autre, comme c'est le cas au
printemps.

Que faire en présence d'un homme frappé d'apoplexie ?

Il faut relever le malade, le débarrasser de tout vêtement pouvant entraver la circulation, le coucher dans un
lit large, placé dans une chambre vaste, où il soit
possible de faire arriver un air frais et renouvelé.

Puis il faut nettoyer à l'eau tiède les parties du corps
souillées par les vomissements, l'urine et les matières
rendues au moment de la crise.

Cela fait, on tentera d'attirer le sang du cerveau aux
membres inférieurs, en plaçant le long des pieds et des
jambes des cruchons d'eau chaude, des fers à repasser

chaude, des briques chaudes, soit en promenant sur ces mêmes parties des cataplasmes de farine de moutarde.

On dérivera également le sang vers l'intestin à l'aide d'un lavement purgatif (une bonne pincée de séné dans un demi litre d'eau auquel on ajoute une poignée de sulfate de soude).

Comme le malade ne peut avaler, on pourra, pour le rafraîchir, lui humecter les lèvres avec de l'eau rougie, du jus de citron, etc.

Là se bornent les premiers soins que peut donner l'entourage du malade, le reste est l'affaire du médecin.

Appendicite. — L'appendicite est une maladie grave ; comme son nom l'indique, elle a son siège dans l'appendice iléo-cœcal, ou cul-de-sac, sorte de bourrelet qui sépare l'intestin grêle du gros intestin.

L'appendice se trouve situé dans le côté droit du ventre, à peu près au milieu d'une ligne droite qui partirait du nombril pour rejoindre la hanche droite.

Quand cet organe s'enflamme, ce qui se produit le plus souvent par suite de la présence, dans l'appendice, de matières étrangères se trouvant mêlées à nos aliments (poils, noyaux, etc), le malade ressent de grandes douleurs, de violentes coliques dans le côté droit du ventre.

Le ventre lui-même est des plus sensibles ; il se raidit au moindre attouchement.

Le malade se plaint, en outre, de diarrhées, de vomissements ; il rejette des matières verdâtres.

Il faut tout d'abord faire coucher le malade, appliquer des vessies pleines de glace sur la région douloureuse, lui faire prendre matin et soir des cachets de salol (un gramme par cachet), assurer par des lavements ou de légers purgatifs la liberté du ventre.

Enfin, pour calmer la douleur, on administrera une potion à base d'*analgésine*.

Ces moyens réussissent le plus souvent pour enrayer une crise, mais non pour guérir la maladie. Le seul moyen radical de guérison consiste dans l'intervention chirurgicale, à laquelle il faut tôt ou tard se résoudre,

Appétit *(Perte de l')* — La perte de l'appétit ou *Anorexie*, n'est pas une maladie, mais elle est presque toujours le symptôme d'une maladie ; c'est au médecin de savoir reconnaître si l'anorexie provient de la chlorose, de la neurasthénie, de la dyspepsie, de la tubercu- lose, etc... Du traitement et de la guérison de ces mala- dies dépend le retour de l'appétit.

Nous avons besoin d'aliments dans une proportion égale à celle des forces que nous dépensons chaque jour, aussi bien pour le travail que nous accomplissons que pour l'entretien de notre corps en bonne santé.

Aussi est-il nécessaire de stimuler un appétit languis- sant, quand bien même l'individu souffrant d'anorexie ne serait pas atteint des maladies citées plus haut.

Il faut tout d'abord éviter la constipation, cause la plus ordinaire du manque d'appétit ; pour cela, tous les deux jours, on prendra un verre à bordeaux d'un laxatif com- posé de 45 grammes de phosphate de soude, 50 grammes de sulfate de soude, 5 grammes de sel marin, le tout dissous dans un litre d'eau distillée.

En second lieu, l'exercice, les promenades au grand air, les tisanes amères, le quinquina réveilleront l'esto- mac paresseux.

En ce qui concerne l'alimentation elle-même, ce serait une erreur de croire que, du premier coup, le malade doit se nourrir comme le commun des mortels.

Au contraire, il faudra qu'il mange peu à la fois, mais souvent, de façon à ne pas surcharger l'estomac.

Des œufs crus ou cuits, en grande quantité, un biscuit trempé dans du vin généreux, du laitage, du bouillon suffiront entre les repas. A table, la nourriture sera variée, légère ; les viandes blanches, le poulet, les légu- mes verts seront préférés aux viandes rouges, aux féculents.

Puis, petit à petit, l'exercice aidant, le malade qui mangeait d'abord par raison, presque à contre-cœur, mangera avec plaisir. Il reprendra alors son régime nor- mal, sans abandonner cependant les stimulants cités plus hauts.

Arthrite. — L'arthrite est l'inflammation d'une articulation; on l'observe principalement dans le rhumatisme articulaire, dont elle est un des symptômes.

Dans certains cas, le membre atteint d'arthrite conserve sa forme naturelle, mais généralement il se produit une enflure plus ou moins considérable.

Certains tempéraments sont plus exposés que d'autres à cette affection; aussi sont-ils dénommés arthritiques.

Pour éviter de semblables accidents, les arthritiques auront recours à des frictions sèches sur tout le corps; ils vivront le plus possible au grand air.

Leur régime alimentaire se composera de lait, d'œufs, de légumes frais et verts, de viandes bien cuites.

Les viandes faisandées, les fruits crus, les vins fins, le café, le tabac, seront supprimés; ils boiront du vin ordinaire en petite quantité et n'abuseront pas des farineux (Voir *Rhumatisme, Goutte*).

Ascarides vermiculaires. — (Voir *Vers intestinaux*).

Asphyxie. — L'asphyxie est la suspension des phénomènes de la respiration; dans certains cas, l'air ne peut plus arriver aux poumons, et la mort s'ensuit: asphyxie par submersion, par pendaison, par strangulation.

Dans d'autres cas, l'air qui pénètre dans les poumons est surchargé de gaz impropres à la respiration, qui ne peut plus se produire: asphyxie par le charbon, par les gaz des fosses d'aisances.

1° *Asphyxie par submersion.* — Aussitôt sorti de l'eau, le noyé doit être déshabillé, enveloppé de linges chauds et frictionné énergiquement.

On procède en même temps à la toilette de son nez et de sa bouche; si le noyé a les dents serrées, c'est que la vie n'a pas encore disparu : on a donc espoir de le sauver.

Toutefois, il arrive le plus souvent que le malheureux reste insensible à cette première médication. Il faut alors et sans retard pratiquer la respiration artificielle.

De toutes les méthodes proposées, la plus simple, la plus commode est la méthode Sylvester.

Nous la donnons ici :

On place le malade à plat ventre, après avoir disposé, sous la poitrine, pour la soulever et la supporter convenablement, une couverture ou un vêtement roulé, puis on tourne le corps très doucement sur le côté, presque sur le dos et on le replace subitement la face vers la terre.

Ces manœuvres doivent être répétées environ 15 fois dans une minute, en changeant de temps en temps de côté.

Chaque fois que le noyé est à plat ventre, on exerce une pression vive et ferme entre les omoplates, mais on la cesse dès qu'on a tourné le corps sur le côté.

La première position augmente l'*exspiration*, la seconde favorise l'*inspiration* (qui sont les deux phénomènes de la respiration).

L'air pénètre ainsi dans les poumons, tandis que l'eau et les mucosités en sortent.

On place ensuite le noyé sur le dos, les épaules soulevées et maintenues par un rouleau de vêtements ; on appuie les pieds.

On tire la langue du patient et on la maintient en dehors des lèvres.

Puis on élève les bras des deux côtés de la tête et on les maintient élevés ainsi pendant deux secondes.

Ce mouvement augmente la capacité des côtes et produit une *inspiration*.

On abaisse les bras et on les presse doucement pendant deux secondes contre les côtés de la poitrine.

Ce mouvement resserre la poitrine et produit une *exspiration*.

On continue ces mouvements, qu'on répète environ quinze fois par minute.

On frictionne en même temps les membres depuis les extrémités jusqu'au cœur.

De temps à autre, on jette de l'eau froide sur la figure du patient.

Aussitôt la vie rétablie, on lui donne une cuillère à thé d'eau chaude, puis, par petites quantités, du vin, de l'eau et de l'eau-de-vie chauds, ou du café très fort.

Puis on le met au lit et on l'encourage à dormir.

Si la face devient colorée, il faudra appliquer sans retard des sangsues derrière les oreilles et des sinapismes sur la poitrine, afin d'éviter un transport au cerveau (congestion).

En suivant à la lettre ces prescriptions, on peut porter un utile secours à ses semblables, car, s'il est vrai qu'il existe des postes et des boîtes de secours pour les noyés, il n'en est pas moins vrai que dans l'asphyxie par submersion, il faut agir vite, et que, souvent, un homme, bien au courant des manœuvres à pratiquer et qui se met à l'œuvre sans perdre une minute, peut plus à lui seul que tous les médicaments à la fois, surtout quand on les applique trop tard !

2° *Asphyxie par pendaison, par strangulation.* — Il faut tout d'abord couper ou desserrer le lien qui entoure le cou.

On déshabille le pendu, on le couche, la tête légèrement plus haute que le reste du corps. On applique sur le front des compresses d'eau fraîche, on fait sur tout le corps des frictions à l'alcool ; on place des briques chaudes, des cruchons chauds aux extrémités.

On cherche à décongestionner le cerveau en appliquant des sangsues derrière les oreilles, puis à rétablir la respiration en pratiquant la respiration artificielle, les tractions rythmées de la langue.

Aussitôt la vie rétablie, on donnera les mêmes soins que dans l'asphyxie par submersion.

3° *Asphyxie par le charbon.* — Le charbon en brûlant dégage des gaz extrêmement délétères : ce sont l'acide carbonique et l'oxyde de carbone.

Ces gaz, éminemment impropres à la respiration, amènent promptement la mort.

Dans ce cas, comme dans les précédents, il importe d'agir vite.

Tout d'abord, on transporte le malade au grand air, la tête légèrement surélevée.

On le déshabille et on le frictionne à l'alcool camphré ou à l'eau de Cologne.

On jette fréquemment de l'eau sur la face de l'asphyxié, en même temps qu'on lotionne son cou et sa poitrine.

A l'aide d'un linge mouillé et tordu, on flagelle fortement l'estomac, la paume des mains.

On place de temps en temps sous le nez du malade un flacon contenant des sels, ou du vinaigre, ou de l'alcali ; puis on lui administre un petit lavement d'eau vinaigrée.

Dès que la vie revient, on aide le malade à vomir, puis on lui donne des boissons chaudes, alcoolisées, par petites quantités.

On le couche enfin sur un lit chaud, et on le fait reposer.

4° *Asphyxie par le gaz des fosses d'aisance.* — On déshabille et on couche le malade au grand air, la tête élevée ; on pratique sur le corps des frictions énergiques à l'alcool camphré. On lui place de temps en temps sous le nez une compresse imbibée d'eau vinaigrée et saupoudrée de chlorure de chaux.

On asperge le visage d'eau froide ; puis on pratique la respiration artificielle, les tractions rythmées de la langue.

Dès que le malade a donné signe de vie, on lui fait prendre une boisson cordiale, on lui administre un lavement d'eau salée et on le couche.

Avant de pénétrer dans la fosse d'aisances pour en retirer l'asphyxié, on y introduit une bougie allumée ; si celle-ci ne s'éteint pas, on peut y descendre sans danger ; dans le cas contraire, il faut attendre, sinon on s'exposerait au même sort que la première victime des gaz pernicieux.

Asthénie. — L'asthénie n'est pas une maladie, mais elle accompagne un grand nombre de maladies.

Ce terme exprime la faiblesse, le manque de force dont le malade est atteint durant le cours de certaines affections, et contre lequel il faut réagir au moyen de boissons excitantes ou de préparations fortifiantes.

Asthme. — L'asthme est une maladie nerveuse des organes respiratoires caractérisée par des accès d'oppression intense, ou *crises*, qui se produisent à des époques irrégulières, souvent fort éloignées, dans l'intervalle desquelles les malades jouissent presque toujours d'une bonne santé.

Disons tout de suite que, quelque terrible que soit cette crise, elle n'amène jamais la mort : c'est pour cela qu'on dit communément que l'asthme est un brevet de longue vie.

Toutefois, quand les accès sont trop fréquents, trop intenses, ils peuvent déterminer des maladies du côté du cœur et des poumons.

Généralement l'accès d'asthme se produit commme il suit : le malade a des baillements répétés, puis des renvois de gaz par le haut et par le bas ; après une période d'abattement, d'inquiétude, le malade, qui s'était couché et endormi, est brusquement réveillé par une sensation de compression, de resserrement de la poitrine.

Il se dresse sur son séant, se tourne, s'agite dans tous les sens, sans pouvoir parvenir à respirer plus librement. Il se lève, court à la fenêtre, aspire avidement l'air frais.

Le plus souvent, le soulagement n'est que de courte durée. La gêne respiratoire reparaît, augmente encore. Le malade s'appuie contre un meuble, fait de violents efforts pour dilater sa poitrine.

La respiration est bruyante, haletante, précipitée ; le visage est livide, couvert de sueur, les yeux saillants, presque sortis des orbites et remplis de larmes ; les narines se resserrent et se dilatent alternativement, la bouche est entr'ouverte.

Le malade tousse par intervalles, il ne peut parler : un cercle de fer étreint sa poitrine.

Cet état, qui semble des plus graves, a une durée très variable. Une crise d'asthme peut aussi bien durer quelques minutes que se prolonger pendant plusieurs heures; en tous cas, le calme renaît toujours aux approches du matin.

Il se produit alors une accalmie soudaine : la respiration devient plus lente, plus régulière; en même temps, le malade crache avec abondance et émet une grande quantité d'urine très claire.

Pendant l'accès, il est bon de badigeonner profondément les fosses nasales avec une solution de cocaïne au 20·, et d'ouvrir largement les fenêtres.

On fait ensuite des fumigations; la plus simple est celle que l'on pratique avec du papier nitré.

On trempe du papier blanc dans une solution de 30 grammes de nitre pour 1 litre d'eau; on fait sécher et on brûle sous le nez du malade.

On peut aussi lui faire fumer dans une pipe un mélange de 3 grammes de feuilles de datura, 3 grammes de feuilles de belladone, 3 grammes de feuilles de tabac.

Il importe enfin de suivre un régime alimentaire spécial, si l'on tient à éviter, le plus possible, le retour de ces terribles accès.

On mangera souvent, peu à la fois; on évitera les excès de table et de boisson.

On emploiera les viandes blanches de préférence aux viandes rouges, on usera peu des poissons, moules, crustacés. Peu de pain.

Tous les légumes verts sont autorisés, sauf l'oseille, la tomate; peu de féculents, fruits à discrétion.

On coupera son vin d'eau de Vichy.

Enfin, les viandes faisandées, conservées, le gibier, les graisses, les fromages avancés, les champignons, les cornichons, les acides, les liqueurs seront défendus.

En outre, on fera bien, en dehors des accès, de prendre une potion à base d'arséniate de soude ou d'iodure de potassium, et ce pendant vingt jours. Au bout de ce temps, on se reposera dix jours environ, et on recommencera la même médication qu'on prolongera ainsi pendant plusieurs mois.

'Ataxie locomotrice. — C'est une maladie nerveuse, difficile à soigner et à guérir ; elle a pour causes, le plus souvent, la syphilis et les excès vénériens, ou encore elle est la conséquence de l'hérédité : des individus souffrant de maladies de nerfs peuvent avoir des enfants atteints d'ataxie ou prédisposés à cette maladie.

L'ataxie se caractérise par des douleurs soudaines, fulgurantes (coups de fouet), une insensibilité des membres inférieurs, surtout de la pointe des pieds, une perte d'équilibre de tout le corps, entraînant une difficulté extrême des mouvements.

Les ataxiques marchent comme des pantins, levant trop haut leurs jambes, et les lançant ensuite brusquement à terre.

Ils souffrent encore de violentes douleurs, tantôt au cœur, tantôt dans les poumons, ou dans l'estomac et les intestins ; ils ont de pénibles insomnies.

Ils dépérissent rapidement et finissent atteints d'épuisement et de paralysie.

Le traitement de cette maladie doit être dirigé par un médecin.

On a d'habitude secours aux pointes de feu, à l'électricité, à la suspension, pour lutter contre l'ataxie.

.Atrophie. — Un membre est dit atrophié quand les différents tissus qui le composent ne recevant pas la nourriture nécessaire à leur développement ou à leur bon entretien dépérissent, se ratatinent et n'offrent plus aucune vigueur.

L'atrophie atteint les muscles, et si l'on n'y porte un prompt remède, elle devient incurable.

Les rhumatismes, la sciatique, la paralysie, occasionnent souvent l'atrophie.

Cette infirmité n'est pas douloureuse, mais elle place

le membre atteint dans l'impossibilité de rendre aucun service.

Attaque d'apoplexie. — (Voir *Apoplexie*).

Attaque de nerfs. — C'est la manifestation d'un trouble nerveux quelconque, qui se caractérise par une crise, à laquelle on peut procurer quelque soulagement de la manière suivante :

On étendra le malade sur le dos, la tête haute, on lui donnera de l'air en empêchant d'approcher de lui les personnes autres que celles qui le soignent.

On le débarrassera de tout ce qui pourrait le gêner ; c'est ainsi qu'on ouvrira largement le col ou le corsage, qu'on relâchera la ceinture du pantalon ou de la jupe.

On glissera entre les mâchoires un mouchoir pour éviter qu'il ne se brise les dents ou se coupe la langue.

On lui fera respirer des sels anglais, de l'alcali ; on lotionnera le visage et le cou avec de l'eau fortement vinaigrée.

La crise se continuant, on appliquera des sinapismes aux jambes et le long de la colonne vertébrale.

Si le mieux n'apparaît pas, on déshabillera complètement le malade, et on on le roulera dans un drap de lit préalablement trempé dans l'eau fraîche, puis tordu ; on l'enveloppera d'une couverture de laine.

Au bout d'un quart d'heure, on retirera le drap et on le frictionnera énergiquement avec une flanelle sèche.

Enfin, un bain tiède et prolongé sera un calmant définitif de l'attaque de nerfs.

Avortement. — (Voir *Fausse-couche*).

B

Bains. — Les bains, chauds ou froids, ne sont pas seulement un soin de propreté ; l'hygiène et la médecine les appellent très souvent, et non sans succès, à leur aide.

En règle générale, et quel que soit l'effet que l'on en attend, le bain doit toujours être pris de manière à ce qu'on n'en soit pas incommodé.

Chacun adoptera la température qui lui convient, et évitera de se mettre à l'eau avant que la digestion ne soit complètement terminée.

De préférence, on prendra son bain le matin, avant le premier repas ; on sera sûr d'être ainsi complètement à jeun ; s'il y a impossibilité à choisir cette heure de la journée, on attendra *au moins* trois heures après sa sortie de table.

Il n'y a aucun inconvénient à manger dans le bain, car le travail de la digestion ne s'effectue pas pendant le séjour dans l'eau ; toutefois l'estomac commence à fonctionner aussitôt qu'on a quitté la baignoire. Il y aurait donc imprudence à sortir de l'eau après y avoir mangé pour y rentrer quelques instants plus tard.

Les bains, à condition qu'ils ne soient pas prolongés, devraient faire partie de notre toilette quotidienne, au même titre que les ablutions du visage et des mains. Notre peau est, en effet, le siège d'une sécrétion permanente (sueur), laquelle, par des trous infiniment petits, appelés pores, est sans cesse évacuée au dehors pour s'y évaporer.

La sueur est chargée de substances, de sels dont notre organisme n'a plus que faire, et qu'il élimine par cette voie.

Que ces pores se trouvent bouchés par la poussière, et la fonction de la peau se trouve embarrassée.

La peau perd sa souplesse, des éruptions de boutons se produisent, et quand la malpropreté est par trop grande, la santé peut être compromise.

Le bain de propreté doit être pris tiède, c'est-à-dire à une température variant de 30 à 35 degrés.

Le bain froid, pris de 18 à 20 degrés, est excellent pour les tempéraments nerveux, scrofuleux et lymphatiques ;

les bains de mer et les bains de rivière sont les plus recommandés.

Le bain froid, en baignoire, est employé dans le traitement de certaines fièvres, notamment de la fièvre typhoïde.

Les bains chauds (35 à 40 degrés), conviennent aux arthritiques, dans les crises de rhumatisme aigu ; au début de certaines maladies éruptives (rougeole, scarlatine), ils hâtent l'éclosion des boutons.

Le bain de vapeur, qui détermine une transpiration abondante, convient aux tempéraments sanguins, aux obèses ; les personnes qui souffrent de maladies des reins ou du foie feront bien de s'en abstenir.

Le bain de pieds chaud est employé en médecine pour attirer à ces extrémités le sang qui aurait tendance à s'amasser dans le haut du corps. Dans les cas de congestion, de syncope, de mal de dents, un bain de pieds chaud, additionné de farine de moutarde ou d'une poignée de sel de cuisine, procure presque toujours un soulagement instantané.

Les bains de pieds doivent être pris le plus chauds possible.

Voici quelques formules pratiques pour préparer les bains chauds médicamenteux.

Bain aromatique. — Faire infuser 1 kilogramme d'espèces aromatiques (lavande, romarin, origan, millefeuilles, etc.) dans 6 litres d'eau, ajouter si l'on veut un peu d'alcool ; mêler le tout à l'eau du bain.

Ce bain s'emploie dans les affections rhumatismales, les maladies consomptives.

Bain de mer artificiel (pour les scrofuleux). — Bien qu'il soit extrêmement difficile et très coûteux de reproduire artificiellement la composition de l'eau de mer, au moyen de sels minéraux, on peut obtenir un bain présentant avec l'eau de mer les plus grandes analogies et ayant de plus l'avantage de coûter bon marché, en faisant dissoudre dans 3 litres d'eau chaude de 500 grammes à 1 kilogramme de *soude de varech raffinée.*

Bain émollient (pour les personnes atteintes de maladies de la peau). — Faire bouillir, dans 5 litres d'eau, une demi-livre de graines de lin et 2 kilogrammes d'espèces émollientes (feuilles et racines de guimauve, de mauve, de rose-trémière) et verser dans l'eau du bain.

Bain de sel marin (scrofuleux, lymphatiques). — Ce bain, fortifiant, est simple à préparer ; faire dissoudre 1 kilogramme de sel marin et le mêler à l'eau du bain.

Bain sulfureux ; bain de Barèges (goutte, affections de la peau, herpétisme). — Il vaut mieux préparer soi-même son bain de Barèges que de l'acheter tout fait.

La plupart du temps, les solutions de bain de Barèges du commerce se composent tout simplement de sulfure de potasse (125 grammes dans un demi-litre d'eau), tandis que voici la composition exacte de ce bain :

Faire dissoudre dans 320 grammes d'eau pure, et conserver en flacons bien clos, *60* grammes d'hydrosulfate de soude cristallisé, *60* grammes de chlorure de sodium, *60* grammes de carbonate de soude cristallisé.

Une fois le bain de Barèges pris par le malade, il est utile de pratiquer la désinfection de la baignoire et de l'eau. A cet effet, on verse dans la baignoire, avant de la vider, *100* grammes environ de sulfate de zinc en poudre (couperose blanche).

Berceau. — Le couchage des enfants mérite d'être bien connu et toujours surveillé, car c'est dans le berceau que les nouveau-nés passent la plus grande partie de leurs journées et de leurs nuits, et c'est également là que trop souvent ils contractent, faute d'hygiène, des maladies, voire des infirmités.

Contrairement aux usages, les berceaux seront immobiles ; bercer un bébé est absolument inutile et même contraire à sa santé.

On évitera de fermer complètement les rideaux du lit, qui ne doivent servir qu'à garantir l'enfant d'une lumière trop crue et des courants d'air.

En guise de matelas, nous conseillons deux paillasses

remplies de balle d'avoine, et offrant une surface bien régulière, bien plane ; on choisira un oreiller de crin.

On placera une toile caoutchoutée sur les fournitures de literie, afin d'empêcher les urines de traverser les paillasses et d'y fermenter.

Tous les jours, on exposera paillasses et oreiller à l'air, tous les quinze jours, on renouvellera la balle d'avoine.

L'enfant sera toujours couché tête nue, les bras hors du lit et le corps bien étendu sur le dos, en ligne droite.

Enfin, pour éviter les parasites (punaises, puces) qui malgré les plus grandes précautions parviennent quelquefois à se glisser dans les bois de lit, on choisira le berceau en fer, plus facile à entretenir et à nettoyer.

Biberon. — Le meilleur des biberons ne vaut rien ; la grande difficulté que l'on éprouve à le nettoyer de façon parfaite, jointe à la facilité avec laquelle le lait s'aigrit et s'altère dans les moindres recoins du vase qui le contient, font du biberon un très dangereux instrument.

Toutefois, ce mal est nécessaire, car tout le monde n'a pas le moyen de payer une nourrice et, surtout dans les classes ouvrières, les mères, malgré leur désir d'allaiter elles-mêmes leurs enfants, sont obligées d'y renoncer soit par manque de temps, soit par impossibilité physique.

Le biberon le moins dangereux se compose d'une bouteille de forme facile à nettoyer, à laquelle on adapte une courte tétine de caoutchouc.

Après *chaque* repas, on rincera *soigneusement* bouteille et tétine à l'eau bouillante.

L'inaccomplissement de cette précaution peut, surtout en été, permettre au lait de fermenter, ce qui expose aux aphtes, au muguet, aux inflammations de l'estomac et de l'intestin (choléra infantile), dont les petites victimes sont, malheureusement, toujours trop nombreuses.

Blessures. — Les blessures peuvent être produites par des instruments tranchants ou contondants. (Voir *Coupures, Contusions*).

Les armes à feu déterminent des blessures autrement graves, par suite de la pénétration irrégulière du projectile dans le corps.

Lorsque la balle est restée dans la plaie, il faut avoir recours au chirurgien pour l'en extraire; selon qu'elle a rencontré sur son parcours des parties molles ou dures, musculaires ou osseuses, elle occasionne des fractures ou des plaies qui sont du domaine de la médecine et de la chirurgie.

Les blessures légères doivent être pansées soit à la gaze phéniquée, soit au salol où à l'iodoforme, après que l'écoulement du sang est tari.

On doit tenir la plaie très propre, l'empêcher de se fermer prématurément, car, avant la guérison, il se produit toujours une suppuration qu'il serait dangereux d'enrayer.

Les chairs deviennent ensuite d'un rouge vif, et peu à peu, les bords se rapprochent et se ferment en formant une croûte qui tombe d'elle-même.

Bosse. — (Voir *Contusions;* voir aussi *Mal de Pott. Rachitisme.*

Bouche (Maladie de la). — (Voir *Stomatite*).

Bourdonnements. — On perçoit souvent dans les oreilles un sorte de bruissement plus ou moins accentué, d'une durée et d'une intensité variables.

L'anémie, comme d'ailleurs son opposé, la pléthore sanguine, sont souvent la source des bourdonnements d'oreille; dans le premier cas ces symptômes disparaîtront avec un régime reconstituant. Dans le second, ils sont un avertissement que l'abondance du sang pourrait bien jouer un vilain tour, sous forme de congestion, aux individus pléthoriques.

Ceux-ci doivent alors prendre des purgatifs, adopter un régime moins substantiel.

Les bourdonnements peuvent aussi provenir d'un amas de *cérumen* dans le fond du conduit auditif; il suffit alors de faire couler dans l'oreille quelques gouttes d'huile qui désagrégeront la masse de la sécrétion et la rendront plus facile à enlever au moyen d'un cure-oreilles.

Si, enfin, en dehors des causes sus-énoncées, les bourdonnements se produisent, ils annoncent une lésion de l'oreille, et il ne faut pas hésiter à aller consulter un médecin spécialiste.

Boutons. — L'intérieur de notre peau comprend de petits organes, glandes sébacées (ou servant à la transpiration), follicules pileux (ou racine des poils et cheveux ; ces organes peuvent s'enflammer, soit par un frottement, soit par suite de la pénétration d'une poussière.

Il se produit alors un bouton plus ou moins gros, plus ou moins rouge, renfermant ou non du pus.

Ces boutons sont généralement passagers, isolés, et disparaissent d'eux-mêmes très rapidement Toutefois, on peut activer cette disparition en les touchant avec une goutte d'eau de Cologne ou d'ammoniaque.

Lorsque les boutons recouvrent tout le corps ou une partie du corps, on est en présence d'une éruption, soit fiévreuse, comme dans la scarlatine, la rougeole, la petite vérole, soit annonciatrice d'une maladie de la peau : acné, dartres, eczéma, furoncles, herpès, zona. (Voir ces mots).

Bronchites. — La bronchite ou inflammation des bronches, est le plus souvent le résultat d'un refroidissement ou d'un changement brusque de température.

On distingue trois sortes de bronchites : la bronchite catarrhale aiguë, la bronchite capillaire ou broncho-pneumonie, et la bronchite chronique.

La Bronchite catarrhale aiguë ou **Rhume** est la plus commune et la plus bénigne de ces affections. Néanmoins, il faut toujours soigner un rhume, même léger, car un rhume négligé peut être le point de départ d'une très grave maladie de poitrine.

Dans le rhume, les bronches sont congestionnées, enflées; en même temps le malade est sujet à la fièvre, la courbature, l'embarras gastrique. La langue est blanche, l'appétit nul.

Sur le devant de la poitrine, le malade éprouve une sensation de brûlure; il ressent une légère oppression, il a des quintes de toux d'abord sèches, puis bientôt accompagnées d'une expectoration épaisse et abondante, d'un jaune verdâtre.

On perçoit des râles ronflants ou sibilants (sifflements) pendant la respiration.

Les crachats, d'abord transparents et peu filants deviennent plus abondants au bout de quatre ou cinq jours; les râles sont moins sifflants, puis disparaissent, et la guérison survient.

Le traitement est simple; on appliquera sur la poitrine un révulsif léger : sinapisme, thapsia ou vésicatoire volant.

Pour faire tomber la fièvre, quelques gouttes d'alcoolature d'aconit suffiront : on calmera la toux à l'aide de tisanes émollientes, de sirop diacode, de sirop de tolu.

Pour faciliter l'expectoration, on sucera quelques pastilles de Kermès.

Enfin, il sera prudent de garder la chambre pendant quelques jours.

La Bronchite capillaire ou Broncho-pneumonie est une affection beaucoup plus grave que la précédente. Elle entraîne fréquemment le développement de la fluxion de poitrine, surtout chez l'enfant et le vieillard; elle est rare chez l'adulte.

La broncho-pneumonie survient habituellement dans le cours d'une simple bronchite négligée, ou comme complication de la rougeole, de la coqueluche, de la grippe, de la diphtérie.

Ce qui la caractérise d'une manière générale, ce sont

les phénomènes de suffocation, d'asphyxie, qui se joignent aux symptômes ordinaires de la bronchite intense : fièvre, courbature, malaise, un peu d'oppression, toux sèche, quinteuse, râle vibrant dans toute l'étendue du poumon.

Dans d'autres cas, le malade est pris brusquement de fièvre intense avec oppression considérable.

La toux est difficile, la dyspnée (gène de la respiration) croit sans cesse, tend vers l'asphyxie.

Le malade est agité, sa figure, de rouge qu'elle était au début, devient livide. Les lèvres prennent une teinte violacée, les narines se dilatent.

La parole est haletante, les quintes de toux se succèdent, l'expectoration est difficile; le malade ne peut plus rester couché; il se tient sur son séant, le corps ployé en avant, la tête entre ses mains.

La fièvre est ardente, le pouls précipité, le malade ne peut plus lutter contre l'asphyxie : la respiration s'accélère, les traits se tirent, la figure se couvre de taches bleuâtres (cyanose), l'intelligence s'éteint, une sueur visqueuse s'étend sur la peau et la mort survient.

Quand la guérison doit avoir lieu, la dyspnée n'arrive jamais jusqu'à produire la cyanose, l'expectoration devient plus facile, la peau, de sèche qu'elle était, devient humide, la fièvre tombe, la température baisse.

Toute cette évolution a lieu en deux semaines environ; sous une forme moins aiguë, la bronchite capillaire peut se prolonger pendant six semaines ou deux mois, principalement à la suite de la coqueluche.

On doit, dès le début de cette maladie, recourir au médecin qui pratique la saignée, ou encore on appliquera douze ou quinze ventouses scarifiées sur la poitrine.

Il combattra la gêne de la respiration, désobstruera les bronches, à l'aide de vomitifs souvent répétés.

Si les forces baissent rapidement, si le malade est abattu, on lui administrera des bains froids.

L'alcool sera donné à haute dose pour stimuler les

forces ; le lait de chèvre ou d'ânesse de préférence, le bouillon, le champagne soutiendront le malade.

Pendant la convalescence, l'air des montagnes, les toniques, le quinquina, l'huile de foie de morue sont recommandés.

La Bronchite chronique n'est autre chose qu'une bronchite aiguë renouvelée plusieurs fois, et dont les différentes récidives ont occasionné des altérations persistantes de la muqueuse des bronches.

Comme dans la bronchite catarrhale, il se forme une sécrétion purulente plus ou moins abondante qui gêne la respiration et à la longue affaiblit l'organisme.

Quand cette maladie atteint un adulte, cette sécrétion est rejetée par expectoration au fur et à mesure qu'elle se forme ; chez le vieillard, au contraire, elle s'accumule dans les bronches, les distend, et finit par compromettre gravement la respiration.

Il se produit dans ce cas des congestions du poumon, une dilatation du cœur, un ralentissement de la circulation et enfin la mort.

Dans la bronchite chronique la toux est douloureuse, tantôt grasse et fréquente, sans provoquer de dyspnée, tantôt quinteuse, prolongée et difficilement supportable.

L'expectoration est variable, en forme et en quantité, elle passe du crachat transparent (catarrhe pituiteux), aux masses épaisses et compactes (catarrhe sec). Elle peut encore être épaisse, jaune verdâtre (catarrhe muqueux).

Elle est plus abondante le matin qu'à tout autre moment de la journée.

La bronchite chronique a une durée indéterminée, avec intervalles de calme et de paroxysmes apparaissant surtout le matin ; elle se calme en été pour s'aggraver en automne ou en hiver.

Quand elle est légère, la bronchite chronique ne constitue pas une affection très grave ; elle ne devient sérieuse que lorsque les fonctions respiratoires sont profondément troublées, ou qu'il survient une complication du côté du cœur.

Il faut également noter que la bronchite chronique peut être le point de départ d'une phtisie pulmonaire ; par suite de la déchéance organique qu'elle provoque, la phtisie trouve un terrain tout préparé et s'y installe en maîtresse.

Pour ces raisons, il est important de traiter sérieusement la bronchite chronique : infusions de lierre terrestre, de lichen d'Islande ; capsules ou pilules de goudron, de tolu, de térébenthine ; expectorants : kermès.

On appliquera des sinapismes, thapsias, et on administrera des laxatifs : mauve, huile de ricin.

Pour éviter la diminution des forces et la disparition de l'appétit, on prendra du quinquina, du phosphate de chaux, de la noix vomique. On recommandera la vie au grand air.

Brûlures. — Le contact trop prolongé de matières extrêmement chaudes avec la peau produit sur cette dernière des plaies ou *lésions* nommées brûlures.

Tous les corps qui dégagent de la chaleur peuvent occasionner des brûlures : tels sont les métaux fortement chauffés, les liquides bouillants, la vapeur d'eau.

Enfin, la flamme, la foudre et l'électricité sont souvent la cause de brûlures plus ou moins graves.

C'est en se basant sur la gravité des brûlures que la science médicale est parvenue à classifier ces lésions en six degrés :

Brûlures du premier degré. — La peau est rouge, on ressent une douleur assez vive ; il est inutile de plonger dans l'eau froide la partie atteinte.

Il vaut mieux y appliquer des compresses imbibées d'eau froide additionnée d'alun, d'extrait de Saturne, ou bien des blancs d'œufs battus, du collodion, de l'huile à manger ou à brûler.

Ou encore une application d'un mélange d'eau de chaux et d'huile d'amandes douces, recouvert d'une plaque d'ouate peu serrée, constitue un excellent remède calmant très bien la douleur.

Brûlures du second degré. — La couche supérieure de la peau (épiderme) est détruite ou soulevée : il se forme alors des ampoules ou *phlyctènes,* pleines de sérosité. La douleur est très vive, la partie brûlée est gonflée, chaude. Ne jamais plonger dans l'eau froide.

On percera les ampoules en évitant d'arracher l'épiderme, on recouvrira la plaie d'une compresse faite avec une solution à l'acide picrique (dix grammes d'acide picrique pour un litre d'eau distillée).

Brûlures du troisième degré. — La peau, non complètement brûlée, se mortifie et, au bout de trois ou quatre jours, il se produit de l'inflammation, de la suppuration. Les parties mortifiées (eschares), tombent enfin, en produisant une plaie qui se cicatrise de façon vicieuse.

Brûlures du quatrième degré. — La peau, détruite dans toute son épaisseur, devient dure, insensible, jaunâtre et même noire. Comme dans le degré précédent, les douleurs, très vives au début, cessent assez rapidement, puis réapparaissent au bout de quelques jours. Il se produit encore des eschares, puis une plaie assez longue à guérir.

Brûlures du cinquième degré. — La peau, les muscles, les nerfs et les vaisseaux (artères, veines), sont détruits.

Les eschares sont dures, noires, insensibles. Quand ces eschares se détachent, elles occasionnent une plaie profonde, des plus difficiles à guérir.

Brûlures du sixième degré. — Le membre entier est carbonisé : dans ce cas l'amputation est nécessaire. Si la brûlure affecte une autre partie du corps, elle est des plus délicates à soigner, car les eschares, en se détachant, produisent presque toujours des hémorrhagies.

Les brûlures de 3°, 4°, 5° et 6° degrés nécessitent l'intervention d'un médecin ; car, en outre des phénomènes locaux que nous avons indiqués, les brûlures peuvent déterminer des troubles cérébraux, des méningites, des ulcérations de l'intestin, des inflammations des reins, do la vessie.

La diarrhée, la fièvre ardente, accompagnent toujours ces complications.

On panse généralement les brûlures graves avec de la gaze au salol, en faisant tout son possible pour éviter les cicatrices trop difformes.

Quand il y a suppuration, on emploie soit le vin aromatique, soit la glycérine phéniquée.

Un malade, brûlé gravement, doit adopter un régime lacté absolu, tout au moins pendant les premiers jours; il prendra des tisanes de chiendent, de queues de cerises, pour activer l'action des reins.

Au fur et à mesure que les complications seront écartées, on lui administrera du bouillon, des œufs, puis progressivement du vin et des viandes grillées.

Bubon. — Les ganglions lymphathiques qui garnissent le pli des aines s'enflamment quelquefois et s'engorgent au point de devenir le siège d'un véritable abcès.

Cette adénite inguinale est la complication de certaines maladies contagieuses, le plus souvent d'origine vénérienne; le bubon, tel est le nom que l'on donne aux ganglions engorgés, ne tarde pas à devenir le siège d'une suppuration, lorsqu'il n'est pas soigné à temps.

Il est bon de recourir à un médecin, dès le début, si l'on veut éviter pour plus tard la formation de cicatrices de mauvais aloi.

C

Cachexie. — Ce terme désigne, non une maladie, mais un état général qui se manifeste à la suite des maladies chroniques et de certaines fièvres.

A la longue, et sous l'influence de ces affections, les différents organes du corps s'affaiblissent, les forces diminuent rapidement, et le patient n'est plus qu'une misérable loque, dout la mort s'empare sans peine.

En même temps qu'on traitera la maladie qui a donné naissance à la cachexie, on soignera la cachexie elle-même. On administrera beaucoup de fortifiants, on tâchera de stimuler le malade et de le distraire.

Calculs. — Les calculs sont des masses pierreuses, plus ou moins dures, plus ou moins grosses, qui se forment dans certaines parties du corps, particulièrement dans la vésicule biliaire (calculs biliaires) et dans l'appareil urinaire (calculs urinaires). — (Voir *Coliques hépatiques, Coliques néphrétiques.*)

Il existe une troisième espèce de calculs, dits *intestinaux*. Ces calculs, fréquents chez les animaux, sont rares chez l'homme. La plupart du temps, ils sont expulsées n même temps que les matières fécales, à moins qu'ils ne soient par trop volumineux. Dans ce cas, ils peuvent arriver à obstruer complètement les intestins, ce qui détermine des douleurs que seule l'intervention chirurgicale peut faire cesser.

Calvitie. — La *calvitie* ou *alopécie* est une maladie du cuir chevelu.

Sous son influence, le cheveu s'amincit, se mortifie et tombe. La racine elle-même, sorte de bulbe qui se trouve dans l'épaisseur de la peau, n'a plus la force nécessaire pour faire repousser un nouveau cheveu et même, dans certains cas, se trouve complètement détruite. Alors la calvitie est incurable.

Au contraire, quand cette racine est encore vivante, on peut, par des médicaments toniques, lui restituer la vigueur qu'elle n'a plus.

Les causes de la calvitie sont assez obscures. On a incriminé la longueur des cheveux : cependant les femmes qui portent des cheveux longs sont moins exposées que les hommes à cette infirmité.

Puis les coiffures ont été mises en cause. Il est certain que les chapeaux de feutre, de soie et en général les couvre-chefs dont nous faisons usage enferment une grande partie de notre crâne sous une enveloppe où l'air ne pénètre pas. Il s'ensuit que le cuir chevelu, déjà encombré par les pellicules, recouvert par la masse épaisse des cheveux, s'anémie rapidement ; les cheveux tombent.

Enfin, la calvitie a été attribuée à un petit champignon.

Quoi qu'il en soit, nul n'a trouvé le remède.

Toutefois, par une médication entreprise à temps, on peut enrayer la chute des cheveux.

On tiendra la tête excessivement propre ; par de fréquents lavages, on empêchera les pellicules de s'amasser sur le cuir chevelu.

Puis, tous les soirs, on appliquera à la racine des cheveux une petite quantité du liniment suivant :

Huile d'amandes douces.	21 grammes
Huile de ricin.	21 grammes
Teinture de cantharides	8 grammes
Acétate de cuivre.	15 centigr.
Essence de lavande.	Q. S.

Si le cuir chevelu devenait douloureux à la suite de ces applications, on suspendrait le traitement pendant quelques jours, pour le recommencer ensuite.

Voici la recette d'une pommade stimulante pour faire repousser les cheveux.

Huile rosat.	4 grammes
Moelle de bœuf.	8 grammes
Baume Nerval	8 grammes
Extrait alcoolique de cantharides	4 gramme

Matin et soir, frictionner doucement le cuir chevelu avec une petite quantité de cette pommade.

Cancers. — Les cancers sont des affections graves attribuées par les uns à la présence d'un microbe, par les autres à des émotions morales, à des chagrins profonds et prolongés; d'autres, enfin, affirment que les tempéraments arthritiques prédisposent aux cancers.

Le cancer peut affecter nos différents organes, mais celui où il s'installe de préférence est l'estomac.

Toutefois, chez les femmes, la matrice est sujette à ses atteintes; chez les fumeurs, le cancer (ou chancre des fumeurs) affecte les lèvres.

Le cancer débute de façon sournoise. Dans l'estomac, où il se développe dans toutes ses formes (squirrhe, encéphaloïde), il commence par troubler la digestion; il occasionne des aigreurs (pyrosis), des vomissements.

Puis l'appétit disparaît, le malade maigrit, s'affaiblit, souffre violemment.

Une tumeur douloureuse se forme au creux de l'estomac; enfin, quotidiennement, le malade est sujet à des vomissements *noirs*, qui sont le signe infaillible de l'existence du mal.

Ces vomissements se produisent, soit le matin à jeun, soit après les repas.

Dans ce cas, ils contiennent des matières alimentaires. Souvent aussi, ces vomissements sont hémorrhagiques ; mais le sang rejeté, au lieu d'être pur, est d'une couleur et d'une forme rappelant assez la suie ou le marc de café.

Le malade est, de plus, toujours constipé, et ses rares selles sont la plupart du temps colorées en noir.

Le traitement consiste à combattre les différents symptômes que nous venons d'exposer. C'est ainsi que le médecin s'efforcera de calmer les vomissements et les douleurs par des solutions généralement à base de cocaïne et de morphine.

Contre les hémorrhagies, le seigle ergoté en potion donnera de bons résultats.

Des lavages répétés à l'aide du tube de caoutchouc nettoieront l'estomac. L'eau de ces lavages sera additionnée de 4 grammes de bicarbonate de soude par litre.

Enfin, si l'estomac ne gardait aucune nourriture, on

aurait recours aux lavements nutritifs à base de lait, de jaune d'œuf et de peptone médicinale.

On mettra le malade au régime lacté ; il pourra également absorber quelques crèmes, des féculents. Matin et soir, il prendra 50 grammes de peptone dans une tasse de bouillon.

Si l'état de santé l'exige, les aliments liquides seront introduits directement dans l'estomac au moyen du tube en caoutchouc.

Le cancer de l'estomac est rare avant trente ans et après soixante-dix ans. Dans l'intervalle de ces deux âges, il forme une des maladies les plus graves qui existent, et malgré quelques rares exemples de guérison, il reste malheureusement dans le domaine des affections que la science est impuissante à guérir.

Le cancer de l'intestin se traite de la même façon que le cancer de l'estomac ; il se reconnaît par la présence, dans l'abdomen, d'une tumeur bossuée, douloureuse, qui finit par percer les intestins et déterminer une péritonite.

Quand le cancer se trouve au rectum, on peut le faire opérer, mais sans grand espoir de guérison définitive ; car le cancer récidive avec la plus grande facilité, par suite de l'infection du sang qui en est la conséquence immédiate.

Carie des dents.   (Voir *Dents*).

Carie des os. — (Voir *Nécrose*).

Carreau. — Le carreau est un nom populaire de la *Tuberculose entéro-mésentérique*, maladie chronique occasionnée par la production de tubercules dans les intestins, les glandes du mésentère et le péritoine.

Cette maladie est, avec le croup, la terreur des mères de famille. Elle est heureusement beaucoup plus rare qu'on ne le croit. C'est surtout de quatre à huit ans que le carreau se déclare.

Comme son nom scientifique l'indique, le carreau est une maladie héréditaire, comme la tuberculose dont il fait partie.

Cependant, il peut également se développer, soit par suite d'un régime trop insuffisant, ou trop substantiel, soit à la suite d'écarts de régime, d'inflammation intestinale.

C'est dire que les aliments de mauvaise qualité, les repas trop fréquents ou trop abondants, peuvent déterminer le développement des tubercules.

Ces tubercules se rencontrent le plus souvent autour du nombril et près des flancs ; ce sont de petites masses ballonnées, dures, assez mobiles.

Les enfants atteints du carreau maigrissent ; le ventre est dur, distendu, la fièvre est forte, la diarrhée est permanente.

Prise dès le début, cette maladie est presque toujours curable ; aussi a-t-on intérêt à faire appel au médecin, qui peut enrayer la marche progressive de la tuberculose, laquelle sans lui ne tarderait pas à gagner la poitrine, à infecter les poumons.

Pour arriver à la guérison, il faut faire suivre au petit malade un régime hygiénique bien compris, le nourrir très fortement, sans lui faire absorber une trop grande quantité d'aliments, éviter de lui faire faire aucun travail intellectuel.

On fera donc manger à l'enfant : de la viande, des poissons, des œufs peu cuits, du lait, du bouillon. A chaque repas, il sera bon de lui faire boire un peu de bon vin de Bordeaux.

Les lotions froides sur le corps, les bains de mer, le changement d'air, la gymnastique, la vie sous un climat plus chaud que celui de la naissance donneront de très bons résultats.

On fera absorber de l'huile de foie de morue s'il n'y a pas de fièvre ou de diarrhée ; dans ce cas, c'est l'iodure de potassium qu'il faudrait employer.

Sur le ventre, on fera des applications de teinture

d'iode, des frictions à la pommade no calomel, d'iodure de potassium, d'iodure de plomb, au choix.

On évitera également et la diarrhée et la constipation.

On combattra la première au moyen de l'eau albumineuse (voir *Eau*), la seconde en faisant boire au petit malade du bouillon de veau.

Si ces moyens simples ne suffisaient pas, on aurait recours au sous-nitrate de bismuth, au laudanum pour la diarrhée et à la glycérine pour la constipation.

Catalepsie. — L'état cataleptique, l'état léthargique et l'état somnambulique constituent les trois symptômes de l'hypnotisme, dont on parle tant de nos jours.

Nous ne nous étendrons pas ici sur ce sujet qui, à proprement parler, n'est pas une maladie, mais bien une des conséquences de l'hystérie. Nous nous bornerons à décrire brièvement chacun de ces états, au fur et à mesure que nous rencontrerons leurs noms dans cette nomenclature.

La catalepsie est caractérisée par une contraction telle que le corps tout entier devient, lors de la crise, d'une rigidité absolue, d'une immobilité complète, et qu'il possède l'étrange faculté de se maintenir en parfait équilibre, même dans les attitudes les plus bizarres.

Les yeux restent toujours grands ouverts, le regard fixe, la respiration est rare, les muscles insensibles, de même que la peau.

Cataplasmes. — Les cataplasmes sont d'un emploi fréquent en médecine domestique; dans beaucoup d'affections légères, d'indispositions, ils sont d'un grand secours et, dans les autres maladies, ils offrent cet avantage que, s'ils ne produisent pas d'amélioration, on est tout au moins certain que ces remèdes n'aggravent pas le mal, ce qui arrive pour quelques médicament employés mal à propos.

Les cataplasmes émollients sont faits avec de la farine de lin, du son, du riz, de la mie de pain.

On ajoute souvent des médicaments à ces substances pour en obtenir un effet plus actif.

Enfin, il existe des cataplasmes révulsifs ; ceux qui sont composés avec de la farine de moutarde en forment le type le plus généralisé.

Comment préparer un cataplasme ?

On délaye doucement dans l'eau froide la matière formant la base du cataplasme, en ayant soin de ne pas laisser cette matière s'amasser en grumeaux.

Quand cette opération est terminée, on fait chauffer le cataplasme jusqu'à l'ébullition. Il faut que sa masse ne soit ni trop liquide, ni trop compacte, c'est-à-dire qu'elle puisse s'étendre avec facilité, sans toutefois que l'eau ne s'en écoule.

Pour envelopper le cataplasme, la gaze, les vieux rideaux d'étamine sont d'un emploi excellent ; il faut en replier soigneusement les coins, pour éviter que le cataplasme ne se répande dans le lit ou sur le corps du malade.

On doit appliquer le cataplasme le plus chaud possible et ne le faire servir qu'une fois.

Quand le cataplasme doit être additionné d'un médicament, on verse ce médicament sur le cataplasme au moment où il va être mis en place, en ayant soin de placer la partie la plus imbibée du médicament contre le corps du malade.

Cataracte. — La cataracte est une maladie des yeux, qui affecte le cristallin, sorte de lentille à travers laquelle passe la lumière pour se réfléchir sur le fond de l'œil.

Quand cette lentille devient opaque, les rayons lumineux ne peuvent plus la traverser : c'est ce qui arrive dans la cataracte.

La maladie a une marche lente et progressive ; la vue s'affaiblit, les objets deviennent plus brouillés, l'œil n'en aperçoit plus les contours avec la même netteté qu'auparavant.

Puis, ce brouillard devient de plus en plus épais, et la vue, sans être complètemnet abolie, est affaiblie à ce point que le malade ne distingue plus que l'ombre des objets que l'on place devant lui.

Pour remédier à cet état, il n'y a qu'une ressource : l'intervention chirurgicale.

Le chirurgien extrait le cristallin, qui forme écran, en pratiquant, sur la cornée, une incision par laquelle on le fait sortir.

L'opéré doit demeurer quelques jours dans une chambre noire, l'œil tenu fermé par un bandage ; quand la cicatrisation est complète, on remplace le cristallin absent par des lunettes à verres lenticulaires, remplissant le même usage que la lentille disparue.

Cette opération, grâce à la cocaïne, se fait absolument sans douleur, et, étant donné les immenses avantages qu'elle procure, on ne doit pas hésiter, le cas échéant, à s'y soumettre.

Catarrhe. — (Voir *Bronchite*).

Catarrhe de la vessie. — (Voir *Cystite*).

Cauchemar. — Le cauchemar est un rêve effrayant, se rapprochant de l'hallucination, et occasionnant chez les personnes qui y sont sujettes une angoisse et une souffrances réelles.

Le dormeur se débat, crie, puis se réveille en sursaut, baigné d'une sueur froide, et tremblant encore au souvenir des ennemis ou des dangers imaginaires qui hantaient son sommeil.

Chez les sujets bien portants, le cauchemar provient souvent d'une lecture tardive ou trop impressionnante, ou d'une digestion difficile ; mais les anémiques, les individus souffrant d'une maladie de cœur, les nerveux, sont troublés presque quotidiennement par les cauchemars.

Deux grammes de bromure de potassium dissous dans

un verre d'eau et avalés au moment de se coucher contribuent à faire disparaître ces visions pénibles, de même qu'une position normale dans le lit, c'est-à-dire le repos à plat sur le dos ou sur le côté droit, mais jamais sur le côté gauche.

Céphalalgie. — (Voir *Mal de tête*).

Champignons. — Les champignons sont fréquemment la source d'empoisonnements mortels, soit que l'on consomme des champignons trop avancés, soit que l'on mange quelques espèces nuisibles de ces végétaux.

En règle générale, à part les morilles, les truffes et les champignons cultivés, il faut être extrêmement circonspect dans le choix de cet aliment.

Il faut rejeter impitoyablement tout champignon suspect, et, à moins d'être très versé en la matière, se garder d'en ramasser soi-même dans les bois.

Il faut, de plus, être bien persuadé que tous les moyens préconisés pour reconnaître la qualité des champignons ou empêcher leur nocivité sont, du plus simple au plus compliqué, dépourvus de toute valeur réelle. Aussi n'en citerons-nous aucun, bien qu'ils soient légion.

Si, malgré toutes précautions, on ressent des malaises, des coliques, après avoir mangé des champignons, il faut, en attendant le médecin, se hâter de vider l'estomac par un vomitif énergique (10 à 15 centigrammes d'émétique); de demi-heure en demi-heure, on prendra une cuillerée à café d'éther dans un verre d'eau sucrée; on boira enfin du café très fort, du cognac.

On enveloppera de linges chauds les extrémités, afin de les empêcher de se refroidir.

Si l'on suppose que le poison a déjà pénétré dans les intestins, on donnera des lavements purgatifs (15 grammes de séné et 15 grammes de sulfate de soude dans 500 grammes d'eau.

Dans le cas où le vomitif n'agirait pas tout de suite, provoquer les vomissements en enfonçant les doigts dans l'arrière gorge, ou en chatouillant la luette avec une plume mouillée.

Contre les douleurs intestinales, on appliquera sur le ventre des linges trempés dans l'eau bouillante, qu'on maintiendra en place jusqu'à ce qu'ils aient perdu leur humidité.

N'oublions pas, enfin, que le lait, un des meilleurs antidotes, peut être administré sans danger, dans tous les empoisonnements.

En somme, les moyens indiqués ci-dessus peuvent se résumer ainsi :

Évacuer le plus rapidement l'estomac et l'intestin, maintenir l'énergie du malade en lui donnant des excitants à haute dose, calmer le plus possible les douleurs locales, empêcher le refroidissement qui est toujours un symptôme alarmant.

Le reste est l'affaire du médecin.

Chancre des fumeurs. — L'abus du tabac, la mauvaise habitude qu'ont certains fumeurs de fumer trop complétement leur cigare ou leur cigarette, détériorent les lèvres et y produisent une petite plaie, qui à la longue devient le siège d'un cancer. (Voir *Cancer*).

Les lèvres épaississent, deviennent énormes, la tumeur cancéreuse s'accroissant sans cesse.

Le remède, souvent administré trop tard, lorsque le sang est déjà empoisonné, est aux mains du chirurgien, dont seule l'intervention peut être efficace, si elle se produit à temps.

Charbon ou Pustule maligne. — Cette maladie contagieuse se transmet généralement à l'homme par les animaux. Les moutons, les bœufs, les chevaux sont sujets au charbon, et si l'on a pas soin de détruire complétement les cadavres des animaux morts de la pustule maligne, le virus très vivace de cette terrible maladie est transporté par les mouches, les vers, les insectes, et se propage d'autant plus que le début du mal est plus insidieux.

Le siège du mal réside d'habitude dans les parties du corps dépourvues de vêtements : ce sont en effet les seules où les insectes porteurs du charbon aient facilement accès.

Tout d'abord, le malade est abattu, inquiet ; puis apparaît bientôt sur la partie atteinte une petite tache de la forme d'une lentille, ressemblant à une piqûre de punaise, accompagnée de fortes démangeaisons.

La peau gonfle ensuite, il se produit une petite cloque remplie d'un liquide jaunâtre, qui crève et laisse apercevoir une induration de couleur jaune, puis noire. Tout autour de cette tache noire se développent de petites vésicules.

Bientôt la tache s'agrandit, la coloration noire s'étend de proche en proche; en même temps, l'enflure gagne les parties les plus proches de la pustule.

La fièvre se déclare à ce moment et les complications de toute sorte surviennent : nausées, vomissements, hémorrhagies intestinales, angoisses et tiraillements dans la région du cœur.

Puis la mort se produit généralement par asphyxie.

Le traitement de la pustule maligne réside tout entier dans une rapide cautérisation de la partie malade et des *régions saines* avoisinantes.

Cette cautérisation se pratique soit au moyen du fer rouge, soit à l'aide de la potasse caustique (caustique de Vienne); quand elle est faite à temps, elle suffit presque toujours à détruire le mal

Aussitôt après la cautérisation, on administrera au malade des stimulants énergiques : café fort, rhum, cognac, vin généreux.

Il faut donc se garder d'approcher de trop près les cadavres d'animaux que l'on rencontre parfois sur sa route; c'est de là que vient souvent tout le mal.

En second lieu, si l'on sent une piqûre quelconque, se hâter de cautériser la petite plaie à l'alcali, puis à la potasse caustique, si l'on s'aperçoit que la piqûre revêt un des caractères indiqués plus haut.

Il faut prendre des précautions en soignant les malades atteints de pustule maligne, car le charbon est contagieux ; aussi devra-t-on désinfecter soigneusement les divers objets qui serviront au malade.

De même, chaque fois que l'on aura approché et touché le malade, on devra se laver avec une solution antiseptique.

Chassie. — Dans certaines ophtalmies le bord des paupières se recouvre d'une humeur jaune, épaisse, cireuse, qui agglutine les cils et forme une croûte gênante qui les fait tomber.

Cette sécrétion continue s'accumule pendant la nuit, au point de coller l'une contre l'autre les deux paupières.

Il faut éviter de se frotter les yeux, mais prendre des bains locaux d'eau boriquée tiède, essuyer doucement les paupières et les adoucir en les enduisant de vaseline boriquée.

Les lavages à l'eau de pavots, de guimauve, sont également d'un bon emploi.

Cheveux. — (Voir *Calvitie*).

Chiens enragés. — (Voir *Morsures*, *Rage*).

Chlorose. — La chlorose est une affection que l'on rencontre surtout chez les jeunes filles.

Cette maladie, dont le nom populaire (*pâles couleurs*), donne la définition, se caractérise en effet par une teinte cireuse de la peau, une décoloration des muqueuses de la bouche et de l'œil ; les paupières sont gonflées, les malades ont des palpitations, des étouffements, de la constipation.

L'appétit est nul, les vomissements fréquents après les repas.

Il faut soigner énergiquement la chlorose, car elle

peut conduire à l'hystérie, à l'ulcère de l'estomac, à la tuberculose.

Les causes les plus fréquentes de la chlorose sont, en dehors de l'hérédité : les perturbations du système nerveux, les troubles menstruels, les émotions, les chagrins, l'habitation dans des locaux obscurs.

Les chlorotiques vivront au grand air, sans soucis ni travaux intellectuels ; on pourra leur permettre un travail manuel léger, ainsi que des exercices physiques modérés. Il leur faudra au moins de neuf à dix heures de sommeil, en se couchant de bonne heure.

Comme régime alimentaire, nous conseillons les viandes, les œufs, le lait, les légumes verts, les purées, le riz, les pâtes ; si le malade mange peu de viande, il conviendra de ne pas le forcer. Mais on insistera pour lui faire absorber en abondance des farineux, et surtout des épinards, à cause du fer qu'ils contiennent.

Ni vin pur, ni quinquina, ni alcool, mais du vin rouge ou blanc, coupé d'eau ferrugineuse.

On activera les fonctions de la peau en faisant prendre chaque jour une courte douche froide ou chaude, suivie de friction.

Quant aux médicaments à employer, ils consistent en cachets de protoxalate de fer, auxquels on ajoutera de la magnésie, s'il y a constipation.

Choléra. — Le choléra nous vient de l'Inde ; cette maladie épidémique décima la France en 1818, 1832, 1849, 1853 et 1865-66. Depuis cette époque, par des mesures sévères de quarantaine, de désinfection, nos savants sont arrivés à interdire à cette terrible maladie l'entrée du territoire français.

Toutefois, comme il ne faut jurer de rien, et qu'un jour l'épidémie, malgré les efforts de la science, pourrait réapparaître, nous allons exposer brièvement ce qu'est le choléra et quels sont les soins réclamés par les cholériques.

Le choléra débute le plus souvent par une colique,

suivie de diarrhée, avec évacuation de matières liquides de couleur jaunâtre.

Au bout de trois à six jours, les malades se plaignent de vertige, de courbature des membres inférieurs.

Alors les selles deviennent blanches, incolores, inodores, de plus en plus fréquentes; les malades souffrent d'une soif ardente, perpétuelle, de nausées, de vomissements, de crampes d'estomac.

L'urine est rare, puis nulle.

Le ventre se creuse, les muscles sont crispés par des crampes violentes, la maigreur gagne le corps, les forces s'affaiblissent, le visage s'altère, les yeux s'enfoncent dans les orbites.

Le malade se refroidit insensiblement, tout en se plaignant d'une trop grande chaleur intérieure.

Le corps se recouvre de larges plaques marbrées; le pouls diminue, les battements du cœur deviennent sourds, presque indistincts.

Les sens s'émoussent de plus en plus, la vue s'obscurcit, la cyanose apparaît et la mort s'ensuit.

Tel est presque toujours le dénouement du choléra, quand on ne parvient pas à enrayer sa marche.

Tout d'abord, on doit isoler le malade, désinfecter les linges, les vases, les ustensiles dont il s'est servi.

Le malade gardera le lit; on lui administrera du sous-nitrate de bismuth à haute dose, du laudanum pour arrêter la diarrhée.

Le médecin est obligé de lutter contre les symptômes au fur et à mesure qu'ils se présentent. La morphine en injections sous-cutanées rendra de grands services.

Contre les vomissements, de la glace, du thé au rhum.

Contre le refroidissement, on frictionnera le malade avec des liniments à base d'opium, de chloroforme, on mettra aux pieds un cruchon chaud, on l'enveloppera de couvertures de laine, on mettra sur le ventre des serviettes bien chaudes.

On injectera enfin sous la peau de l'éther sulfurique

qui contribuera à réchauffer le corps, à lui rendre de la vigueur.

Puis on surveillera de très près le malade afin d'éviter une rechute.

Cholérine. — (Voir *Diarrhée*, *Dysenterie*).

Chorée ou Danse de Saint-Guy. — La chorée est une maladie nerveuse, caractérisée par des mouvements convulsifs, involontaires, tantôt partiels, tantôt généraux, des muscles des membres et du visage.

La chorée se manifeste entre 10 et 18 ans, à la suite d'une émotion vive ; la seconde dentition, l'anémie, la chlorose peuvent faire naître la danse de Saint-Guy.

Les malades qui en sont atteints sont tristes, irascibles ; ils sont faibles, ne peuvent diriger leurs mouvements, tombent facilement.

Puis, les membres s'agitent convulsivement, le visage est en proie à une série de tics, de contractions bizarres.

Ces mouvements cessent habituellement pendant le sommeil. La danse de Saint-Guy est rarement une maladie chronique ; quand elle le devient, les convulsions s'atténuent beaucoup, mais les malades perdent la mémoire.

Aussi faut-il soigner énergiquement la danse de Saint-Guy dès son début : les préparations ferrugineuses, l'arséniate de soude, l'hydrothérapie, les bains sulfureux, le chloral peuvent être administrés avec succès, de même que le bromure de potassium.

C'est au médecin de choisir entre ces médicaments celui qui convient le mieux au tempérament du petit malade.

Généralement le grand air, le repos, les bains sulfureux, les douches froides sont les moyens adoptés. De plus, tous les matins, on fera avec un vaporisateur, le long de la colonne vertébrale, une pulvérisation avec un mélange d'éther et de chloroforme. On aura soin de pratiquer cette pulvérisation loin de toute lumière, car les vapeurs d'éther sont très inflammables.

On administrera un purgatif léger de temps en temps, afin d'éviter la constipation.

La chorée a d'habitude une durée de quinze jours à deux mois.

Ciguë (Empoisonnement par la). — La petite ciguë et la grande ciguë sont deux herbes vénéneuses qui ressemblent assez au persil, mais que leur odeur caractéristique, très désagréable, devrait facilement faire différencier de nos plantes comestibles.

Il n'en est rien, et il arrive fréquemment que les enfants et même les grandes personnes absorbent de la ciguë en guise de persil, et que bientôt après elles ressentent de violentes coliques, symptôme de l'empoisonnement.

Il faut se hâter d'administrer un vomitif, afin de débarrasser l'estomac; puis, ce résultat obtenu, faire prendre au malade une forte dose d'huile de ricin ou de sel de Sedlitz.

On empêchera le malade de se refroidir en garnissant son lit de briques et de cruchons chauds, et on lui fera prendre de quart d'heure en quart d'heure quelques gorgées de café noir très chaud et très fort.

Cirrhose du foie. — Cette maladie est une inflammation du tissu du foie; elle a pour cause la plus ordinaire l'abus des boissons alcooliques.

Le foie devient dur; il communique à la peau une couleur terreuse. Le malade maigrit, tandis que l'abdomen gonfle sans cesse, par suite d'accumulation dans cet endroit d'un liquide séreux.

Les pieds, les jambes enflent peu à peu, la respiration devient difficile, embarrassée.

L'accumulation de liquide ou *ascite* augmente encore, à ce point que, pour soulager le malade, le médecin est obligé de pratiquer des ponctions qui le débarrassent d'une partie du liquide.

Dès le début de cette maladie, il faut consulter un médecin et se soumettre aveuglément à ses prescriptions : c'est la seule chance de salut.

Si l'on attend trop pour se soigner ou si l'on ne se soigne pas de manière régulière, la cirrhose suit son cours normal, dont la terminaison habituelle est toujours la mort.

Au début, des ventouses sèches, des pointes de feu sur la région du foie, de l'iodure de potassium à petite dose pendant quinze à vingt jours tous les mois, et un régime sévère donnent généralement de bons résultats.

On pratiquera des lavages fréquents de l'intestin.

Si l'ascite apparaît, on mettra le malade au régime lacté absolu, à la dose de trois à quatre litres de lait par jour.

Dans le cas contraire, on pourra ajouter au lait des légumes verts, des viandes bien cuites ; pas de gibier, pas de poisson (à moins qu'il ne soit très frais), pas d'épices et, naturellement, ni alcool, ni boissons fermentées.

Clous. — (Voir *Furoncles*).

Cœur (Maladie de). — Le cœur qui préside à la circulation du sang peut devenir le siège d'un certain nombre de maladies par suite d'altération ou de mauvais fonctionnement des muscles qui le composent.

Un grand nombre d'autres affections ont une répercussion sur le cœur, mais dans ce cas, cette complication est toute passagère et disparaît d'habitude avec la maladie qui l'a occasionnée, souvent sans traitement, d'autres fois à la suite d'une médication de courte durée.

Quant aux maladies génériques du cœur, c'est-à-dire spéciales à cet organe, il convient de les soumettre toujours au médecin, étant donnée l'importance de ce viscère et la gravité des accidents morbides qui peuvent l'atteindre. — (Voir *Angine de poitrine, Endocardite, Palpitations, Péricardite, Anévrisme*).

Coliques. — Les coliques intestinales, avec ou sans diarrhée, sont des embarras gastriques ou bilieux, quelquefois accompagnés de fièvre.

Le malade ressent de violentes douleurs dans toute la partie abdominale ; parfois, il a des nausées, des vomissements.

S'il y a constipation, il faut faire cesser aussitôt cet é at en administrant un purgatif (5 centigrammes d'émétique dissous dans un litre de bouillon aux herbes suffisent).

S'il y a diarrhée, le même purgatif peut faire de mal. Toutefois, si la diarrhée persiste malgré la purgation, nous conseillons d'administrer de l'eau albumineuse.

L'eau de riz, les confitures de coings sont également d'un bon emploi ; comme nourriture, les œufs et le bouillon devront former la base du traitement pendant tout le temps que dureront les coliques.

Pour calmer les douleurs du ventre, un cataplasme de farine de lin, arrosé de quinze gouttes de laudanum donne généralement de bons effets.

Coliques de plomb. — Les ouvriers victimes du saturnisme chronique, c'est-à-dire lentement empoisonnés par le plomb qu'ils manient chaque jour et qui, peu à peu, intoxique leur organisme, souffrent fréquemment de douleurs très vives appelées coliques de plomb.

Le traitement, dirigé par le médecin, a pour but de supprimer d'abord les douleurs et la constipation au moyen du chloral, du bromure de potassium, des injections de morphine, des purgatifs.

Puis on cherche à éliminer le plomb par les bains sulfureux, l'iodure de potassium.

Il se présente aussi des cas d'empoisonnement aigu par le plomb.

Dès qu'une semblable intoxication se produit, on doit donner du lait en abondance, ainsi que l'huile d'olive, à la dose de 200 grammes environ.

Il sera bon d'administrer au plus tôt cinquante grammes d'huile de ricin, et, en attendant le médecin, on préparera du thé, du café forts; on couchera le malade et on le tiendra chaudement. (Voir *Empoisonnements*).

Coliques hépatiques. — Nous avons vu à l'article *Calculs* que la bile (ou fiel) s'amassait quelquefois en petites pierres.

Lorsque ces pierres sont déversées dans l'intestin, elles traversent les canaux dits *hépatique* et *cholédoque*, en même temps que la bile; quelquefois ces calculs, trop gros pour passer librement, obstruent pour un temps ces canaux, non sans occasionner de cruelles douleurs, connues sous le nom de coliques hépatiques.

Les coliques hépatiques débutent par une violente sensation douloureuse au creux de l'estomac, dans le côté droit; la douleur s'étend quelquefois jusqu'à l'omoplate et l'épaule droites.

En plus de la douleur, les coliques hépatiques sont souvent accompagnées de jaunisse, de frissons, de hoquets, de vomissements.

Tous ces accidents disparaissent brusquement, comme ils ont commencé, lorsque le calcul est arrivé dans l'intestin, ce qui se produit généralement au bout de douze à vingt-quatre heures.

Pendant la crise, on appliquera des cataplasmes chauds, larges, peu épais, sur le côté droit du ventre; on les renouvellera toutes les heures. Deux ou trois bains chauds dans la journée, d'une bonne heure de durée, procurent un soulagement certain.

On combattra les vomissements par des boissons glacées et du champagne frappé.

Si les crises sont trop aiguës, on appellera le médecin qui pratiquera une injection sous-cutanée de morphine.

Dans l'intervalle des accès, on prendra, matin et soir, des perles d'éther et de térébenthine, des purgatifs fréquents; en outre, pour chasser les calculs, on boira chaque jour un verre à bordeaux d'huile d'olive pure, et ceci pendant plusieurs mois. Un bain de quinze minutes par semaine.

Le régime alimentaire suivant sera sévèrement observé : un seul repas par jour, à midi; le matin, café au lait; le soir, simple collation.

Éviter les acides, l'oseille, la tomate, les œufs, les boissons gazeuses; peu de poisson, de coquillages, pas d'épices, pas de fromages avancés, ni de fruits acides.

En revanche, les radis, le beurre, les laitages, les viandes blanches et rouges, les légumes verts, les pommes de terre sont permis. Cependant on fera bien d'user modérément des asperges, des haricots, des pois.

Toutes les salades pourront être consommées : laitue, romaine, escarole, chicorée, mâche, barbe, pissenlit.

On boira du vin coupé d'eau de Vichy ou additionné de bicarbonate de soude.

On s'abstiendra des alcools et des vins mousseux.

Enfin des frictions au gant de crin et du massage médical seront très utiles.

Coliques néphrétiques. — Les calculs urinaires occasionnent les coliques dites néphrétiques.

Pendant la crise, on ressent de vives douleurs dans la région des reins, du bas-ventre et des parties.

Les urines sont rares, chargées, boueuses, parfois mélangées de sang.

L'estomac est sujet à des nausées, des vomissements.

On fera des applications de linges chauds dans la région malade; on prendra de grands bains tièdes et des lavements purgatifs.

En dehors des crises, on se livrera aux exercices du corps : marche, escrime, gymnastique, après lesquels massage et friction au gant de crin.

Régime alimentaire : vin blanc, lait coupé d'eau de

Vittel, viandes blanches en quantité modérée ; beaucoup de végétaux à l'exception de la tomate, de l'oseille ; peu de choux, choux-fleurs, champignons ; peu de pain, œufs en petit nombre. Fruits à discrétion. — (Voir *Néphrite*).

Comédons. — Les comédons ou *points noirs du visage* sont composés d'une petite quantité de graisse qui s'accumule dans les glandes sébacées de la peau, de façon à obstruer les canaux qui débouchent à la surface du corps.

En pressant de chaque côté du point noir, on fait sortir une sorte de petit cylindre ressemblant assez à un ver.

Les comédons se trouvent principalement au nez, aux joues, au front.

Il faut les extraire soigneusement par la pression, puis faire usage, pour se laver, de savon au panama et d'eau tiède contenant une cuillerée à dessert du mélange suivant :

> Bicarbonate de soude } en quantités égales.
> Borate de soude

Passer ensuite sur la peau un peu d'eau de Cologne à 60°.

En cas d'irritation, remplacer l'eau de Cologne par le glycérolé d'amidon.

Compère-loriot. — (Voir *Orgelet*).

Congestions. — La congestion se produit toutes les fois que le sang se porte en masse dans un de nos organes et y séjourne plus ou moins longtemps.

Les congestions frappent de préférence le cerveau, les poumons ; d'où leur nom, suivant le cas, de congestion cérébrale, congestion pulmonaire.

Congestion cérébrale. — Voir *Apoplexie*.

Congestion pulmonaire. — La congestion pulmonaire est l'engorgement sanguin du poumon.

Cet engorgement provient : 1° de ce que le sang arrive en trop grande abondance aux poumons ; 2° de ce que son retour en est empêché par quelque obstacle siégant dans le système circulatoire.

Dans le premier cas la congestion est dite *active ;* dans le second, *passive.*

La congestion pulmonaire active a pour causes le froid, l'insolation, ou certains états généraux mauvais : l'arthritisme, la tuberculose, la fièvre typhoïde, la rougeole, les excès alcooliques.

La congestion *passive* est due au mauvais fonctionnement du cœur.

La congestion pulmonaire débute le plus souvent par des frissons intenses, des maux de tête, des nausées, des vomissements, des points de côté.

La température est très élevée.

Ces symptômes sont les mêmes que ceux de la fluxion de poitrine ; la différence entre les deux maladies consiste en ce que la fièvre, au lieu de persister jusqu'au sixième ou huitième jour, tombe rapidement.

Dès le 2°, le 3° ou le 4° jour, la température redevient normale.

Il y a de la toux, de la difficulté respiratoire, une sensation de chaleur dans la poitrine ; les crachats sont rosés, quelquefois sanguinolents, mais non visqueux comme dans la fluxion de poitrine.

Le volume du thorax augmente, l'auscultation fait percevoir un son mat, de petits râles et un souffle, quelquefois très intense.

Il existe également une forme de congestion aiguë qui détermine la mort par suffocation et asphyxie en quelques minutes ; l'insolation en est la principale cause.

Le traitement de la congestion pulmonaire consiste dans l'administration d'un vomitif, dans l'application de sangsues ou de ventouses scarifiées sur la poitrine.

Quand les deux poumons sont pris, et qu'il y a menace d'asphyxie, il ne faut pas hésiter à pratiquer la saignée.

Conjonctivite. — La conjonctive est une fine membrane qui recouvre l'intérieur des paupières et le globe de l'œil ; son inflammation se nomme conjonctivite.

Le soleil, les vapeurs, les fumées irritantes, les poussières, un coup d'air, sont la cause ordinaire de la conjonctivite, maladie plus gênante que douloureuse.

Le malade se lotionnera fréquemment l'œil et les paupières avec une infusion de fleurs de guimauve et de têtes de pavot ; entre chaque bain, il appliquera sur l'œil ou les yeux une compresse imbibée du même liquide et maintenue en place par un bandeau peu serré.

La conjonctivite cède d'habitude à quelques manœuvres du genre de celles que nous venons de décrire ; mais si son évolution est rapide, cette maladie est par contre sujette à de fréquentes récidives. Aussi les personnes sujettes à la conjonctivite feront-elles bien d'éviter les courants d'air et de garantir leurs yeux contre la poussière et le soleil, en portant en été des lunettes ou des lorgnons à verres fumés.

Constipation. — La constipation est caractérisée par la rareté et la dureté des selles naturelles.

Cet état anormal a une grave répercussion sur l'organisme.

En effet, les aliments ne séjournent d'habitude pas plus de quarante-huit heures dans notre corps. Or, dans la constipation, les matières s'accumulent dans l'intestin, et occasionnent des maux d'estomac, d'entrailles, de mauvaises digestions, la perte de l'appétit, des maux de tête, de fréquentes poussées de fièvre.

La constipation peut être due à diverses causes : la vie sédentaire, les aliments échauffants, l'insuffisance du suc gastrique, la faiblesse des muscles de l'intestin, qui ne se contractent pas suffisamment pour faire avancer vers le dehors les aliments déjà digérés.

Quand on est habituellement constipé, il faut tout d'abord se présenter au cabinet chaque jour à la même heure ; c'est ainsi qu'on obtiendra progressivement la régularité des selles.

L'alimentation sera abondante et choisie de manière à donner beaucoup de résidus et à exciter les fonctions de l'intestin : les viandes grasses, les poissons gras, le pain bis, le pain de seigle, les pommes de terre, les pois, les lentilles, les carottes, les navets assaisonnés de sauces très grasses, les compotes de fruits, de rhubarbe, les pâtes alimentaires, beaucoup de beurre, conviennent aux gens constipés.

Ils boiront abondamment soit du vin coupé d'eau de Seltz, soit des bières gazeuses, du cidre, du poiré.

Ils prendront de l'exercice, marcheront beaucoup. Au retour de ces promenades, ils feront sagement en faisant sur le ventre des frictions de haut en bas ; ces manœuvres pratiquées avec persévérance donnent généralement un bon résultat.

On pourra faire usage de suppositoires, dont les plus simples sont à la glycérine, au beurre de cacao.

Si ces moyens ne suffisent pas, on aura recours aux lavements d'eau bouillie tiède, soit pure, soit additionnée de miel, d'huile d'olives, de glycérine.

Enfin, on administrera des médicaments laxatifs, capsules d'huile de ricin, rhubarbe en cachets, ou encore un verre à bordeaux d'un mélange composé de 50 grammes de sulfate de soude, 45 grammes de phosphate de soude, 5 grammes de chlorure de sodium dissous dans un litre d'eau distillée (deux fois par semaine).

Contre-poisons. — (Voir *Empoisonnements*).

Contusions. — La contusion ou meurtrissure est un froissement, un écrasement par suite du choc avec un corps étranger, de parties molles ou dures de notre organisme, sans pourtant que la peau soit rompue ou entamée.

La contusion la plus simple est la *bosse*, dans laquelle il n'y a qu'une légère déchirure des tissus sous-cutanés.

en même temps qu'une faible infiltration de sang dans les chairs.

Les contusions plus graves sont celles où le sang s'amasse en grande quantité dans les tissus, celles où la violence du choc a été telle que les tissus, ne pouvant se guérir, doivent être éliminés ; celles où ces tissus, trop heurtés, forment une sorte de bouillie.

Dans tous ces cas, il faut ouvrir la peau pour que les parties mortifiées puissent être rejetées au dehors.

Dans les cas plus simples, la contusion devient noirâtre, puis violette, rouge, jaune (ecchymose).

Il faut, dès qu'on a été contusionné, boire une infusion de tilleul, ou de plantes vulnéraires ; nous recommandons l'arnica à l'intérieur.

Localement, on fera de la compression à l'aide d'une pièce de monnaie enveloppée d'un linge, sur toutes les contusions proches d'un os superficiel ; telles sont les bosses du front, du crâne.

Pour les contusions profondes, on appliquera des sangsues en grand nombre, puis des compresses imbibées d'eau blanche.

Les contusions plus graves nécessitent l'intervention du médecin ; le repos au lit, la diète seront de rigueur.

Quant au médecin, il jugera s'il est à propos d'ouvrir la peau pour donner issue aux liquides purulents ou sanguinolents qui s'amassent quelquefois en dépit de l'application des sangsues.

Pour les contusions douloureuses, voici un liniment calmant qui, appliqué matin et soir en frictions, procure un vif soulagement :

Camphre.	4 grammes
Laudanum.	80 —
Huile de camomille.	30 —
Huile de jusquiame.	30 —

Convulsions. — Les convulsions sont des mouvements désordonnés, involontaires, qui se manifestent chez les jeunes enfants.

Elles sont dues d'habitude à des troubles de la dentition, de l'estomac, du cerveau ; elles peuvent encore apparaître au début de la fièvre scarlatine, de la rougeole, de la variole.

Enfin toutes les sensations éprouvées par l'enfant : joie, douleur, frayeur, colère, prédisposent aux convulsions ; de même, les vers intestinaux.

Voici comment elles se produisent : l'enfant, avant la crise, est grognon, irritable ; il a le sang à la tête ; soudain, il pousse un cri, se raidit, perd connaissance pendant quelques secondes.

La respiration est momentanément suspendue, les yeux sont révulsés en haut.

Puis, la figure, de pâle qu'elle était, devient grimaçante ; le cou se raidit, les membres inférieurs et les bras se tordent, se contournent ; les doigts, les orteils se contractent.

Cet état dure généralement une minute environ ; après quoi, l'enfant revient à lui, mais, pendant assez longtemps, il reste hébété.

Disons tout de suite que la pincée de sel sur la langue est sans aucune efficacité.

Il faut, dès que les convulsions se produisent, faire chercher le médecin ; en l'attendant, on couchera aussitôt l'enfant, et on lui appliquera sur les mollets de petits cataplasmes froids de farine de moutarde.

Puis on fera chauffer un bain tiède, on y mêlera une décoction de valériane, et on y placera l'enfant pendant une demi-heure.

Enfin, on lui administrera, à l'aide d'une poire en caoutchouc, le lavement purgatif suivant :

Huile de ricin.	20 grammes
Poudre de gomme arabique. . . .	10 grammes
Glycérine neutre.	20 grammes
Décocté de guimauve.	80 grammes

Ce lavement vaut mieux que celui à base de sel de cuisine, dissous dans l'eau tiède.

Enfin, dès qu'on le pourra, on fera avaler à l'enfant

quelques gorgées d'eau de mélisse étendue d'eau de fleurs d'oranger, d'eau de menthe.

On mettra sur la tête une compresse trempée dans de l'eau bien fraîche, et qu'on renouvellera de temps en temps.

Si ce sont les vers intestinaux qui produisent les convulsions, on administrera après les repas, suivant l'âge, de 2 à 6 tablettes de chacune 1 centigramme de santonine (du codex).

Tous les deux jours, à jeun, on fera prendre une cuillerée à dessert de magnésie calcinée, délayée dans une tasse de lait.

Coqueluche. — La coqueluche est une maladie contagieuse et épidémique caractérisée par une toux convulsive, éclatant en quintes séparées entre elles par des intervalles coupés d'inspirations sonores, appelées reprises, suivies enfin d'expectoration filantes ou glaires.

La coqueluche est fréquente chez l'enfant, rare et tenace chez l'adulte et le vieillard.

Elle se transmet avec une grande facilité d'un enfant à un autre; aussi doit-on isoler le plus possible les petits malades.

Au début, l'enfant est triste, abattu; il a le rhume ou bronchite catarrhale aiguë.

La fièvre fait son apparition et bientôt le rhume dégénère en quintes de toux sèche, convulsive; ces quintes de toux se prolongent quelquefois tellement que le malade a peine à reprendre haleine; alors la face se congestionne, devient violette; les yeux pleins de larmes sont presque sortis des orbites; la peau se colore d'une sueur froide.

Ces efforts sont quelquefois accompagnés de vomissements et même d'expulsion de larmes de sang, par les paupières, le nez, les oreilles.

Il n'est pas rare que les petits malades urinent involontairement pendant l'accès.

Cet accès dure généralement une minute ; il se compose de plusieurs quintes de toux coupées par des reprises.

Puis la toux devient grasse, le sifflement inspiratoire disparaît ; la maladie, qui a commencé par un rhume, se termine également par un rhume.

Quand la fièvre devient intense, il faut surveiller attentivement le malade ; car les complications sont à craindre et surtout la bronchite capillaire (ou *broncho-pneumonie*) et à sa suite la phtisie.

Dès le début de la coqueluche, on administrera un large vomitif avec de l'ipéca, et on débarassera l'intestin par des laxatifs.

Pendant la maladie, on gardera l'enfant à la chambre ; on saturera d'humidité l'atmosphère de la pièce, en faisant bouillir dans un litre d'eau :

Feuilles d'eucalyptus.............. 18 grammes
Thym.........................   8 grammes
Laurier......................   2 grammes

On fera faire des lavages de bouche avec une solution d'eau boriquée ; dans le nez, on insufflera de la poudre antiseptique :

Sous-nitrate de bismuth........ 2 grammes
Acide borique................ 2 grammes
Talc de Venise.............. 1 gramme

Contre les spasmes, on donnera des lavements de bromure de potassium, d'antipyrine ; le médecin déterminera les quantités à administrer suivant l'âge des malades.

On fera des fumigations antiasthmatiques, on donnera enfin des bains chauds.

Dès que la convalescence sera commencée, il sera bon de changer d'air l'enfant.

En même temps, on lui donnera de l'huile de foie de morue et on le soumettra à une alimentation des plus substantielles.

Cor. — (Voir *Cors aux pieds*).

Corps étrangers. — Il arrive fréquemment qu'une écharde, une épine se loge sous la peau.

Il faut extraire au plus vite ces corps étrangers avant que l'inflammation de la partie blessée ne se soit déclarée.

Les corps étrangers de petite taille qui n'ont pas pénétré profondément peuvent être facilement retirés avec la pointe d'une aiguille ou mieux avec une petite pince dite brucelle.

Si l'on ne peut parvenir à pratiquer l'extraction, il faut la faire faire par un médecin.

Corps étrangers dans l'oreille. — Les corps étrangers dans l'oreille sont de deux sortes : ou bien ils viennent du dehors, ou bien ils se forment dans l'oreille.

Les corps étrangers qui se forment dans l'oreille sont des amas de croûtes, de pus, de caillots de sang, une trop grande quantité de cérumen (sécrétion des oreilles).

Ces matières qui ne sont pas faites pour rester longtemps dans l'oreille, y jouent donc le rôle de corps étrangers ; elles durcissent, et finissent quelquefois par occasionner une surdité et de vives douleurs qui cessent avec leur disparition.

Il faut pratiquer des injections à l'eau de guimauve, dans laquelle on mettra une tête de pavot, pour calmer la douleur. Ces injections ramolliront l'amas que l'on pourra alors extraire à l'aide d'un cure-oreilles à bout bien mousse, c'est-à-dire non susceptible de couper ou d'écorcher le conduit auditif.

Les corps étrangers venant du dehors sont multiples ; ce sont la mie de pain (corps mous), les noyaux de fruits, les grains de plomb (corps durs), les boules de verre, les fausses perles (corps fragiles), les légumes secs, pois, haricots, lentilles, qui ont la faculté de grossir dans l'oreille (corps grossissants), les épis de graminée (corps progressifs) qui ont la faculté de s'enfoncer de plus en plus vers le tympan.

Enfin les puces, les poux, les punaises, s'introduisent quelquefois dans nos oreilles pendant notre sommeil. En remplissant d'huile l'oreille occupée par un de ces hôtes désagréables, on n'est pas longtemps avant de les voir surnager sur le liquide.

Quant aux corps étrangers proprement dits, dont nous avons donné la longue énumération plus haut, ils peuvent occasionner, en même temps que des douleurs intolérables, les accidents les plus graves.

On se bornera à verser de l'huile dans l'oreille, et à faire prévenir un chirurgien, car en voulant extirper soi-même ces matières, on n'arrive souvent qu'à exaspérer la douleur et à les enfoncer davantage.

Corps étrangers dans le nez. — On tâchera de les expulser en fermant la narine non atteinte et en soufflant fortement par la narine obstruée.

On pourra essayer le tabac à priser, dont l'effet sternutatoire pourra peut-être déplacer le corps gênant.

On pourra également recourir à l'huile.

Si ces moyens simples ne suffisent pas, il faudra aller chercher le médecin.

Corps étrangers dans le gosier. — Ce sont le plus souvent des arêtes de poisson avalées par mégarde; il ne faut pas attendre l'inflammation de l'arrière gorge, mais y enfoncer tout de suite les doigts. Si ce moyen ne suffit pas, on prendra un vomitif dont l'effet n'est pas douteux.

Corps étrangers dans l'œil. — Ce sont généralement ou des poussières, ou des moucherons.

Les uns et les autres sont facilement retirés au moyen d'une bague bien unie en or, qu'on introduit entre l'œil et la paupière.

Dans le cas où l'on ne peut se débarrasser du corps étranger, aller chez le pharmacien qui fera une application de collyre presque toujours suivie d'effet immédiat.

Si le corps étranger s'était implanté dans le globe de l'œil, se bien garder de frotter l'œil, mais le recouvrir d'une compresse imbibée d'eau fraîche, et aller aussitôt trouver le médecin.

Cors aux pieds. — Les cors aux pieds sont des tumeurs de l'épiderme dont la racine s'enfonce plus ou moins profondément dans la peau, en comprimant les ramifications nerveuses, ce qui donne lieu aux douleurs vives qui accompagnent le cor au pied.

Presque toujours, le cor au pied est la conséquence du frottement résultant de chaussures mal faites.

Le seul moyen de guérison consiste dans l'extraction du cor, opérée par un pédicure ou un médecin; toutes les autres médications ont pour résultat de faire tomber la tête du cor, en abîmant plus ou moins la peau circonvoisine, mais la racine subsiste toujours, et le cor repousse.

Mieux vaut le faire tailler après un bon bain de pieds, en évitant de le couper trop ras ou de le faire saigner, ce qui exposerait à de graves accidents. Si l'on a peur de ne pas réussir cette excision, confier son pied au pédicure.

Coryza ou rhume de cerveau. — Le coryza ou rhume de cerveau est constitué par l'inflammation de la muqueuse des fosses nasales.

Sa cause déterminante est le refroidissement de la tête ou des pieds, par le froid humide, par l'action prolongée du soleil sur la tête (rhume de soleil).

Le coryza débute habituellement par un embarras des fosses nasales, accompagné de diminution de l'odorat, de mal de tête, quelquefois de fièvre et de courbature.

La respiration est difficile, les malades parlent du nez, les yeux sont larmoyants, les oreilles sont assourdies.

Cet état dure six à huit jours pendant lesquels la muqueuse du nez est rouge et boursouflée, et est le siège d'un écoulement d'abord clair et filant, puis jaune ou verdâtre et plus épais.

Le coryza n'est pas grave chez l'adulte, tandis qu'il est souvent mortel chez le nouveau-né.

En effet, ce dernier, obligé de respirer par la bouche, ne peut plus prendre le sein; par suite de manque de nourriture, il est exposé à mourir rapidement d'inanition.

Il est fréquent que le coryza soit l'annonciateur d'une grippe.

Le rhume de cerveau est facile à traiter. Les moyens curatifs sont simples et se rapportent tous à l'hygiène : on prendra des boissons chaudes, on se reposera à la chambre.

Pour remédier à l'embarras des fosses nasales (ou enchifrènement), on aspirera des vapeurs d'ammoniaque.

Chez les enfants à la mamelle qui ne peuvent téter, on les nourrira à la cuiller, et on essayera d'un petit cataplasme de fécule de pommes de terre appliqué à la racine du nez ; on réussit souvent ainsi à dégager cet organe.

Il arrive fréquemment que le rhume de cerveau « tombe sur la poitrine » comme on le dit vulgairement, c'est-à-dire que l'inflammation se transmet aux bronches.

Il dégénère alors en *Bronchite*. — (Voyez ce mot).

Couches. — (Voir *Accouchement*).

Coup d'air. — Les coups d'air, ou à parler de façon plus précise les courants d'air, sont la source d'un grand nombre d'affections, parmi lesquelles nous citerons les opthalmies, les rhumes, les fluxions de poitrine, etc.

Une personne en sueur qui se trouve brusquement exposée à un courant d'air frais assez fort subit un arrêt brusque dans la transpiration ; elle se refroidit, et ce refroidissement peut être préjudiciable à sa santé.

Aussi faut-il éviter avec soin les courants d'air en se couvrant dès que l'on est obligé de passer d'une température à une autre, et en évitant de stationner dans les endroits frais balayés par le vent, ou entre deux fenêtres ou portes ouvertes, surtout lorsqu'on vient de marcher ou séjourner au soleil ou dans une chambre trop chaude.

Coup de fouet. — On nomme coup de fouet un petit accident très douloureux qui se produit lorsque des efforts généralement exagérés, tels que l'on en fait dans une course pédestre ou une marche forcée, provoquent la rupture d'un petit muscle siégeant dans les tissus profonds du mollet.

On ressent alors un picotement brusque, semblable à un véritable coup de fouet; des frictions avec une flanelle imbibée d'huile de camomille camphrée et quelques jours de repos à la maison suffisent pour amener la guérison. — (Voir aussi *Crampes*).

Coup de sang. — (Voir *Apoplexie, Congestion*).

Coup de soleil. — (Voir *Insolation*).

Couperose. — Tout le monde connaît la couperose, qui colore d'une façon désagréable, surtout pour les femmes, les pommettes, les joues, le nez.

Comment faire disparaître cet état défectueux du visage, dû à un engorgement du système circulatoire de la peau ?

1° Tout d'abord, on fera, chaque soir, des frictions *assez fortes* sur la partie couperosée avec une flanelle imbibée de savon noir; il faut se garder de se nettoyer à l'eau chaude avant le lendemain matin.

Ces frictions doivent être répétées, pendant cinq ou six jours, sans que l'éclatement de la peau et la douleur qui en sont le résultat puissent les interrompre.

2° On calmera ensuite l'irritation en appliquant des cataplasmes de fécule de pommes de terre.

On attirera le sang aux extrémités inférieures en prenant de fréquents bains de pieds sinapisés, de grands bains sulfureux. Les bains de pieds et les grands bains seront plus tièdes.

Si, au bout de huit jours, le traitement n'a pas donné de résultats, il faut le recommencer entièrement, autant de fois que cela sera nécessaire, pour obtenir la guérison qui surviennent d'habitude au bout de trois ou quatre applications des différents moyens curatifs que nous venons d'exposer.

En même temps, on prendra quelques purgatifs légers; on s'abstiendra de vin et, à plus forte raison, d'alcool.

Coupures. — Voici une recette facile à préparer et qui est d'un bon emploi pour guérir les coupures, les meurtrissures, quand toutefois leur gravité ne nécessite pas l'intervention d'un médecin.

On fait fondre, à feu lent, du beurre frais, de l'huile d'olive bien pure, de la cire vierge blanche, du goudron, en parties égales.

Puis on remue le mélange avec une spatule de bois, et on le laisse figer dans un pot que l'on bouche hermétiquement.

Lorsqu'on veut se servir de cet onguent, on en étend un peu sur une bande de toile, dont on enveloppe la partie blessée.

Si une artère a été coupée, un sang rouge vermeil sort par jets saccadés de la coupure. Il faut faire une forte ligature au-dessus du point blessé, et l'écoulement s'arrête.

Un autre moyen très employé consiste dans la compression : on applique fortement les pouces sur la blessure, en serrant avec les autres doigts les parties avoisinantes.

Si c'est le bras ou l'avant bras qui saignent, on exercera la compression dans le creux de l'aisselle; pour la jambe et la cuisse, on placera les pouces un peu en dedans du pli de l'aine.

On reconnaît qu'une veine a été coupée à ce que le sang qui s'échappe est de couleur brun noirâtre, et coule sans saccades.

En comprimant la veine comme il est dit plus haut, on obtient assez rapidement la cessation de l'écoulement sanguin.

Dans les coupures profondes, si on ne peut par ces

moyens enrayer le flux du sang, il faut appeler un médecin qui, à l'aide d'instruments et de médicaments plus énergiques, mettra fin à l'hémorragie rebelle.

Courbature. — La courbature est un sentiment de lassitude douloureuse et générale qui fait désirer le repos.

Le corps est abattu, engourdi, ressent des douleurs vagues dans toutes ses parties, comme s'il avait été frappé, brisé même.

La courbature survient à la suite d'une transpiration arrêtée; comme le coryza, elle se montre au début d'une grippe ou d'une fièvre muqueuse, voire d'une fièvre typhoïde.

Elle est souvent la conséquence d'exercices violents, ou de veillées prolongées.

Somme toute, c'est une indisposition bénigne chez les jeunes gens et grave chez les vieillards.

La courbature est souvent accompagnée de fièvre légère et de douleurs dans les reins.

C'est que, à la suite du refroidissement qui lui donne généralement naissance, il se produit un léger accès rhumatismal dont la région lombaire se ressent tout particulièrement.

Il ne faut pas négliger la courbature, dont le traitement, en lui-même, est des plus simples.

Tout d'abord, le repos au lit est indiqué. Notons bien que cette prescription ne rencontre aucun récalcitrant, car le malade réclame de lui-même la position allongée.

Comme boisson, du lait coupé d'eau alcaline et un verre de limonade purgative tous les matins.

La diète produit de bons effets, mais elle ne doit pas être trop sévère.

Ainsi, en activant l'action des reins, en nettoyant l'intestin et en provoquant une transpiration légère, on parviendra à débarrasser le sang des produits viciés, suite du surmenage, qui encombraient sa composition.

Coxalgie. — La coxalgie est une grave affection inflammatoire, dont les causes sont le rhumatisme, les chutes, la scrofule.

Le lymphatisme, la scarlatine, la syphilis favorisent singulièrement le développement de la coxalgie.

La coxalgie siège dans l'articulation de la hanche, mais elle s'étend quelquefois à toutes les parties, osseuses ou molles, qui composent cette articulation.

Une boiterie légère, une douleur fugitive, soit à la hanche, soit aux cuisses ou aux genoux, marquent le commencement de la coxalgie.

Puis, la claudication s'accuse de plus en plus et, en même temps, la douleur augmente, la partie malade est sujette à des déformations, à des abcès.

Les membres inférieurs prennent des positions vicieuses.

A la suite des abcès s'établissent des fistules qui suppurent sans cesse; en même temps le malade maigrit, souffre de nausées, de vomissements. La fièvre est intense. Enfin, le sang subit un empoisonnement général et la mort survient après de longues souffrances.

Rarement, il est vrai, ce résultat funeste est à déplorer. Nous avons exposé la marche générale de cette maladie, afin de faire comprendre combien il serait grave de ne pas appeler un médecin dès les premiers symptômes.

Hâtons nous de dire que le traitement sérieux de cette affection réussit presque toujours à écarter le danger et à atténuer les différents accidents que nous avons énumérés.

La coxalgie est plus grave chez les enfants que chez les adultes; parce que chez les enfants le tissu osseux est en pleine formation, tandis que chez les adultes le squelette, complètement formé, est plus dur, moins facilement attaquable.

Les enfants faibles, mal nourris, élevés contrairement à l'hygiène sont plus vivement éprouvés que ceux jouissant d'un tempérament plus robuste et placés dans de bonnes conditions d'existence.

Le traitement médical consiste à soigner l'état général et, en second lieu, à s'attaquer à la source du mal, c'est-à-dire à l'articulation de la hanche, au moyen de médicaments et d'appareils.

Suivant que l'enfant est rhumatisant, lymphatique, scrofuleux ou d'hérédité syphilitique, on soignera par des remèdes appropriés ces différents états généraux. L'iodure de potassium, le mercure seront employés pour la syphilis; le lymphatisme, la scrofule seront traités par l'huile de foie de morue, l'arsenic, les bains de mer ; le rhumatisme par les bains sulfureux, l'iode et ses composés.

La douleur sera calmée par des applications de cataplasmes additionnés de narcotiques (laudanum, belladone).

Enfin, on placera le malade dans un appareil destiné à prévenir la déformation de l'articulation et des membres, en immobilisant les parties osseuses dans une position normale.

Crachement de sang. — (Voir *Hémoptysie*).

Crampes. — Ce sont des contractions douloureuses des muscles, du bras ou de la jambe. Ces contractions se produisent généralement à la suite d'une violente fatigue et plus souvent de fausses positions.

Il est bon de redresser, d'étendre le membre atteint de crampes et de le frictionner, soit avec un gant de crin, soit avec de la flanelle sèche.

On peut ensuite l'entourer d'une bande de toile.

Les personnes sujettes aux crampes feront bien de renoncer aux bains froids en rivière, car les crampes, survenant en pleine eau, paralysent le nageur et sont trop souvent la cause d'une submersion prolongée suivie de mort.

Crampes d'estomac. — Les crampes d'estomac sont toujours l'indice du mauvais état de cet organe.

Elles surviennent d'habitude pendant la digestion; à ce moment, on administrera une infusion de camomille, de fleur d'oranger, de thé léger.

Si les crampes se reproduisent d'une manière permanente, c'est au médecin qu'il faudra s'adresser, car on sera en présence d'une véritable maladie de l'estomac (gastrite, gastralgie; voyez ces mots).

Crétins. — Les crétins sont des êtres dégénérés; de taille généralement au-dessous de la moyenne, ils ont une tête énorme, une physionomie brutale, en même temps qu'ils présentent des signes non équivoques de dégradation physique et intellectuelle.

Ils sont indolents, malpropres; leurs sens sont émoussés; le plus souvent les crétins sont muets ou sourds-muets.

Les crétins parviennent rarement à l'âge adulte; car d'ordinaire, les maladies qui sont la cause du crétinisme les débarassent avant leur adolescence de leur misérable existence : ce sont le rachitisme, la scrofule.

Les autres succombent généralement à la suite de méningite, de convulsions et surtout d'épilepsie.

Crevasses. — Les crevasses ou gerçures sont occasionnées par le froid; elles surviennent d'ordinaire aux mains, au visage, et sont très douloureuses.

Il n'y a qu'un remède aux crevasses, les recouvrir d'un corps gras : huile, suif et mieux glycérine, vaseline.

Pour les gerçures des lèvres, le beurre de cacao, la pommade rosat sont les graisses les plus employées.

Pour les crevasses des mains, on se lavera à l'eau de son, on s'essuiera soigneusement, puis on graissera les gerçures.

Il faut soigner les crevasses, car ces petites plaies sont autant de portes ouvertes aux microbes, aux virus, qui n'attendent qu'une occasion pour pénétrer dans notre corps.

Crise de nerfs. — (Voir *Attaque de nerfs*).

– **Croissance.** — Le développement continuel de l'enfant, depuis la naissance jusqu'à l'adolescence, se nomme croissance.

Généralement tout se passe de façon normale, chez les sujets nés de parents sains et soumis à une bonne hygiène.

A part quelques malaises survenant lors de la première dentition, un enfant bien nourri, bien couché et prenant suffisamment d'exercice, grandit sans causer d'inquiétude à ses proches.

Toutefois il n'en est pas toujours ainsi ; souvent l'enfant, à la suite d'une fièvre éruptive, telle que la rougeole ou la scarlatine, grandit de façon exagérée en un laps de temps relativement court. Cet accroissement subit se fait au détriment de ses forces ; l'enfant est alors mou, languissant, abattu, prédisposé à l'anémie.

Il faut réagir énergiquement contre cette tendance mauvaise, en envoyant l'enfant à la campagne, en lui faisant faire beaucoup d'exercice au grand air, en lui donnant une nourriture substantielle et fortifiante, de l'huile de foie de morue et du fer.

D'autres sujets aussi sont nerveux, impressionnables à l'excès, par suite d'une croissance trop rapide.

Il importe de ne pas surcharger leur esprit outre mesure par un travail intellectuel trop précoce ou trop fatigant, mais au contraire de calmer leurs nerfs par des exercices physiques nombreux, susceptibles de déterminer une lassitude corporelle suivie d'un sommeil calme et réparateur.

D'autres enfin subissent comme un temps d'arrêt dans leur croissance ; au lieu de grandir d'une manière régulière, ils demeurent stationnaires, malingres ; à eux encore il faut des fortifiants, car c'est à cette époque que la scrofule et le rachitisme se déclarent et sévissent avec d'autant plus d'intensité que le sujet offre plus de prise à la maladie.

N'oublions pas que l'anémie, le rachitisme, la chorée, la chlorose et la scrofule sont des maladies difficiles à combattre lorsqu'elles sont profondément enracinées, et que le nombre de leurs petites victimes est toujours trop considérable, surtout dans les grandes villes où l'air est vicié et la lumière insuffisante.

Aux jeunes enfants comme aux plantes il faut du soleil et de l'espace; faute de ce, ils s'étiolent et languissent, malgré tous les soins dont on les entoure.

Nous avons dit que le régime de l'enfant devait être substantiel et fortifiant. A ce propos nous ne saurions trop nous élever contre notre méthode absurde d'alimentation de l'enfance.

L'école, le collège, le lycée retiennent nos enfants pendant une partie de la journée; les programmes scolaires, de plus en plus chargés, leur imposent des efforts célébraux fatigants. Cette fatigue s'accroît encore par l'immixtion d'exercices physiques variés, dans l'intervalle des leçons et pendant les jours de congé.

Certes, nous sommes partisans déclaré des exercices sportifs qui fortifient les nerfs et les muscles et constituent un excellent dérivatif à la surcharge intellectuelle.

Mais encore faut-il que les enfants soient nourris de façon à les supporter.

Or, nous envoyons nos enfants à l'école avec un simple bol de café, de chocolat ou de soupe : c'est notoirement insuffisant.

A midi, affamé et pressé de retourner jouer, l'enfant engouffre des aliments, se bourre de pain, mâche peu ou point.

Le soir, éreinté de sa journée, il dort à table, mange à peine et réclame son lit.

Nous conseillons au contraire de lester dès le matin les enfants d'un déjeuner solide : deux œufs sur le plat ou à la coque, ou une tranche de viande froide, de pain et du vin coupé d'eau et enfin une tasse de thé ou du café.

De la sorte, ils résisteront mieux aux fatigues de la matinée et attendront patiemment l'heure du déjeuner, sans que leur estomac crie famine.

A midi, donnons-leur de la viande et des légumes à discrétion. Evitons les viandes trop cuites ou mal formées, telles que le veau et l'agneau; un bifteck, une côtelette sont préférables.

Enfin, le soir, un repas plus léger mais comprenant encore soupe, viande et légumes, garnira suffisamment son estomac pour la nuit.

La soupe liquide n'est pas nourrissante, elle remplit l'estomac sans le réconforter. Nous recommandons donc les soupes épaisses aux purées de légumes, au riz, aux pâtes alimentaires.

Quant à la boisson, il est sage de donner aux enfants du bon vin coupé d'eau, sans transformer toutefois leur breuvage en un liquide sans force et sans effet.

De la sorte, les différentes étapes de la croissance se succéderont sans encombre, et nous aurons des adolescents vigoureux et prêts à affronter les luttes de l'existence avec toutes garanties de réussite.

Croup. — Le *croup* ou *diphtérie* ou *diphtérite du larynx* est une laryngite dont le caractère principal consiste dans la formation de peaux, de fausses membranes, sur la muqueuse qui tapisse le larynx.

Le croup débute par un mal de gorge, par une toux d'abord légère, puis quinteuse.

La gorge devient rouge et les amygdales sont enflammées, parsemées de plaques blanches; la fièvre apparaît, la voix s'enroue, puis disparaît (aphonie).

En même temps, les glandes du cou s'enflamment et s'engorgent, le malade éprouve une oppression considérable.

Puis la toux se voile ; le malade est en proie à des

accès de suffocation, au cours desquels il fait des efforts
inouïs pour faire entrer dans sa poitrine l'air qui lui
manque.

Cet air pénètre en sifflant dans les poumons.

Le visage est livide, les lèvres violettes, le corps ruis-
selant de sueurs froides ; les muscles du cou, de la poitrine et du creux de l'estomac se dépriment ; c'est ce
que l'on nomme le tirage sous-sternal et épigastrique.

Ces accès ou crises durent de huit à dix minutes, puis
se calment pour recommencer un peu plus tard.

Cet état dure de six à douze jours, au bout desquels la
mort arrive par asphyxie ; dans le cas contraire la respiration devient plus facile, les accès diminuent et disparaissent.

Mais ces cas de guérison naturelle sont rares, et il
serait imprudent de compter sur un retour aussi facile à
la santé.

On devra, au contraire, faire prévenir le médecin, dès
l'apparition d'une toux de mauvais augure.

On isolera complètement le malade, on désinfectera
soigneusement tous les objets qu'il aura touchés.

Les personnes qui le soignent devront recouvrir leurs
vêtements d'une blouse de toile fermant bien, chaque
fois qu'elles devront pénétrer dans la pièce où se trouve
le diphtérique.

On lavera celui-ci deux fois par jour avec de l'eau
boriquée tiède.

On veillera à ce que la chambre soit toujours largement aérée.

Après la maladie, les linges, l'ameublement, la literie
seront soumis à une désinfection sévère.

La diphtérie est, de nos jours, victorieusement combattue par les injections au sérum antidiphtérique du
professeur Roux ; ces injections se donnent dans la peau
des flancs, ou au niveau des fausses-côtes.

L'ancienne méthode chirurgicale, ou *trachéotomie*, qui
consistait à ouvrir la trachée et à y introduire une

canule pour permettre à l'air de parvenir jusqu'aux poumons, est devenue inutile dans la plupart des cas.

En même temps que les injections, on a recours à des lavages antiseptiques de la gorge, de la bouche et, trois ou quatre fois par jour, on cautérisera énergiquement les fausses membranes qui se forment sans cesse.

On suralimentera le malade : comme nourriture, on lui donnera des œufs, du lait, des potages épais, du jus de viande.

On le stimulera à l'aide de boissons alcooliques, eau et cognac, de vins généreux : malaga, bordeaux; enfin, on lui fera boire du champagne.

La diphtérie étant une maladie *très contagieuse*, nous insistons sur la nécessité qu'il y a à suivre à la lettre les prescriptions du médecin relatives à l'antiseptie et à la désinfection.

Pendant la convalescence, on prendra les mêmes précautions que pendant la maladie; à ce moment, le régime alimentaire sera modifié et comportera du lait, des œufs, des purées de féculents au beurre, des viandes blanches, du poulet.

Croûtes de lait. — (Voir *Gourmes*).

Cuisine des malades. — La place nous manque pour donner ici un traité complet des aliments qui conviennent le mieux aux malades ; d'ailleurs, ces aliments changent avec les différentes maladies et, il faut bien le dire, la plupart d'entre eux ne s'écartent pas sensiblement du mode de préparation ordinaire.

Cependant, il est souvent nécessaire, surtout dans les convalescences pénibles, de donner aux malades, sous un petit volume, des mets très nourrissants; l'un des meilleurs, parmi ceux-ci, est incontestablement la *panade de volaille*, dont voici la recette :

Après avoir fait bouillir un poulet dans un litre d'eau, de façon à ce qu'il soit presque cuit, on retire le poulet du feu, on enlève la peau, on lève les filets et toutes les parties blanches qu'on pile dans un mortier en porcelaine, en l'arrosant du jus de la cuisson.

On ajoute à cette pâte un peu de sel et d'écorce de citron.

Puis on remet quelques minutes sur le feu, dans le premier bouillon, de manière à obtenir une boisson un peu épaisse, qu'on sert chaude.

Autre recette : On fait bouillir pendant trois heures, dans deux litres d'eau et deux litres de lait, deux pieds de veau, de la farine de maïs, un peu d'écorce de citron.

Au bout de ce temps, on presse, on dégraisse le liquide. On a ainsi un bouillon à la fois rafraîchissant et en même temps très nourrissant.

Quand la fièvre est ardente, la soif intense, on peut donner des boissons fraîches.

La limonade suivante est facile à préparer et calme très bien la soif :

On coupe en tranches minces une orange ou un citron, on y joint *huit* grammes de crème de tartre, *quinze* grammes de sucre candi, et on verse sur le tout un litre d'eau bouillante.

On laisse refroidir cette boisson, on la décante et on sert.

Cuivre (*Empoisonnement par le*). — Les ustensiles de cuisine, les robinets de cuivre sont fréquemment, lorsqu'ils sont mal entretenus, la cause de graves empoisonnements.

En effet, il se forme très facilement sur ces objets des sels toxiques nommés communément *vert de-gris*, dont l'ingestion, jointe à celle des aliments, donne lieu à des intoxications souvent mortelles.

Méfions-nous donc des vol-au-vent, des viandes, des sauces, des confitures qui n'auraient pas été préparés dans des récipients donnant toutes les garanties de propreté désirable.

L'empoisonnement par le cuivre détermine des vomissements douloureux, des coliques violentes; en même temps, le malade se plaint de maux de tête et d'une sensation pénible de constriction à la gorge.

Il a enfin dans la bouche un tenace et détestable goût de cuivre, qui à lui tout seul est un indice de la nature du poison.

Dès les premiers symptômes, on couchera chaudement le malade, on l'enveloppera de linges chauds pour l'empêcher de se refroidir et, loin d'arrêter les vomissements, on cherchera au contraire à les provoquer.

On lui fera absorber de l'eau sucrée en quantité, ou de l'eau contenant des blancs d'œufs battus (douze blancs d'œufs pour deux litres d'eau).

On donnera également du lait.

Le médecin, aussitôt mandé, administrera le contrepoison qui convient.

Enfin, on préparera des boissons chaudes, du thé, du café très forts, additionnés d'alcool, des grogs, et on se munira d'éther.

Cystite. — On nomme catarrhe de la vessie ou cystite, l'inflammation de la vessie.

Le malade, au cours de cette affection, ressent des picotements, de la lourdeur et de vives douleurs dans le basventre; les besoins d'uriner sont fréquents et pénibles.

Les urines sont chargées de glaires et quelquefois colorées en rouge brun par la présence de quelques gouttes de sang.

Le malade doit se mettre au lit ou tout au moins garder, sur une chaise-longue, une position allongée; il ne boira que du lait et des tisanes rafraîchissantes de graines de lin ou de guimauve.

Il prendra des bains chauds prolongés, et dans l'intervalle on recouvrira son bas-ventre de cataplasmes au pavot ou au laudanum, jusqu'à ce que la fièvre tombe et la douleur disparaisse.

Cette forme aiguë de la cystite nécessite presque toujours l'intervention du médecin.

Mal soignée ou négligée, la cystite a des tendances à

devenir chronique; la douleur devient sourde, mais se réveille parfois en crises très pénibles.

Une nourriture substantielle, peu épicée, les perles de térébenthine, les tisanes rafraîchissantes et les dépuratifs sont, dans le cas du catarrhe chronique de la vessie, d'un emploi tout indiqué.

D

Danse de Saint-Guy. — (Voir *Chorée*).

Dartres. — Les dartres sont des plaques de dimensions variables, qui apparaissent sur la peau, y causant une démangeaison assez vive, puis se sèchent et se couvrent d'une fine croûte blanche, s'écaillant facilement sous le doigt.

Les dartres sont de la famille de l'eczéma, que nous traiterons plus loin.

Elles sont ou sèches ou humides; dans ce dernier cas, elles sont accompagnées d'une suppuration incolore qui sèche au contact de l'air.

Le traitement local a une importance médiocre : comme dans toutes les maladies de la peau, c'est surtout à l'intérieur que la médication est efficace, et c'est par un régime suivi qu'on parvient à se débarrasser de ces bobos souvent rebelles.

On trouvera, à l'article *Eczéma*, toutes prescriptions utiles à ce sujet.

Indiquons seulement, pour les dartres humides, le glycérolé d'amidon qui a le privilège de sécher assez rapidement la suppuration.

Pour les dartres sèches :

Faire fondre, dans 125 grammes d'huile rosat, 63 grammes de miel rosat et 12 grammes de cire; y ajouter 18 grammes de céruse en poudre, remuer le tout jusqu'à refroidissement. On fait trois frictions par jour avec cet onguent.

On prendra de fréquents bains complets d'amidon ou de son.

Défaillance. — (Voir *Syncope*).

Délire. — Lorsque, sous l'influence de la fièvre, le cerveau est atteint, il y a délire ; autrement dit, le délire est une manifestation passagère d'aliénation mentale provoquée par la maladie.

Les malades atteints du délire déraisonnent, tiennent des propos incohérents, ont des hallucinations. Souvent même, ils s'agitent dans leur lit à ce point que les personnes qui les assistent doivent prendre, pour les empêcher de se blesser, les précautions suivantes :

Maintenir, avec des bandes de toile forte ou des draps attachés au lit de chaque côté et passés autour du buste, le malade sur son matelas ; lier de même les poignets, les jambes et les chevilles ; appliquer une vessie de glace sur le front et placer des briques ou des cruchons chauds aux pieds.

Se hâter enfin de faire chercher le médecin qui, à l'aide de médicaments appropriés, luttera contre cet état inquiétant, indice d'une congestion du cerveau.

La folie n'est autre chose qu'un délire perpétuel, agité ou non, mais *sans fièvre*.

Delirium tremens. — Le delirium tremens est une crise aiguë, violente, dont l'alcoolisme chronique est la cause.

Tôt ou tard les ivrognes invétérés sont la proie d'un accès de delirium tremens ; cet accès se manifeste soit à la suite d'une absorption trop considérable d'alcool, soit enfin pendant le cours d'une maladie aiguë.

Le delirium tremens marque une des étapes de l'ivrogne vers la folie. Le malheureux qui en est atteint est, durant cet accès, véritablement fou furieux. L'intelligence est abolie ; il se démène comme un forcené, battant l'air de ses poings fermés, lançant des coups de pied, grinçant des dents, se roulant à terre.

Il est insensible aux contusions qu'il ne manque pas de se faire en se heurtant violemment aux différents obstacles qui se trouvent autour de lui.

Son corps est secoué d'un tremblement convulsif très accentué.

A cette période d'excitation extrême succède d'habitude une période d'abattement; le malade est sans forces, sans sommeil.

Le traitement consiste à rendre tout d'abord au malade son excitant habituel ; pour cela, le médecin prescrit d'habitude une potion à base d'eau-de-vie, de cannelle, de sirop d'écorces d'oranges amères, dont on administre une cuillerée toutes les heures.

De temps en temps, on lui fait également prendre un verre de vin vieux, additionné de laudanum.

Une autre potion est donnée le soir, jusqu'à ce que le sommeil arrive.

Enfin, dans le cas où les forces ne reviennent pas, le médecin pratique des injections d'éther officinal.

Il est bon dès le commencement de la crise d'enrouler le malade dans une couverture, afin de l'empêcher de nuire.

Démangeaisons. — Les démangeaisons ont presque toujours une cause étrangère à notre organisme : chacun sait que les orties, les piqûres d'insectes, de moustiques, de puces, de punaises occasionnent des prurits parfois insupportables, mais qui cessent assez rapidement.

Il existe cependant des démangeaisons qui se généralisent sur tout le corps ; les malades atteints de diabète, de jaunisse, et les vieillards y sont sujets.

Souvent aussi, les nerfs de la peau sont troublés dans leur fonction, et ce trouble se traduit par des cuissons, des picotements presque continus.

Le malade se gratte avec les mains, mais la sensation

de bien-être est passagère, et la démangeaison redouble d'intensité; il se sert alors de linges rudes, de brosses, et finit par écorcher la peau.

Les démangeaisons sont surtout fréquentes pendant la nuit, elles occasionnent l'insomnie et épuisent à la longue le malade; elles débutent lorsque ce dernier se met au lit, siègent principalement sur la face postérieure des jambes.

Ce prurit survient ordinairement pendant l'hiver.

Le malade prendra chaque semaine un bain frais contenant 500 grammes d'amidon et un litre de solution phéniquée à dix pour mille.

Il frottera ses jambes avec un onguent composé de :

Glycérine	10 grammes
Glycérolé d'amidon	40 grammes
Acide tartrique	2 grammes
Acide salycilique	1 gramme

Il portera toujours des caleçons de toile.

Le prurit sénile, ou démangeaisons des vieillards, sera soigné comme suit :

Deux fois par jour, lotions avec la solution phéniquée tiède à dix pour mille; si cela ne suffit pas, on appliquera une couche d'oxyde de zinc, et on recouvrira la peau de tarlatane, d'ouate et d'une bande.

Il est d'autres démangeaisons ou prurits, dits localisés, parce qu'ils n'affectent qu'une partie en délimitée de la peau : tels sont le prurit anal, le prurit vulvaire, le prurit scrotal.

Le prurit anal est une démangeaison continuelle, ou presque, de l'anus. Il provient d'habitude de la constipation; on évitera donc la constipation, et chaque fois que l'on ira à la selle on enduira l'anus de vaseline boriquée; on se lavera à l'eau boriquée tiède après chaque garde-robe.

Si ces moyens ne suffisent pas, consulter le médecin, qui ordonnera un pansement à base de morphine et de cocaïne pour endormir le prurit.

Le prurit des parties génitales comprend le prurit scrotal et le prurit vulvaire.

Le prurit vulvaire devra *toujours* être soumis à la consultation du médecin, car souvent il dépend des affections de l'utérus. Nous n'indiquons donc aucun traitement.

Quant au prurit scrotal, il est le plus désagréable et le plus gênant de tous.

On le combat avec succès par de fréquents lavages chauds avec une solution contenant, pour un demi-litre, une cuillerée à café de borax et cinq gouttes d'essence de menthe poivrée.

Dentition. — Chacun sait que nous avons deux dentitions, les premières dents, celles de l'enfance, dites dents de lait, étant remplacées à partir de l'âge de sept ans par les dents *définitives*.

Chez l'enfant, vers l'âge de six mois, les premières dents apparaissent : ce sont les deux incisives médianes inférieures ; les incisives médianes supérieures et les incisives latérales sortent de sept à dix mois.

A douze mois, se montrent les incisives latérales inférieures, puis, vers quatorze mois, les deux prémolaires ou petites molaires supérieures, les deux prémolaires inférieures ; enfin, les quatre canines, de dix-huit à vingt mois.

Les quatre dernières molaires, vers vingt-quatre mois, terminent la série des dents de lait, dont le nombre total est de vingt.

La sortie des dents est souvent retardée par certaines maladies, soit congénitales, soit survenues depuis la naissance.

La première dentition rend généralement l'enfant grognon, irritable.

Les gencives sont rouges, tendues, la bouche est quelquefois remplie d'aphtes, les glandes du cou sont souvent engorgées.

En premier lieu, on donnera à l'enfant un hochet en

racine de guimauve, qu'il pourra mordiller tout à son aise et avec le plus grand profit, le suc de guimauve, amollissant les gencives, favorisera la sortie des dents.

On lui frottera également les gencives avec un sirop dentaire calmant la souffrance; il en existe plusieurs donnant des résultats également satisfaisants.

Quant aux aphtes, aux adénites, aux convulsions et aux autres troubles qui pourraient accompagner la première dentition, c'est au médecin qu'il appartient de les traiter.

La seconde dentition est généralement moins douloureuse et moins fertile en complications que la première.

Il sera bon toutefois de surveiller attentivement la bouche de l'enfant, afin d'éviter que les dents ne se chevauchent, ne poussent de travers, etc., petites défectuosités qu'un appareil simple et peu coûteux fera promptement disparaître.

On habituera enfin l'enfant à la propreté buccale, et on lui fera nettoyer ses dents devant soi, le matin, et après chaque repas, jusqu'à ce que, l'habitude une fois prise, il la conserve pendant toute sa vie.

Dentifrices. — Les élixirs, les poudres et les pâtes dentifrices sont nombreux.

Tous, indifféremment, seront bons à condition qu'ils nettoient complètement l'émail des dents, sans le ronger. Bien souvent, trop souvent même, des fabricants peu scrupuleux mêlent à leurs préparations des substances caustiques qui à la longue déchaussent les gencives et attaquent l'émail de la dent, laissant ainsi la porte ouverte à la carie dentaire.

Un des meilleurs dentifrices consiste à verser dans un verre d'eau quelques gouttes d'une solution phéniquée à dix pour mille; mais beaucoup de personnes redoutent l'odeur de l'acide phénique.

On peut également préparer à peu de frais une poudre dentifrice excellente, dite poudre anglaise, en mélangeant à 100 grammes de craie anglaise, 1 gramme de camphre en poudre; on aromatise avec quelques gouttes d'essence de menthe. On peut, si l'on veut, colorer la poudre en y incorporant 2 grammes de laque carminée.

Les poudres dentifrices à base de charbon de bois sont également très bonnes.

Quant aux pâtes, méfions-nous de celles où entrent des principes acides ou des poudres trop dures, et ne choisissons que celles possédant une réputation bien établie.

Le mieux est de faire formuler par son médecin une préparation qui sera, sinon plus agréable, du moins inoffensive, et évitera presque toujours la carie dentaire, si fréquente avec les produits du commerce et de l'industrie.

Dents (*Mal et carie des*). — Neuf fois sur dix, ce mal provient du mauvais état des dents, de la *carie dentaire*.

Quelquefois, il est vrai, les névralgies de la face occasionnent des douleurs dentaires, mais le plus souvent, quand les dents sont saines, la douleur n'est pas tenace, douloureuse, comme dans le mal provoqué par une dent malade.

La carie dentaire commence par détruire les parties dures de la dent, puis gagne le centre de l'organe et amène sa perte complète.

La dent est composée d'une triple substance comprenant une couche extérieure, nommée émail, une seconde couche, appelée cément, et une troisième nommée ivoire ou dentine.

Le cément est la partie osseuse de la racine de la dent. La partie extérieure est composée de l'ivoire sur lequel repose la couche protectrice et très dure de l'émail.

A l'intérieur de cette enveloppe se trouve la pulpe dentaire, organe mou composé de nerfs et de vaisseaux, et d'une grande sensibilité.

Quand la carie dentaire, occasionnée soit par une fermentation acide, soit par un mauvais état permanent de la bouche, soit enfin par une sorte de champignon, atteint la pulpe, des douleurs très grandes s'ensuivent, allant depuis l'agacement jusqu'à la rage de dents.

La dent cariée exhale une odeur fétide ; l'inflammation dont elle est le centre peut se communiquer à la gencive, à la mâchoire, et devenir le point de départ de phlegmons, d'abcès, de périostites.

Il faut, sans tarder, faire obturer ou arracher les dents cariées, pour éviter les douleurs intolérables dont nous parlions plus haut.

Cependant, il est bon de savoir, dans le cas où l'on ne pourrait se rendre sur-le-champ chez le dentiste, qu'une boulette imbibée de chloroforme, de laudanum ou de créosote, introduite dans la cavité de la dent malade, suffit presque toujours à procurer un soulagement immédiat, mais passager.

Le véritable remède, nous le répétons, consiste dans le plombage, l'aurification ou l'extraction.

Dépilatoire. — Les cheveux envahissent parfois le milieu du front, descendent aussi très bas le long des oreilles ; les poils, chez les femmes, couvrent fréquemment le menton, les joues d'un duvet épais, disgracieux.

Pour obvier à cet état de choses, il existe un moyen héroïque, l'épilation. Mais, outre qu'il ne réussit pas toujours, il présente le grave inconvénient d'être douloureux et d'irriter la peau.

Il vaut mieux délayer dans un peu d'eau pure et savonneuse, 30 grammes de chaux vive et 30 grammes d'orpiment ; on ajoute au mélange un peu de pâte d'amandes douces pour le rendre moins corrosif.

On étend une partie de cette pâte sur la place à débarrasser de sa végétation intempestive ; au bout de quelques minutes, on lave à l'eau chaude, et... poils et cheveux ont disparu.

Dépuratifs. — On appelle ainsi des médicaments qui ont pour effet de débarrasser notre organisme des principes mauvais qui encombrent notre corps et le mettent en état de réceptivité plus grande des diverses influences morbides.

Il est donc bon d'avoir recours chaque année à des dépuratifs; c'est généralement au printemps que cette cure doit être pratiquée, car c'est à cette saison que le sang a, comme la nature, le plus grand besoin d'être rafraîchi, renouvelé.

Nous trouverons dans le régime végétal un grand nombre de dépuratifs naturels: tels sont la gentiane, la salsepareille, la douce amère, le raifort, la bardane, les fleurs de sureau, etc.

Certains sels, comme l'iodure de potassium, l'arséniate de soude, jouissent également de propriétés dépuratives; aussi sont-ils, à bon droit, très employés.

Descente de matrice. — La descente ou dérangement de la matrice survient à la suite du relâchement des ligaments musculaires qui maintiennent cet organe à la place qu'il doit normalement occuper.

Cet accident s'observe surtout chez les femmes anémiques, ou chez celles dont la grossesse et les couches ont été particulièrement pénibles.

Certaines femmes bien portantes sont également affectées par des dérangements de matrice, mais, le plus souvent, cette infirmité est due à l'usage d'un corset mal fait, comprimant outre mesure l'estomac et l'intestin, lesquels font pression sur la matrice et la déplacent.

Dans ce cas, la suppression du corset, cause de tout le mal, et son remplacement par une ceinture tendant à remonter le ventre au lieu de l'abaisser, sont un excellent moyen à adopter.

En ce qui concerne les femmes souffrantes, le traitement général de la maladie qui les affaiblit a une répercussion sur la matrice.

Enfin, lorsque la descente de matrice est trop accusée, c'est au médecin qu'il appartient de remettre en place cet organe et de l'y maintenir par des bandages et des appareils appropriés.

Désinfection. — La désinfection est une opération dont le but est d'empêcher la propagation des maladies contagieuses, en détruisant ou en mettant hors d'état de nuire les germes de ces maladies.

La désinfection comprend aussi la propreté absolue du malade, de ceux qui l'entourent et des objets au milieu desquels il vit.

Voici l'énumération complète des maladies qui, sous nos climats, rend it la désinfection indispensable : la fièvre typhoïde, la diphtérie, la variole, la rougeole, la scarlatine, la coqueluche, la suette miliaire, la dysenterie épidémique et la tuberculose.

Toutes ces affections contagieuses se transmettent de proche en proche, soit par le malade lui-même, ses sécrétions (sueurs, crachats, humeurs), ses déjections (urines, matières fécales), soit par les objets de son entourage (vêtements, meubles, linges), soit par la pièce ou l'appartement qu'il occupe, soit par les personnes qui le soignent.

Enfin, l'eau, les aliments, les cadavres sont des agents actifs de propagation.

Tout d'abord, on isolera le malade dans une pièce spéciale où nul, hormis le médecin et les gardes-malades, ne pourra pénétrer.

On ne sortira de cette chambre ni linges, ni pansements, ni déjections, ni quelque objet que ce soit sans les avoir, au préalable, désinfectés.

Après sa guérison, le malade devra lui-même faire une toilette complète, prendre un grand bain, revêtir des effets et du linge soit neufs, soit désinfectés.

Les mains doivent être lavées au savon après chaque contact avec le malade, puis rincées dans une eau contenant pour un litre : 1 gramme de sel marin et 1 gramme de bichlorure de mercure.

Les humeurs, les déjections seront recueillies dans un vase contenant un bon verre de la solution suivante :

    Sulfate de cuivre. .   50 grammes.
    Acide sulfurique. .   50   —
    Eau distillée. . . .   1 litre.

Les linges, les draps de lit, le linge de corps ne seront pas sortis de la chambre avant d'avoir été trempés dans un baquet contenant 50 grammes de sulfate de cuivre par litre d'eau, et bouillis pendant une heure environ.

Pour désinfecter les logements, on calfeutre toutes les ouvertures de la façon la plus complète en collant des bandes de papier sur toutes les fissures, puis on fait brûler du soufre dans des récipients en fonte placés au milieu de la pièce. La dose habituelle est de 40 grammes de soufre par mètre cube d'espace à désinfecter.

On laisse quarante-huit heures en l'état, puis on aère largement la pièce.

Les murs, les plafonds, les parquets seront balayés avec soin, et les poussières résultant de cette opération seront brûlées.

Puis on lavera toutes les parties que nous venons de désigner avec de l'eau bouillante contenant 1 gramme de bichlorure de mercure par litre d'eau.

Diabète. — Le diabète est une maladie générale dont les caractères principaux sont : la présence du sucre dans les urines, une soif persistante, une faim perpétuelle, et une grande sécrétion urinaire. Malgré la grande quantité des aliments qu'ils consomment, les diabétiques maigrissent rapidement.

Le diabète est souvent aggravé par des complications, telles que l'albuminurie, la bronchite, la phtisie, la dyspepsie, la gangrène.

Les diabétiques sont enfin sujets aux furoncles, aux anthrax, aux crampes, aux névralgies opiniâtres.

Le diabétique prendra deux bains tièdes par semaine, de vingt minutes l'un ; après chaque bain, on fera une friction légère à la flanelle, imbibée d'eau de Cologne et d'alcoolat de lavande.

Il se vêtira chaudement, évitera le froid, se livrera à un exercice modéré.

Les médicaments que prescrit d'habitude le médecin sont les potions à base d'arséniate de soude et de teinture de gentiane, le carbonate de lithine en cachets, les solutions de bromure de potassium ; contre les douleurs névralgiques, l'analgésine.

Au bout de trois semaines de ce traitement, il en instituera un autre où la valériane, le valérianate d'ammoniaque seront les médicaments les plus employés, unis à un vin composé d'hémoglobine, de phosphate de soude, de noix vomique, de teinture de Colombo.

Cette médication sera suspendue au bout de huit jours ; le malade se reposera environ une semaine, puis reprendra le premier traitement, puis le second, et continuera ainsi, en observant l'ordre indiqué ci-dessus et en ne négligeant pas la période de repos.

Les urines de vingt quatre heures seront conservées, et de temps à autre il en sera prélevé un échantillon qui sera analysé.

Le régime alimentaire ci-après sera scrupuleusement suivi : sont interdits de façon formelle tous les aliments sucrés et féculents.

En ce qui concerne le sucre, abstention complète de sucre en nature, pâtisseries, plats sucrés, chocolats, bonbons, confitures, fruits confits ou frais (raisins, oranges, cerises, fraises, poires).

La betterave, le navet, les oignons, les carottes, qui contiennent du sucre, sont interdits.

En ce qui concerne les féculents : interdiction de manger des fèves, des haricots, des lentilles, des pois, du seigle, du maïs, des fécules et des pâtes alimentaires.

Les aliments permis sont toutes les viandes (à l'exception du foie), le gibier, les poissons, les mollusques.

Peu de pain, de préférence n'en manger que la croûte.

Le beurre, les graisses, les noix, les noisettes, les amandes, les olives sont permis, ainsi que, comme légumes, tous les choux, les haricots verts, les artichauts, le céleri, les salsifis, les asperges, les épinards, toutes les salades, les topinambours, les champignons, les truffes. Peu de pommes de terre.

Les boissons consisteront en vins ordinaires, peu alcoolisés, coupés d'eaux ordinaires ou minérales ; le café et le thé sont permis, à condition qu'ils soient sucrés avec de la saccharine, l'alcool, en petite quantité, est toléré.

Les vins, les liqueurs sucrés, les sirops, le lait et les boissons acides sont défendus.

Les malades boiront à leur soif, mais peu à la fois, afin de ne pas fatiguer l'estomac.

Diarrhée. — La diarrhée est un flux de l'intestin, caractérisé par des selles fréquentes, avec ou sans douleurs intestinales.

Une diarrhée qui se prolonge par trop entraîne l'amaigrissement, l'anémie.

Les embarras gastriques, la dyspepsie sont les causes principales de la diarrhée.

Comme dans les coliques, on cherchera à arrêter les selles en prenant de l'eau albumineuse (Voyez *Eau albumineuse*), de l'eau de riz.

On couvrira le ventre d'une couche d'ouate ou d'une ceinture de flanelle, et on restera au repos.

Dans les cas de diarrhée persistante, on gardera le lit et on ne prendra que du lait.

Dans les cas plus bénins, on pourra manger des viandes, des œufs, des pâtes ; on boira le moins possible.

A l'intérieur, on absorbera des cachets de bismuth, de salol, de naphtol et benzonaphtol.

Pour calmer la douleur, on prendra du laudanum à la dose de 10 gouttes par jour dans un demi-verre d'eau sucrée. Le médecin, en cas de diarrhée grave, décidera s'il convient d'augmenter cette dose et prescrira alors la quantité à absorber. — (Voir *Dysenterie, Entérite.*)

La *diarrhée épidémique* est une des maladies les plus fréquentes de l'été.

Elle consiste, comme l'affection précédente, dans une notable augmentation du flux intestinal.

Quelquefois, elle affecte une forme grave : les selles sont répétées, fétides, accompagnées de tranchées violentes, de soif vive, de fièvre assez forte.

Le malade maigrit avec une rapidité extrême, sa face se cyanose, les convulsions se déclarent, et la mort survient.

Le plus souvent, la diarrhée épidémique est moins accentuée ; les selles, quoique fréquentes, sont moins douloureuses, les tranchées moins vives, la fièvre est légère, mais la soif reste toujours intense.

Les causes de la diarrhée épidémique sont principalement l'usage abusif de boissons trop fraîches et surtout d'eau de mauvaise qualité ; en second lieu, l'ingestion de fruits verts, ou trop mûrs (c'est-à-dire fermentés), enfin, l'introduction dans l'alimentation de mets ayant subi un commencement de décomposition : viandes peu fraîches, champignons avancés

Ajoutons à cette énumération les refroidissements très faciles à contracter dans cette saison.

On fera bien, et les arthritiques plus que tous autres, de prévenir cette maladie par le port d'une ceinture de flanelle, qui maintiendra le ventre chaud.

On veillera à garnir le lit de couvertures suffisantes, et on n'acceptera comme nourriture que des mets présentant des signes non équivoques de fraîcheur

Si, malgré ces précautions, la diarrhée se déclare, il faudra adopter la médication suivante :

On réduira tout d'abord la quantité des boissons. Le malade ne fera usage que de lait, coupé d'une ou deux cuillerées d'eau de chaux par litre ; il pourra prendre aussi de l'eau de riz, coupée d'eau de chaux, ou de l'eau albumineuse.

Dès que le malade commencera à manger, on lui servira des aliments choisis parmi ceux qui resserrent le tube intestinal: riz, lentilles en purée, purée de pommes de terre au lait, macaroni, nouilles, œufs à la coque très cuits, voire même durs, viandes légères, mais bien grillées.

Appeler le médecin dès le début de l'affection.

Diarrhée infantile. — C'est une affection très commune dans le jeune âge, survenant ordinairement chez les enfants débiles, nourris de mauvais lait, ou rachitiques, herpétiques, nerveux.

La dentition, les fièvres éruptives, sont quelquefois aussi la cause de la diarrhée infantile, de même que la malpropreté habituelle, une alimentation trop forte et trop substantielle, le froid, la frayeur et la colère.

L'enfant qui va être atteint de diarrhée est troublé, il a des coliques, des vents, il tette moins que de coutume, ses traits sont tirés, son sommeil est agité.

Puis ces symptômes augmentent ; de plus, les vomissements se répètent fréquemment.

Les selles, liquides, abondantes, ont une odeur forte, aigrelette ; elles sont d'ailleurs très acides et entament facilement la peau des fesses, des cuisses et des parties ; elles contiennent des glaires, du lait caillé, des aliments mal digérés.

Leur couleur, d'abord jaune foncé, devient rapidement verte.

La diarrhée infantile a une durée variant de quatre à douze jours ; la guérison est presque certaine ; cependant dans les cas très graves et de longue durée, l'épuisement de l'intestin et de l'estomac détermine quelquefois une inflammation de ces organes pouvant entraîner la mort.

Il faut tout d'abord mettre le petit malade à la diète, lui faire boire de l'eau bouillie ou l'eau d'Evian, ou de l'eau albumineuse, en petites quantités à la fois (une cuillerée à café tous les quarts d'heure.

On administrera un grog au rhum (de 20 à 40 grammes de rhum suivant l'âge).

On terminera ce traitement par un léger purgatif (de 1 à 2 centigrammes de calomel) et on fera de grands lavements de l'intestin à l'eau bouillie.

Diète. — La d'ète ou abstention d'aliments est ordonnée dans certaines maladies, surtout dans les fièvres, car le travail de la digestion augmente la chaleur intérieure et par suite la fièvre.

La diète est également de rigueur quand on a absorbé certains purgatifs, afin de donner au médicament le temps d'opérer son effet complet avant d'introduire de nouveaux aliments dans le suc digestif.

Disons toutefois que la diète *absolue* est rare ; le plus souvent le médecin permet les tisanes, le bouillon ou le lait.

Digestion. — Tous les phénomènes de la digestion se produisent dans le canal alimentaire ou tube digestif, organe intérieur de notre corps, se composant de la bouche, l'œsophage, l'estomac et les intestins.

Les aliments absorbés ou bol alimentaire sont soumis à un premier broyage par les dents ; ils passent ensuite par déglutition dans l'estomac, où se fait la seconde partie du travail ; les muscles contractiles, dont cet organe est garni, achèvent la trituration que vient faciliter la présence des sucs dissolvants, nommés *sucs gastriques*.

Au bout de trois à quatre heures, le bol alimentaire passe dans les intestins, qui le débarrassent des principes nutritifs qu'il peut encore contenir, et poussent les résidus ou excréments vers l'extérieur au moyen de contractions appelées mouvements *péristaltiques*.

Les excréments sont alors expulsés au dehors par le gros intestin dont l'ouverture terminale (anus) est munie de muscles puissants permettant de produire, en dehors des périodes d'expulsion des matières fécales, une fermeture complète de l'appareil digestif.

La digestion est exposée à différents troubles (gastrites, gastralgies, dyspepsie, diarrhées, dysenterie, etc.), que nous traitons dans cette nomenclature au fur et à mesure qu'ils se présentent dans l'ordre alphabétique.

Dilatation de l'estomac. — Pour que l'estomac fonctionne bien, il faut qu'il soit élastique, susceptible de se dilater en présence des aliments et de se rétracter après leur passage dans l'intestin.

La dilatation de l'estomac est une maladie dans laquelle l'estomac ne se rétracte pas quand il est vide.

Cet état occasionne des migraines, des vomissements, du pyrosis, de la constipation.

Le médecin stimulera les contractions stomacales à l'aide de substances appropriées, telles que la strychnine, la noix vomique ; il aura aussi recours aux lavages de l'estomac, à l'électrisation, à l'antisepsie intestinale et stomacale.

Nous conseillerons la vie à la campagne, tous les exercices physiques, la marche, l'escrime, la gymnastique, la bicyclette, sans toutefois que le malade se surmène.

Le malade fera par jour trois repas très espacés, dans l'intervalle desquels il ne mangera rien. Aux repas il mangera lentement, mâchera le plus complètement possible les aliments qu'on lui servira et qui consisteront en viandes blanches, viandes rouges en daube, purées de féculents, légumes verts bien cuits, œufs, compotes de fruits sans sucre, pain rassis.

Comme boissons : thé léger, lait, vin blanc coupé d'eau de Vittel.

Les œufs seront consommés à la coque, les potages seront épais ; le malade pourra encore manger des pâtes alimentaires, des poissons bouillis, des crèmes, du raisin.

Il évitera les crudités, le vinaigre, les sauces trop épicées, le poisson gras, les fromages forts, les viandes saignantes, la charcuterie, le gibier, les moules et les huîtres.

Le régime devra être suivi longtemps, car la dilatation de l'estomac est une maladie de longue haleine, assez facile à soigner, mais difficile à guérir et sujette à récidives, si, après la guérison, on se livre à des écarts de régime, à des excès de nourriture ou de boissons.

Diphtérie. — Voir *Croup*.

Dipsomanie. — La dipsomanie ou fureur de boire est une maladie qui pousse irrésistiblement ceux qui en sont atteints à absorber, pendant les périodes d'accès, d'énormes quantités de liquides alcooliques.

Nous avons dit que la dipsomanie est une maladie ; c'est pour cette raison qu'il ne faut pas la confondre avec l'ivrognerie, l'alcoolisme, dont les trop nombreux adeptes ne sont que des vicieux, des gourmands incapables de résister à leur passion immodérée pour le vin, les alcools.

La dipsomanie, dont les accès sont intermittents, est une maladie à peu près incurable, résultant d'une lésion du cerveau ; c'est donc aux médecins aliénistes qu'il appartient de soigner les dipsomanes.

Diurétique. — Ce terme se dit des substances qui favorisent l'augmentation de sécrétion de l'urine.

Le lait, les infusions de racine de chiendent, de queues de cerises, les asperges, les poireaux, et parmi les sels, la lithine, le salicylate de soude sont des diurétiques.

Douches. — Les douches sont des projections subites d'eau froide, tiède ou chaude, qui ne dépassent pas en général une durée de une minute pour la douche froide, et deux à trois et même quatre minutes pour les douches tiède ou chaude.

On appelle douche écossaise une douche dont la température est progressive ; on la fait suivre d'habitude d'une courte application d'eau froide.

Il existe en outre des douches dites alternatives, dans lesquelles on emploie sans transition de l'eau froide, puis de l'eau chaude.

Les douches peuvent être simplement hygiéniques, la douche froide surtout ; cette douche est stimulante, répare les forces ; elle convient donc aux individus fatigués, affaiblis.

La douche tiède convient aux nerveux, la douche

chaude et la douche écossaise sont préconisées dans le rhumatisme, l'hystérie, les maladies nerveuses.

Il est bon, après la douche, de pratiquer une friction énergique au gant de crin, ce qui occasionne une réaction très utile.

Durillon. — Le durillon est une production cornée qui se développe généralement à la plante des pieds, aux orteils, au talon.

Les durillons, à la suite d'une grande fatigue, d'une longue course, peuvent s'échauffer et s'enflammer, au point de rendre la marche impossible pendant quelques jours.

Des bains de pieds chauds, le port de pantoufles calment le plus souvent cette irritation.

On a préconisé aussi, pour arriver au même but, l'application d'un cataplasme de souci des champs, dont on écrase les feuilles qu'on place sur la partie douloureuse.

Dysenterie. — La dysenterie, commune dans les colonies, est néanmoins pendant les mois chauds assez fréquente sous nos climats.

C'est une maladie caractérisée par des selles nombreuses avec douleurs de ventre plus ou moins vives, rejet de matières muqueuses, sanguinolentes, parfois sanglantes, accompagnées de *tenesme* (ou sentiment douloureux de tension et de resserrement à l'anus avec des envies continuelles et presque inutiles d'aller à la garde-robe).

La dysenterie est aiguë ou chronique.

Dans nos pays, elle reconnaît pour causes les aliments avariés ou indigestes, les fruits verts, l'abus de l'alcool, des boissons glacées ; c'est dire qu'elle peut frapper tout âge, sans distinction de sexes.

Les lésions de la dysenterie siègent surtout dans la partie du gros intestin appelé rectum : elles consistent principalement en un boursouflement très notable de la muqueuse qui est enflammée, rouge et souvent ulcérée.

La *dysenterie aiguë bénigne* débute par des coliques, des tortillements dans le ventre, bientôt suivis de douleurs intenses, avec de fréquents besoins d'aller à la garde-robe.

Bientôt surviennent les faux besoins, ou *épreintes ;* les malades éprouvent un besoin continuel d'aller, font des efforts épuisants et la plupart du temps en vain.

Les matières rendues sont d'abord liquides, analogues à la diarrhée, puis elles ne sont bientôt plus qu'un amas muqueux, visqueux, sanguinolent, parfois écumeux et dans lequel on rencontre quelquefois des débris de la membrane (épithélium) revêtant les parois de l'intestin.

La *dysenterie aiguë grave* présente les mêmes symptômes que la dysenterie aiguë bénigne, mais avec beaucoup plus d'intensité.

C'est ainsi que les coliques sont d'une violence extrême, que les douleurs embrassent la totalité du ventre.

Les selles sont infiniment plus fréquentes ; on a vu des malades se présenter à la garde-robe jusqu'à 200 fois en vingt-quatre heures, sans évacuer autre chose qu'un liquide glaireux, sanguinolent et des membranes ressemblant à des fragments d'intestin.

L'appétit est nul, la soif vive, la fièvre ardente ; le pouls est petit, faible, la face du malade exprime le découragement ; les traits s'amincissent, s'effilent.

Parfois on constate un tremblement général, même du délire.

Puis le malade tombe dans un état de prostration, dans une sorte de somnolence qui n'est interrompue que par des coliques.

Le froid gagne les dysentériques de plus en plus, la respiration et la circulation s'embarrassent, et les malades s'éteignent presque sans agonie, plongés dans une sorte d'indifférence physique et morale, sans pourtant que leur intelligence se soit obscurcie.

Dans les cas de guérison, la convalescence, fort courte, est aisée à prévoir ; les douleurs et les selles diminuent, la fièvre tombe, le sang et les membranes disparaissent des évacuations, la chaleur et l'appétit reviennent et le pouls se relève.

La *dysenterie chronique* survient généralement après une ou plusieurs attaques de dysenterie aiguë.

Les matières évacuées sont, soit liquides, soit analogues à de la fécule délayée, toujours très fétides.

Le malade tombe dans un état d'amaigrissement extrême, le ventre est aplati, l'anus béant, l'appétit disparaît, la voix s'éteint.

Le corps se couvre de larges plaques violacées, et la mort arrive par épuisement.

Autant, dans sa forme bénigne, la dysenterie est de courte durée, autant dans sa forme grave, elle peut se prolonger. Dans le premier cas, la maladie se déroule dans une période de huit jours à un mois ; dans le second, elle peut durer plusieurs années.

Rappelons-nous que la dysenterie, si légère qu'elle soit, demande toujours des soins ; que négligée, elle met le malade en danger de mort, et qu'un traitement énergique doit être appliqué dès le début.

Une hygiène sévère nous préservera de ses atteintes ; nous devrons éviter l'usage d'eau impure non filtrée, et nous prendrons également garde aux refroidissements.

Le traitement de la maladie sera réglé par le médecin, dont les prescriptions ont une toute puissance sur la dysenterie ; il n'est pas en effet de maladie donnant plus de prise aux efforts médicaux.

Quant au régime, le lait est indiqué en premier lieu.

En même temps, on soutiendra les forces du malade par le quinquina, l'alcool, la viande crue.

On devra surveiller étroitement la convalescence, et suivre à la lettre le régime ordonné, sous peine de voir, à la moindre incartade, une rechute se produire. — (Voir *Entérite*).

Dysménorrhée. — Nous avons vu que l'aménorrhée était l'absence complète des règles ; la dysménorrhée consiste dans la difficulté avec laquelle le phénomène de la menstruation se produit chez certaines femmes.

Quelques jours avant leurs époques, les malades ressentent des malaises généraux, puis des douleurs insupportables dans le bas-ventre, au point que beaucoup d'entre elles sont obligées de garder le lit.

Le flux sanguin s'établit enfin, et tout rentre dans l'ordre, jusqu'au mois suivant.

Les jeunes filles et les femmes nerveuses à l'excès sont sujettes à la dysménorrhée, de même que les femmes souffrant d'une déviation ou d'un dérangement quelconque des organes qui leur sont propres.

Aux nerveuses, on fera prendre, avant les époques, deux grammes de bromure de potassium, et en tout temps des fortifiants.

Le médecin soignera les femmes qui rentrent dans la deuxième catégorie, et, la maladie guérie, la dysménorrhée disparaîtra.

A toutes, pendant la crise douloureuse, on appliquera sur le bas-ventre de larges cataplasmes de farine de lin, arrosés de laudanum.

Si ce calmant ne suffit pas, le chloral ou l'opium, pris à l'intérieur, apporteront quelque soulagement aux malades; mais c'est au médecin qu'il appartient d'ordonnancer ces médicaments. — (Voir aussi *Menstruation*, *Aménorrhée*).

Dyspepsie. — La dyspepsie ou *digestion laborieuse, difficile*, est caractérisée par la lenteur et la difficulté des phénomènes de la digestion.

La dyspepsie n'est pas à proprement parler une maladie, mais elle accompagne presque toujours les maladies des reins, du foie, de l'estomac.

Les habitudes sédentaires prédisposent aussi à la dyspepsie, c'est pourquoi les femmes et les hommes exerçant certaines professions, les ouvriers et ouvrières travaillant assis, les employés de bureau, les écrivains en sont fréquemment atteints.

A ce sujet, il est à remarquer que les hommes de lettres, les savants, les penseurs, en un mot tous ceux qui se livrent à des excès de travail intellectuel, sont des dyspeptiques ; chez eux le travail trop grand du cerveau a une influence contraire sur l'estomac qui devient, par raison inverse, trop paresseux.

La dyspepsie peut être hyperchlorhydrique ou hypochlorhydrique, c'est-à-dire qu'elle peut présenter soit de l'exagération dans la sécrétion du suc gastrique (hyperchlorhydrie), soit une insuffisance de sécrétion dudit suc gastrique (hypochlorhydrie).

Dans la dyspepsie hyperchlorhydrique, le malade a des douleurs d'estomac chaque fois que celui-ci est vide ; il ressent une vive sensation de faim, une soif intense ; il rend des glaires ; enfin, la nuit, les douleurs stomacales le réveillent.

Ces douleurs stomacales se manifestent le plus souvent loin des repas, le matin avant déjeuner, le soir avant dîner ; l'absorption de nourriture calme ces douleurs, et le malaise général qui les accompagne disparaît.

Dans la forme grave de cette dyspepsie, le malade, en sus des vomissements glaireux, rejette souvent les aliments ingérés.

La dyspepsie hypochlorhydrique est caractérisée par une pesanteur de l'estomac après le repas, des éructations, de la diarrhée, des selles fétides, des bouffées de chaleur, des maux de tête.

Traitement et régime de l'hyperchlorhydrie. — Avant chaque repas prendre un cachet de 3 grammes de bicarbonate de soude et de magnésie calcinée en parties égales.

Après le repas, boire un verre à liqueur d'un vin généreux additionné de pepsine, de coca, de vanille.

Une fois par semaine, prendre le matin un verre à bordeaux du purgatif suivant : 50 grammes de sulfate de soude et 50 grammes de sulfate de magnésie dissous dans 1 litre d'eau distillée.

En cas de perte d'appétit, adopter le régime lacté

(3 litres par jour) ; sinon, faire usage de viandes grillées ou rôties, de poissons bouillis ou frits, d'œufs à la coque, brouillés, de purées de pomme de terre, de légumes verts, de marmelades, de gâteaux secs, de pain grillé. Pas de crudités, pas d'acides.

Comme boisson, eau de Vichy et infusions chaudes ; à la rigueur du vin blanc léger.

Le malade évitera les ennuis, le surmenage ; il prendra de grands bains fréquents, vivra le plus possible au grand air.

Afin d'éviter les douleurs qui apparaissent avant les repas, doubler le nombre de ces derniers, afin que l'estomac soit vide le moins souvent et le moins longtemps possible.

Traitement et régime de l'hypochlorhydrie. — Avant les repas, une cuillerée à bouche de sirop de gentiane, contre la diarrhée et la fétidité des selles, cachets de benzonaphtol et de salicylate de bismuth, soit séparés, soit en parties égales.

Comme dans le cas précédent les exercices physiques, la vie au grand air, les repas aux heures régulières sont recommandés.

Le régime alimentaire, pendant les accès aigus, se bornera au lait (3 litres par jour).

En dehors des crises, le malade pourra manger des viandes diverses, bien cuites ou hachées et préparées en purée, des poissons, des œufs, à la coque ou pochés, du pain rassis, des légumes féculents, de préférence en purée, peu d'huile, de beurre, de crème ; des compotes de fruits doux, du raisin. Pas d'acides.

On salera le plus possible ses aliments, le sel marin (chlorure de sodium) favorisant la sécrétion de l'acide chlorhydrique dont la proportion dans le suc gastrique est insuffisante.

Les boissons se composeront de vins blancs ; peu de vins rouges ; en revanche, le thé, le café avec quelques gouttes d'alcool sont permis. On boira aussi des infusions chaudes de camomille, de fleurs d'orangers ou de tilleul.

Les repas seront au nombre de trois ; celui de midi sera le plus abondant. Ils seront espacés ; il faut au moins quatre heures entre le premier et le second, et sept heures entre le second et le troisième.

E

Eau albumineuse. — Voici la recette de cette eau, si employée dans les cas de coliques, de diarrhée, dans certaines intoxications.

Battre quatre blancs d'œufs en neige, les incorporer à un litre d'eau bouillie ; sucrer avec du sirop de coings, ou avec un peu de sucre, et parfumer le tout à la fleur d'oranger.

Eau de Javel (*Empoisonnement par l'*). — Dans le cas d'empoisonnement par l'eau de Javel, tout en suivant les prescriptions générales relatives aux empoisonnements, on fera boire au malade une abondante préparation de magnésie calcinée (10 cuillerées à bouche de magnésie par litre d'eau bouillie, tiède).

Eaux minérales. — Les eaux minérales, chaudes ou froides, jouissent de certaines propriétés curatives dépendant des sels qu'elles renferment en dissolution.

Les eaux minérales sont dites sulfureuses, alcalines, ferrugineuses, suivant la nature des sels minéraux qui entrent dans leur composition.

Les eaux *sulfureuses* sont préconisées dans les maladies de gorge, de la peau, dans la tuberculose pulmonaire, et d'une façon générale dans toutes les maladies des voies respiratoires. Elles sont abondantes dans les Pyrénées : les plus connues sont les eaux de Bonnes, de Cauteret, de Bigorre, de Luchon.

Les eaux *alcalines* se rencontrent en Auvergne : les eaux du Mont-Dore, de Néris, de Royat, de la Bourboule,

de Vichy attirent les personnes souffrant du foie, de
l'estomac, des reins, de rhumatismes, de goutte.

Les eaux *ferrugineuses* (Bussang. Forges, Orezza), sont
diurétiques, stimulantes et conviennent à l'anémie, la
chlorose, la faiblesse générale.

Les eaux *salines* sont utiles pour les scrofuleux.

Les eaux *acidulées gazeuses* (Condillac, Châteldon, etc.)
ont une puissante action digestive et apéritive; les dyspeptiques, les malades souffrant d'une affection des voies
urinaires feront sagement d'y avoir recours.

Les eaux *chlorurées* (Bourbonne-les-Bains) sont employées contre l'obésité, l'œdème, le rhumatisme articulaire.

Éblouissements. — Comme les bourdonnements d'o-
reilles, qu'ils accompagnent souvent, les éblouissements
se produisent chez les anémiques et chez les individus
sanguins, — les deux extrêmes, médicalement parlant.

Ils consistent en une sorte de nuage peu lumineux qui
passe devant les yeux, et au travers duquel on perçoit
quelques pointes plus brillantes.

En même temps, on ressent au visage une sensation
de chaleur particulière.

L'éblouissement dure à peine quelques secondes; lorsqu'il se produit de loin en loin, il n'y a pas lieu de s'en
inquiéter outre mesure.

Mais si les éblouissements sont fréquents, ils dénotent
une anémie profonde qu'il importe de soigner, ou une
abondance sanguine qui, si on ne prend pas de précautions, peut déterminer un jour ou l'autre une congestion
cérébrale.

Dans le premier cas, les fortifiants sont indiqués; dans
le second, les dépuratifs, les purgatifs, qui remplacent
l'antique saignée, sont de rigueur, ainsi qu'un régime
modéré, presque végétarien, pendant quelque temps au
moins. — (Voir *Vertiges*).

Ecchymose. — L'ecchymose est une tache noirâtre,

puis jaunâtre, qui survient à l'endroit où la peau a reçu un choc violent, à la suite de coups, de contusion. — (Voyez ce mot).

Eclampsie. — Les attaques d'éclampsie réclament toujours l'intervention médicale, car les femmes qui en sont victimes peuvent fort bien trouver la mort au milieu d'un accès.

Il faudra donc prévenir le médecin toutes les fois qu'une femme enceinte se plaindra de troubles de la vue, d'éblouissements, de maux de tête, de bourdonnements d'oreilles, qu'elle souffrira de crampes d'estomac, de vomissements.

En attendant l'arrivée du docteur, on donnera du lait à la malade.

Au moment de l'accès, la femme regarde autour d'elle, puis serre fortement les poings, le pouce serré entre les autres doigts repliés sur lui; la tête d'abord, puis le corps tout entier sont agités par des convulsions, les yeux sont révulsés, la bouche laisse échapper une écume sanguinolente, la face est d'une pâleur livide, les mâchoires sont contractées, au point parfois de couper la langue.

Il faut se hâter d'administrer un lavement purgatif, de mettre un mouchoir entre les dents, d'entourer le front et la tête de compresses d'eau très froide, fréquemment renouvelées.

Le médecin mettra fin à l'accès en administrant du chloral, en faisant des inhalations de chloroforme, puis il indiquera le traitement à suivre pour empêcher le retour de ces crises si dangereuses et si pénibles, bien que généralement de courte durée.

Ecorchures. — Les écorchures sont de petites lésions de la partie superficielle de la peau, c'est-à-dire de l'épiderme, produites par des corps étrangers : épine, pointe d'aiguille ou d'épingle, etc.

Il ne faut pas négliger les écorchures, car toute plaie, si petite qu'elle soit, est sujette à s'enflammer, et, en tous cas, demeure une porte ouverte à des infections plus sérieuses, notamment l'érysipèle.

Aussi doit-on laver l'écorchure avec soin à l'eau boriquée ou phéniquée; puis, une fois la plaie propre, la recouvrir avec le pinceau d'une petite couche de collodion qui protègera l'épiderme pendant la reconstitution.

Eczéma. — L'eczéma est une maladie de la peau; le nom de cette affection vient d'un mot grec qui signifie *enflammer*.

Il débute par des rougeurs, des petites vésicules remplies d'un liquide séreux, quelquefois purulent, donnant souvent naissance à des croûtes, et séchant l'épiderme qui se détache et tombe sous forme de petites plaques minces, quelquefois farineuses.

On distingue l'eczéma aigu et l'eczéma chronique.

L'eczéma *aigu* est une poussée rapide, une éruption souvent accompagnée de fièvres et de troubles digestifs.

La rougeur, les vésicules, font une courte apparition et laissent après elles, sur les places envahies, une petite plaie rouge vif, humide, saignant facilement; l'épiderme se reconstitue bientôt, mais ne tarde pas à se fendiller, à former de petites lamelles ou écailles et à tomber.

Ces phénomènes sont accompagnés de picotements, de cuissons, de démangeaisons.

On dit que l'eczéma est *généralisé* quand il embrasse le corps tout entier ou une importante partie du corps.

Le traitement de l'eczéma consiste en bains chauds, quotidiens, d'une durée de dix minutes.

Puis on se poudrera avec de la poudre de riz mélangée de bismuth, ou plus simplement avec de la poudre d'amidon.

L'eczéma *chronique*, à part quelques poussées ou éruptions de courte durée, est moins gênant que l'eczéma aigu; il est aussi plus rebelle, fatigue l'épiderme qu'il fend, amincit et détruit sans cesse.

Il affecte une partie bien délimitée, tantôt le visage et les cheveux, tantôt la barbe, la moustache, le sein, le

creux de l'estomac, le ventre, les membres, les extrémités.

Les onctions à l'oxyde de zinc, au glycérolé d'amidon,
les grands bains d'amidon sont les remèdes les plus
simples et les plus employés. Il est rare qu'un traitement
suivi avec patience n'entraîne pas la guérison.

Il sera bon, à l'intérieur, de prendre de fréquents purgatifs et des dépuratifs.

Quand les parties malades seront très irritées, on les
lavera à l'eau de camomille, et on y appliquera ensuite un
cataplasme de fécule de pommes de terre. Puis, après la
disparition de l'inflammation et de la douleur, on aura
recours à l'oxyde de zinc, comme il est dit plus haut.

Mais c'est surtout son régime alimentaire que le malade
doit surveiller : il s'abstiendra rigoureusement des
viandes faisandées, des gibiers, des conserves, des
poissons de mer et des mollusques, des crustacés, des
graisses, des fromages forts, des épices, des légumes
acides, des vinaigres, des vins purs, et de l'alcool.

Par contre, il fera grand usage d'œufs, de lait, de pain
rassis, de viandes fraîches et de féculents.

Comme boissons, le thé, le café légers, les vins rouges
ou blancs coupés d'eau sont seuls autorisés.

Il est bon de confier à un médecin le traitement de
l'eczéma, car bien que cette maladie ne soit pas grave
par elle-même, elle est longue et difficile à extirper quand
elle est passée à l'état chronique.

Efforts. — (Voir *Hernies*).

Embarras gastrique. — L'embarras gastrique ne
peut mieux être défini que par son nom : c'est un
embarras de l'estomac et des voies digestives par les
sécrétions de ces organes et par la bile que le foie y
déverse en trop grande quantité.

Nos membranes muqueuses sont toujours lubréfiées
par une sécrétion permanente : ce qui se passe pour le
nez se produit aussi pour l'estomac et les intestins;

quand ces sécrétions se forment en trop grande quantité,
il y a gêne, embarras.

L'embarras gastrique a une marche tantôt presque
spontanée, tantôt lente.

Il débute toujours par le défaut d'appétit, le dégoût pour
les aliments gras, le désir des acides. Il y a de fréquentes
envies de vomir, souvent des vomissements.

La langue est épaisse, jaunâtre, surtout à la base; la
bouche est remplie d'un goût amer, qui se communique
aux aliments; l'haleine est fétide.

Le malade ressent une douleur au creux de l'estomac;
l'urine est rouge, chargée, rare.

Le visage prend une teinte jaunâtre par places, livide
dans son ensemble.

La tête est lourde, pesante, douloureuse; il n'y a généralement pas de fièvre.

Il y a tantôt constipation, tantôt diarrhée : le plus
souvent, ces deux phénomènes se produisent consécuti-
vement dans l'ordre que nous venons de donner.

Enfin, le malade est oppressé, abattu, impropre à tout
travail.

L'embarras gastrique ne se prolonge guère au delà de
deux ou trois semaines, et se termine soit spontanément,
soit à la suite de sueurs copieuses et d'évacuations par le
haut ou par le bas. Le rétablissement est assez prompt,
sauf chez les personnes faibles ou paresseuses de l'estomac.

Bien que cette indisposition soit bénigne, il ne faut
pas la négliger. On doit, au contraire, la soigner très
sérieusement, car un embarras gastrique traité par le
mépris peut très bien dégénérer en fièvre typhoïde.

Cette maladie est rare chez les enfants, fréquente et
sujette à récidives chez les adultes.

Ses causes consistent en un régime trop exclusivement
animal, les irrégularités ou les excès de nourriture et de
boisson.

On prescrira le repos et la diète; puis le malade fera

usage de boissons acides ou amères alternées : sirop de groseilles, de cerises, chicorée, petite centaurée.

Un vomitif et un purgatif viendront activer le rétablissement de façon sensible.

On surveillera le régime afin d'éviter les rechutes.

Embolie. — L'embolie consiste dans une obstruction des canaux où circulent les liquides de notre organisme : sang, lymphe.

Cette obstruction a lieu soit par suite de la présence d'un corps étranger, soit par la formation d'un caillot ou *embolus*, et elle peut entraîner la mort en troublant profondément le mécanisme de la circulation et en arrêtant le mouvement du cœur.

Les personnes atteintes d'inflammations veineuses feront donc bien d'appeler le médecin, qui surveillera la maladie, et sera prêt, au moindre symptôme, à enrayer la marche pernicieuse du caillot, en le désagrégeant dès sa formation.

Emplâtre. — Un emplâtre se compose d'eau, d'axonge, d'huile en parties égales ; on chauffe le tout dans une casserole et, quand le mélange est bien fait, on y incorpore une partie de litharge.

Il existe des emplâtres dits résineux, confectionnés avec de la cire, de la résine, ou avec de la cire et de la poix de Bourgogne ; ils se préparent de la même façon.

On introduit dans les emplâtres les médicaments à employer, suivant les cas.

Emphysème pulmonaire. — Les poumons sont composés par de petites cavités ou *alvéoles*, soudées les unes aux autres ; quand ces alvéoles se dilatent, se distendent, on dit qu'il y a emphysème.

L'emphysème est caractérisé par de la gêne dans la respiration (dyspnée), par de la toux, des crachats visqueux ; la poitrine est sonore, vibrante ; il existe des râles, secs ou humides, pendant la respiration.

L'emphysème est souvent la conséquence d'une bronchite, d'une congestion pulmonaire; il accompagne quelquefois l'asthme, la tuberculose. Aussi est-il nécessaire de le soumettre au traitement du médecin qui, suivant les cas, indiquera les remèdes appropriés.

Les emphysémateux, de leur côté, éviteront le plus possible les rhumes, prendront grand soin de leur bouche et de leur nez, par de fréquents lavages antiseptiques.

Leur hygiène comportera de fréquents bains tièdes sulfureux, des douches tièdes suivies de frictions sèches. Le séjour à la campagne est recommandé.

Comme aliments, le lait, les œufs, les viandes bien cuites, les fromages frais, les légumes verts, les fruits cuits seront principalement employés. Ils pourront faire usage de farineux, mais en petite quantité; de même pour le vin.

Quant aux mets faisandés, au champagne, à l'alcool, au thé, au café, au tabac, ils devront y renoncer complètement.

Empoisonnements. — Nous indiquons, à chaque substance toxique, la médication indiquée dans la circonstance.

Nous n'avons donc, ici, qu'à exposer quelques généralités sur les empoisonnements ou intoxications aiguës.

Quelles que soient la forme et la nature de l'empoisonnement, il faut :

1° Provoquer le vomissement immédiat, soit avec des médicaments, soit avec les moyens mécaniques (enfoncer les doigts dans la gorge, chatouiller la luette avec les barbes d'une plume).

Nettoyer l'estomac le plus possible, donner des lavements purgatifs.

Faire boire du lait en grande quantité; donner des boissons excitantes si le malade est abattu.

Empêcher le malade de se refroidir, le coucher, lui mettre des cruchons aux pieds.

Ces manœuvres devront être pratiquées sans attendre le médecin, qu'on fera prévenir aussitôt.

Celui-ci ne pourra que les approuver et les compléter dans le cas où elles n'auraient pas suffi.

2° Le médecin administrera *l'antidote* ou contre-poison. Celui-ci varie suivant les substances toxiques absorbées.

3° Il ordonnera enfin un traitement approprié aux divers états qui pourraient se manifester comme conséquence de l'empoisonnement. — (Voir *Champignons, Cuivre, Eau de Javel, Jouets coloriés, Coliques de plomb, Ciguë*).

Enchifrènement. — C'est un état particulier des fosses nasales qui se manifeste pendant l'évolution du rhume de cerveau. (Voyez *Coryza*).

Endocardite aiguë. — On dit quelquefois, lorsqu'à la suite de rhumatisme articulaire aigu, les malades souffrent de complications du côté du cœur, que le « rhumatisme remonte au cœur ». Cette périphrase désigne l'endocardite, ou inflammation de la tunique ou revêtement interne du cœur.

Cette maladie nécessite l'intervention du médecin qui, seul, peut en découvrir l'existence par l'auscultation, car les symptômes de l'endocardite sont difficiles à discerner de la maladie qui l'a causée.

Les personnes qui soignent le malade doivent toutefois savoir que les intestins ont besoin d'être nettoyés avec soin, chaque jour, au moyen d'un lavage.

La nourriture du malade se composera de lait écrémé, de bouillon de poule, de panade, de volaille.

Enflure. — (Voir *Œdème*).

Engelures. — Les engelures atteignent le plus souvent les lymphatiques, elles se développent sous l'influence du froid et affectent péniblement la peau, qu'elles rougissent, font enfler et ulcèrent, en occasionnant une sensation de brûlure, puis des picotements, des démangeaisons, des cuissons accompagnées de véritables douleurs.

Les engelures se rencontrent surtout aux mains, aux pieds et aux oreilles.

Les engelures ulcérées sont longues et difficiles à guérir ; aussi faut-il soigner les engelures dès qu'elles se déclarent, si on ne peut en prévenir l'éclosion.

Les personnes sujettes aux engelures porteront des gants de laine épais, éviteront les sensations brusques de chaud et de froid, éviteront aussi de se chauffer les mains et les pieds à un feu trop ardent.

Si malgré ces précautions les engelures se déclarent, elles les laveront à l'eau blanche, tous les matins, et les poudreront avec de la poudre de riz.

Le soir elles appliqueront une pommade composée de :

Glycérolé d'amidon. . . . . 40 grammes
Acide borique. . . . . 10 grammes
Baume du Pérou . . . . 10 grammes
Tannin. . . . . 1 gramme

ou mieux, elles revêtiront des bas ou des gants graissés avec la préparation ci-dessus.

Si malgré tout les engelures s'ulcèrent, on les pansera à l'aide d'un emplâtre à l'oxyde de zinc.

Engorgement. — (Voir *Adénite, Bubon, Glandes*).

Enrouement. — (Voir *Laryngite*).

Entérite — L'entérite est l'inflammation du gros intestin ; cette maladie est aiguë ou chronique et affecte tous les âges.

La dentition, le mauvais lait, le sevrage la déterminent chez l'enfant.

Chez l'adulte, une mauvaise alimentation, les mets trop gras ou gâtés, les fruits verts sont autant de causes de l'entérite.

Elle accompagne enfin assez fréquemment les maladies du foie et des reins.

L'entérite aiguë se caractérise par une vive douleur, partant du nombril pour se disperser dans tout le ventre ; ces coliques sont tantôt sourdes, tantôt aiguës, intolérables.

La diarrhée existe presque toujours ; les selles contiennent de la bile en grande quantité, ce qui les colore en vert ; le ventre est dur, sonore, ballonné. Il y a de la fièvre.

Il faut toujours prévenir le médecin, car cette maladie peut amener la mort, surtout chez les enfants.

On administrera, dès le début, un purgatif qu'on donnera en plusieurs fois, puis des infusions chaudes de menthe, de camomille, ou du sirop d'acide citrique étendu d'eau (Eau : 1 litre ; sirop d'acide citrique : 100 grammes).

On désinfectera l'intestin à l'aide de cachets de benzonaphtol ; on calmera les douleurs avec quelques gouttes de laudanum dans un verre d'eau sucrée.

Le malade fera bien de se mettre à la diète pendant un jour ou deux, en tous cas jusqu'à ce que la fièvre ait cessé, puis au régime lacté jusqu'à la guérison, qui survient d'habitude au bout de sept jours chez l'enfant, quinze jours au plus chez l'adulte.

L'entérite *chronique* ou entérite *muco-membraneuse* est caractérisée par des crises de coliques, des vomissements, de la fièvre pendant les accès et des alternatives de diarrhée et de constipation. Les selles contiennent des glaires, des fausses membranes.

La peau se sèche, se décolore, les malades s'affaiblissent, maigrissent graduellement et tombent dans un état de cachexie telle que la mort pourrait s'ensuivre, si on laissait la maladie sans soins.

Le médecin, appelé à temps, aura assez facilement raison de l'entérite chronique, en instituant une médication énergique dont le résultat sera de relever le moral du malade par l'électricité, la gymnastique, les douches et de calmer les douleurs abdominales par les massages, les courants électriques sur le passage du gros intestin, les purgatifs, les lavements.

Sauf pendant les crises, où le lait sera ordonné à l'exclusion de tout autre aliment, on donnera au malade des viandes rouges saignantes, en petite quantité, des viandes blanches, des pâtes alimentaires, des purées de farineux, des légumes verts et des fruits très cuits.

Le vin sera coupé d'eau, la bière sera permise, ainsi que le cidre, mais on interdira l'alcool.

Entorses. — L'entorse, comme son nom l'indique, est une torsion des articulations ; cette torsion s'accompagne fréquemment de déchirure des ligaments musculaires qui maintiennent les os et les font mouvoir en cet endroit ; c'est dire que partout où il y a des articulations les entorses peuvent se produire.

Le pied est le siège favori de l'entorse ; la marche y expose à tout instant ; un faux-pas, un saut forcé, un obstacle, font prendre au pied une mauvaise direction, et voilà l'entorse déclarée.

Plus on avance en âge, plus on est exposé à l'entorse, et plus elle est difficile à guérir, car les tissus, au fur et à mesure que nous vieillissons, perdent sans cesse un peu de leur élasticité, et deviennent par conséquent de moins en moins faciles à réparer.

Les entorses n'ont pas toutes la même gravité, mais les signes qui les annoncent sont rigoureusement analogues, pour les cas graves comme pour les plus bénins.

C'est d'abord une douleur violente aussitôt après l'accident, puis, un peu plus tard, l'enflure de la région atteinte. Cette enflure augmente progressivement et se propage de plus en plus pendant environ deux jours.

Ensuite la peau devient rouge, chaude, luisante ; une ecchymose apparaît à l'endroit exact où se trouve l'entorse ; sa couleur passe du bleu au noir, du noir au vert et du vert au jaune ; cette ecchymose disparaît générale- ment au bout de trois ou quatre semaines.

Les mouvements sont gênés, douloureux, quelquefois même il est impossible de manœuvrer le membre malade.

Chez les scrofuleux, les entorses dégénèrent assez rapidement en abcès, en tumeurs blanches qui rendent souvent l'amputation nécessaire.

Il faut toujours appeler le médecin pour une entorse. car lui seul peut en déterminer la gravité, et se méfier des empiriques, des *rebouteurs*, dont les soins sont le plus souvent illusoires, sinon dangereux.

La première chose à faire est de plonger dans l'eau froide le membre blessé, de l'y laisser pendant deux ou trois heures, de renouveler constamment l'eau afin qu'elle soit aussi fraîche que possible.

Ces bains doivent ensuite se répéter au moins deux fois par jour ; dans l'intervalle qui s'écoule entre eux, le malade gardera le repos le plus absolu, le membre blessé étendu sur une chaise, et immobilisé par une bande fortement serrée sur une compresse imbibée d'eau vinaigrée ou d'alcool camphré, ou mieux d'eau blanche.

Puis le médecin pratiquera ou ordonnera des massages.

Il faut se garder, après une entorse, de se livrer du premier coup à des exercices fatigants ; on risquerait de rendre l'entorse de nouveau douloureuse, et de provoquer une enflure (ou *empâtement*) ayant toutes chances de devenir chronique.

Enfin, si le membre blessé conserve de la raideur, on fera tous les jours des frictions avec le baume de Floravanti ou le baume Opodeldoch.

Envies. — On appelle envies ou *nævus*, une tache de naissance survenant à la peau, d'une couleur rouge plus ou moins vive et rappelant par ses contours les fraises, les groseilles, les cerises, les framboises, etc.

On peut dès la naissance essayer de faire disparaître ces taches en les enduisant, une seule fois, de cinq à six couches d'une solution comprenant 8 grammes de collodion et 1 gramme de sublimé corrosif.

Ou bien on peut recouvrir l'envie d'un morceau d'amadou trempé au préalable dans une solution de perchlorure de fer, et maintenu en place au moyen d'un morceau de taffetas gommé.

Épaule (*Contusion de l'épaule*). — Comme dans l'entorse, on immobilisera le bras, on appliquera des compresses d'eau blanche et on pratiquera des massages. — (Voir *Entorse*).

Épididymite. — (Voir *Orchite*).

Épilepsie. — L'épilepsie, ou *haut mal*, ou *mal caduc*, est causée par des lésions ou par un fonctionnement anormal du système nerveux central.

L'hérédité est une des causes de transmission de l'épilepsie ; les ivrognes donnent aussi fréquemment naissance à des enfants épileptiques.

La siphylis, la dentition, l'intoxication par la céruse, donnent lieu à des convulsions épileptiformes, de même que les vers intestinaux.

Les crises d'épilepsie débutent de façon soudaine, brutale. Le malade pousse un cri, se raidit, tombe à terre, perdant aussitôt connaissance.

Les muscles du visage se contractent, les mâchoires se resserrent, les yeux sont révulsés, la respiration se suspend, la face devient rouge ou violacée, une écume sanguinolente s'échappe des lèvres.

Puis, au bout de quelques secondes, le corps tout entier est secoué de convulsions irrégulières, bizarres, la respiration reprend de façon inégale, une transpiration abondante se produit, la face devient pâle, le malade laisse échapper de l'urine en quantité, des matières, puis s'assoupit. Ce sommeil est de durée variable.

A son réveil l'épileptique ne se souvient de rien ; il éprouve seulement une grande lassitude, une courbature générale.

Pendant l'accès, on étend le malade à terre, on entr'-

ouvre le col de sa chemise, on déboutonne le gilet, et on fait en sorte d'éviter qu'il se blesse dans ses mouvements désordonnés.

Le rôle du médecin consiste à prévenir l'attaque d'épilepsie ; pour cela, il recherche la cause des accès et la soigne, quand cette cause peut être combattue par les médicaments, comme c'est le cas dans la syphilis, dans les épilepsies d'origine menstruelle, intestinale ou cardiaque.

Le malade doit, de son côté, éviter tous les excès moraux et physiques.

Il ne boira que du vin coupé d'eau, pas d'alcool, pas de café. Ses repas seront légers, et il n'abusera pas de la viande.

Il évitera les longues marches au soleil, il s'interdira les sports fatigants.

Enfin, quand le médecin aura trouvé l'excitant qui détermine toujours l'accès, l'entourage du malade s'efforcera d'écarter cette cause avec soin ; on éloignera ainsi l'effet, c'est-à-dire la crise.

Épistaxis. — L'hémorrhagie nasale ou épistaxis n'est pas toujours nuisible. Elle est, quelquefois, nécessaire et bienfaisante, en ce sens qu'elle sert à déverser le trop plein d'une vitalité devenue surabondante.

Cependant, il est des cas où le saignement de nez est interminable et constitue un véritable accident.

Bien des remèdes et bien des manœuvres ont été proposés pour les suspendre ; il ne coûte rien d'en essayer, et ils sont à la portée de tout le monde ; aussi allons-nous les rappeler brièvement.

Corps froids appliqués dans le dos. — On place entre les deux épaules une grosse clef, un morceau de marbre, dont le contact produit une sorte de commotion générale, caractérisée généralement par un frissonnement.

Or, dans le frisson, tous les vaisseaux sanguins se contractent et se resserrent, les vaisseaux participant à l'hémorrhagie du nez comme les autres ; la perte du sang se trouve donc mécaniquement arrêtée.

Compresses d'eau froide sur le front. — Il faut prendre de l'eau aussi froide que possible, à laquelle on peut ajouter une petite portion de vinaigre. La contraction des vaisseaux sanguins est immédiate et le saignement de nez cesse.

Élévation des bras. — Lever les deux bras en l'air, tout droit, c'est-à-dire parallèlement à l'axe du corps. Les maintenir ainsi jusqu'à ce que l'hémorrhagie soit arrêtée, c'est-à-dire pendant une ou deux minutes.

Croisement des bras en arrière. — Retourner les bras derrière les épaules, de manière que les avant bras se croisent, la main droite allant chercher le coude gauche, et la main gauche le coude droit.

Cette manœuvre produit dans les muscles du cou des contractions qui diminuent l'afflux du sang dans la tête et ôtent à l'épistaxis son aliment.

Mains dans l'eau froide. — En trempant les deux mains dans l'eau très froide, puis en les frottant vigoureusement pour les réchauffer, on peut obtenir une dérivation. Les mains, par la friction, deviennent brûlantes, le sang y afflue, déchargeant d'autant les vaisseaux du nez.

Bourdonnets de charpie dans la narine. — On enfonce dans la narine qui saigne un bourdonnet de charpie ou de coton trempé dans l'eau froide ou dans une solution de perchlorure de fer.

Si ces moyens échouent, appeler le médecin qui pratiquera le tamponnement chirurgical, ou cautérisera l'endroit précis d'où part l'écoulement sanguin.

En tous cas, ne pas hésiter à recourir à son ministère, quand on se trouvera en présence d'un écoulement opiniâtre, car il est des épistaxis rebelles qui peuvent mettre la vie en danger, et nécessitent une intervention rapide et énergique.

Érésipèle. — (Voir *Erysipèle*).

Éructations. — Il arrive qu'après les repas, au moment où l'estomac commence le travail de la digestion, certains mouvements gastriques se produisent, amenant jusqu'à la bouche et avec bruit des gaz provenant des aliments ingérés : ces renvois gazeux se nomment éructations.

Les éructations, lorsqu'elles sont habituelles, indiquent une tendance maladive de l'estomac, qui normalement ne doit rien rejeter par la bouche, solides, liquides ou gaz. Il importe donc de soigner cet organe qui éprouve de la difficulté à remplir ses fonctions.

Certains aliments, chez certaines personnes, produisent aussi les éructations ; ceci prouve que ces aliments ne leur conviennent pas et qu'ils doivent en user avec modération.

Éruptions. — Lorsque, sur la peau, apparaissent à la fois un grand nombre de boutons, ce phénomène se nomme éruption.

Les éruptions ne doivent jamais être négligées, car si quelques-unes sont bénignes, d'autres au contraire précèdent de graves maladies, telles que la rougeole, la scarlatine, la variole.

Aussi est-il prudent, lorsqu'une éruption se déclare, de consulter le médecin, surtout s'il y a fièvre.

Érysipèle. — L'érysipèle est une maladie infectieuse déterminée par l'introduction, sous la peau, d'un microbe nommé *streptocoque* ; elle atteint de préférence la face ou la peau du crâne, et se déclare à la suite de la pénétration du streptocoque dans une plaie du visage ou des fosses nasales et de la bouche.

L'érysipèle doit être traité avec d'autant plus de soin que c'est une maladie contagieuse.

Le malade a des frissons intenses, puis la peau du visage devient rouge à l'endroit de la plaie ; alentour, elle se soulève en petits bourrelets.

La fièvre augmente, le mal de tête se déclare, le

malade ressent de vives démangeaisons, le visage enfle, des adénites se forment.

Les forces tombent rapidement, le délire apparaît

Cette maladie devient souvent mortelle si on la néglige ; dès le début, on appellera le médecin qui pratiquera l'antisepsie des parties atteintes au moyen de pulvérisations, de lavages, et qui surveillera l'organisme de façon à éviter les complications du côté du cœur.

Le malade sera tenu au lit, complètement isolé. La désinfection est de rigueur, une fois la maladie terminée.

On donnera du lait, des œufs, des potages aux pâtes, des boissons abondantes.

Esquinancie. — (Voir *Angine*).

Essoufflement. — L'essoufflement est un trouble de la respiration, caractérisé par la précipitation des mouvements respiratoires.

Lorsque l'essoufflement provient d'une marche ou d'une course rapide, c'est là un phénomène naturel dont il n'y a pas lieu de se préoccuper.

Mais lorsqu'il se produit sans cause apparente, il indique un encombrement des bronches ou des poumons, ou un état maladif des nerfs ou du cœur. — (Voir *Asthme, Emphysème pulmonaire, Cœur*).

Estomac *(Maladies d')*. — (Voir *Dilatation de l'estomac, Gastralgie, Gastrite, Aigreurs*.)

Éternuement — L'éternuement est dû à une irritation de la muqueuse des fosses nasales ; il est l'indice presque certain d'un rhume de cerveau.

Quelquefois il se manifeste à la suite de l'introduction d'un corps étranger dans le nez (moucheron, tabac, poussières) ; comme il cesse après la disparition de ce corps, la seule chose à faire est de se moucher et de respirer ensuite, pour calmer plus vite les mouvements sternutatoires, quelques gouttes de menthol ou d'eau de Cologne.

Etouffements. — Dans l'étouffement, le malade éprouve une oppression extrême, une gêne considérable pour respirer, qui procurent une sensation des plus pénibles.

L'asthme, les maladies de l'estomac, du cœur et des nerfs occasionnent des étouffements qu'on fera disparaître soit en respirant de l'éther, soit en prenant un morceau de sucre imbibé de quelques gouttes de ce liquide.

A la maison, les fumigations seront aussi d'un bon emploi. — (Voir *Asthme*).

Étourdissements. — (Voir *Vertiges*).

Étranglés. — (Voir *Asphyxie* par pendaison).

Étranglement interne. — (Voir *Occlusion intestinale*).

Évanouissement. — (Voir *Syncope*).

Exostoses. — A la suite d'une fracture des os, ou d'un coup violent qui les a atteints, il se forme quelquefois une déformation assez sensible du tissu osseux, se caractérisant par une petite bosse ronde, facilement reconnaissable au toucher : telle est l'exostose simple.

La syphilis, quand elle s'attaque au squelette, et principalement au crâne, y occasionne des végétations osseuses, déformantes, irrégulières, impossibles à confondre avec les exostoses simples : ce sont les exostoses syphilitiques.

Extinction de voix. — (Voir *Aphonie*, *Laryngite*).

Fausse couche. — Lorsque l'accouchement est prématuré, c'est-à-dire lorsqu'il survient avant le septième mois de la grossesse, il prend le nom de fausse couche ou d'avortement.

Une grande fatigue, des efforts violents, des chocs

brusques, des émotions, une mauvaise santé habituelle, provoquent la fausse couche.

Dès que celle-ci se produit, il faut appeler sans retard le médecin, car les suites de l'avortement sont fécondes en graves complications ; la péritonite, les métrites, les hémorrhagies sont toujours à redouter.

Aussi la malade doit-elle être entourée de soins vigilants et assidus jusqu'à son complet rétablissement.

Si une femme enceinte ressent, à un certain moment de sa grossesse, des malaises particuliers, une lourdeur ou des douleurs inhabituelles dans le ventre, elle fera sagement de se mettre au lit ou de s'étendre sur une chaise longue ; elle appliquera sur le ventre un cataplasme de farine de lin arrosé de dix gouttes de laudanum.

Elle boira des infusions de fleurs d'orangers et, pour assurer la liberté de l'intestin et combattre la constipation qui, avec les efforts qu'elle provoque, pourrait déterminer l'accident redouté, elle prendra quelques lavements purgatifs et des laxatifs fréquents.

F

Faux Croup. — La laryngite striduleuse ou faux croup a pour cause, comme toutes les laryngites, le froid ou la respiration de vapeurs ou de poussières irritantes.

La laryngite striduleuse est une maladie spéciale au jeune âge ; on l'observe fréquemment au début de la grippe, de la coqueluche, de la rougeole.

Elle se manifeste d'un seul coup, presque toujours la nuit ; l'enfant est réveillé en sursaut par une toux rauque, suivie d'une assez forte suffocation ; la respiration est sifflante, la face congestionnée ; le creux de l'estomac se déprime. On croirait l'asphyxie imminente ; cependant, au bout d'un instant, tout rentre dans l'ordre, et l'enfant s'endort.

Comme traitement, on fera cesser l'accès en appliquant

sur le devant du cou une éponge imbibée d'eau chaude, maintenue en place par une couche d'ouate et une bande de taffetas gommé.

On administrera un vomitif, et l'enfant gardera la chambre.

Le faux croup, malgré ses allures terribles, est une affection bénigne.

Favus. — (Voir *Teigne faveuse*).

Fièvre. — La fièvre est un état maladif dans lequel la température du corps s'accroît dans des proportions sensibles, amenant avec elle l'accélération du pouls. Toutes les fois donc que le thermomètre, placé sous l'aisselle ou dans l'anus, indique plus de 37 degrés centigrades, la fièvre existe ; de même, quand les pulsations du pouls sont supérieures à 72 par minute.

La fièvre accompagne un grand nombre de maladies aiguës, pour ne pas dire toutes.

Fièvre cérébrale. — (Voir *Méningite*).

Fièvre de lait. — Deux jours environ après la délivrance, l'accouchée est atteinte de la fièvre de lait, qui accompagne toujours la première sécrétion de ce liquide.

La fièvre de lait est un épisode rapide durant ordinairement un jour ; pendant ce temps, les seins sont durs, gonflés, douloureux, la malade éprouve des frissons, le pouls est fréquent, puis une sueur abondante apparaît, et tout est terminé.

De ce que cette fièvre est une conséquence naturelle de la formation du lait, il ne faudrait pas conclure qu'on doive la négliger. Au contraire, il faut non seulement la soigner, mais encore essayer de la prévenir.

Pour la prévenir, la mère, dès le premier jour, donnera le sein à l'enfant, et évitera de prendre une nourriture abondante ; elle devra se borner à compenser l'alimentation qu'elle aura donné à l'enfant. Elle prendra de plus, un léger laxatif.

Si la mère ne nourrit pas, elle devra observer, le second jour, une diète rigoureuse et prendre un purgatif.

Pour soigner la fièvre de lait, on fera boire à la malade des infusions sudorifiques, telles que la bourrache, la sauge ; puis on placera sur les seins de la ouate chaude, qu'on changera dès qu'elle sera mouillée ; on pourra y appliquer aussi un cataplasme de farine de lin, et quand la douleur sera trop forte, on soulagera la malade en lui retirant un peu de lait.

Fièvres éruptives. — Les fièvres eruptives sont caractérisées par une éruption de boutons qui les accompagne toujours : ce sont la rougeole, la scarlatine, la variole. — (Voir ces mots).

Fièvre intermittente. — (Voir *Paludisme*).

Fièvre pernicieuse. — La fièvre pernicieuse est une forme grave de la fièvre intermittente ; les accès fébriles sont d'une violence extrême et peuvent amener la mort, dès la deuxième ou troisième manifestation de la maladie.

Le sulfate de quinine, administré à temps et à une dose que le médecin déterminera, est le médicament à opposer à la fièvre pernicieuse. — (Voir *Paludisme*).

Fièvre typhoïde. — La fièvre typhoïde est une maladie infectieuse, durant de trente à quarante jours.

Elle débute sans fracas, par des insomnies, de l'embarras gastrique, de la courbature, de la diarrhée, du mal de tête. Puis la fièvre augmente progressivement et se maintient très élevée du 6° au 22° jour.

Pendant cette période, le cœur bat très fort, la rate se gonfle, des taches rosées se manifestent sur la peau, le malade est sans forces.

Vers le 22° jour la fièvre décroît ; c'est à ce moment que la plupart des complications apparaissent. Citons parmi celles-ci : la pneumonie, la pleurésie, la néphrite, la formation d'eschares, les hémorrhagies et la perforation intestinale, la péritonite.

Il faut se méfier de la convalescence, où les rechutes sont faciles.

Voici quelle est, dans ses grandes lignes, la méthode curative adoptée par la médecine.

Tout d'abord, avant que la maladie se soit nettement affirmée, quand le médecin n'a pu établir son diagnostic de façon formelle, on a recours à un bain froid deux fois par jour, à de fréquents et légers laxatifs ; on soumet le malade au régime lacté, qu'on fait alterner avec le bouillon, enfin on lui donne à boire abondamment.

Une fois la maladie confirmée, on désinfecte énergiquement l'intestin de façon continuelle, on administre des purges légères de magnésie ou de calomel.

En même temps, le médecin cherche à abaisser la température : pour cela, le malade est, toutes les trois heures au moins, plongé dans un bain froid de 18 à 20 degrés ; on l'y laisse aussi longtemps que le frisson n'apparaît pas, c'est-à-dire environ dix minutes. Après quoi, on l'enroule rapidement dans une couverture de laine et on le remet au lit, ainsi enveloppé.

Ces bains doivent être continués jusqu'à ce que la température, prise dans le rectum, soit inférieure à 39 degrés ; ils doivent être suspendus pendant le cours de certaines complications, telles que la péritonite, la perforation et les hémorrhagies intestinales.

Un quart d'heure après chaque bain, on fait manger le malade ; son alimentation se compose de potages gras au bouillon dégraissé, de potages maigres ou au lait, de crème de riz, de tapioca, de semoule.

De plus, on donnera environ un litre et demi de lait, et trois quarts de litre de bouillon par jour, du malaga, du bordeaux, du café.

Pendant la convalescence, le régime deviendra de plus en plus substantiel. On commencera par les œufs, le poulet, le veau, les purées de pommes de terre au lait, le beurre.

Le bacille d'Eberth, qui est l'agent provocateur de la fièvre typhoïde, pénètre dans notre organisme par la voie du tube digestif. On devra donc se méfier, en toute saison, des eaux impures, douteuses, non filtrées. A la campagne, on fera bien de faire bouillir l'eau de boisson, si on n'est pas sûr de sa provenance.

Après la fièvre typhoïde et pendant le cours de cette maladie, il faut désinfecter tout ce qui serait susceptible de propager la contagion, ainsi que l'appartement occupé par le malade. — (Voir *Désinfections*).

Fistule. — La fistule est un canal qui fait communiquer de façon anormale, avec l'extérieur, une partie quelconque de nos organes internes.

Dans les abcès profonds, le pus, pour se frayer une issue, creuse lui-même une fistule à travers les muscles et la peau.

Les fistules, étant longues et difficiles à guérir, nécessitent des lavages antiseptiques fréquents, afin que jamais aucun dépôt d'humeur n'y subsiste.

Elles seront recouvertes de pansements boriqués ou iodoformés, et si malgré ces soins la guérison ne survient pas, la cautérisation et l'intervention chirurgicale s'imposent.

Fistule à l'anus. — La *fistule* ou *fissure* à l'anus provient d'une ulcération de l'anus par l'expulsion de selles trop dures ; c'est donc une douloureuse conséquence de la constipation opiniâtre.

Disons tout de suite que les pommades, les onguents ne peuvent guérir la fistule.

Le seul remède est l'intervention chirurgicale, si la dilatation anale n'a point suffi.

En attendant que le moment de l'opération soit venu, les malades pourront atténuer les souffrances qu'ils ressentent pendant et surtout après les évacuations, én s'enduisant longuement l'anus, intérieurement et extérieurement, de vaseline boriquée.

Ils combattront aussi la constipation de façon énergique, afin de diminuer la dureté des matières, cause de tout le mal.

Fistule lacrymale. — Les glandes lacrymales sécrètent un liquide nommé larmes, destiné à lubrifier le globe de l'œil et la face interne des paupières ; le trop plein de ce liquide s'écoule dans les fosses nasales, par un conduit spécial.

Il peut arriver que ce canal soit obstrué : les glandes lacrymales s'engorgent, et les larmes qui les encombrent déterminent la formation d'un petit abcès qui se vide au moyen d'une fistule creusée par le pus.

Quelquefois cette ouverture ne se referme pas et les larmes, au lieu de tomber dans les fosses nasales, rentrent dans l'œil par ce canal.

Telle est la fistule lacrymale, dont le plus grave inconvénient est de déterminer un larmoiement perpétuel.

La cautérisation de la fistule lacrymale doit être confiée à un spécialiste, étant donné son peu de dimensions et la difficulté qu'on éprouve à se soigner soi-même.

Flueurs blanches. — Les flueurs blanches, ou pertes blanches, ou leuchorrée, sont fréquentes chez les femmes et les jeunes filles anémiques, chlorotiques, fatiguées.

Le médecin soigne d'abord l'anémie ou la chlorose, si elles existent, puis applique un traitement général, à base de citrate de fer ammoniacal, de sirop de raifort iodé, de phosphate de chaux.

Les malades éviteront les veillées prolongées, les fatigues, la longue station debout.

Après chaque repas, elles prendront un peu d'exercice au grand air, adopteront une alimentation tonique, fortifiante.

Localement, les femmes atteintes de flueurs blanches pratiqueront matin et soir une injection vaginale additionnée des médicaments prescrits par le médecin.

Fluxion. — On nomme fluxion une enflure de la joue qui survient à la suite d'un mal de dents ; lorsque cette enflure se produit, la douleur cesse, si vive qu'elle ait été auparavant, disparaît.

Quant à l'enflure, elle diminue rapidement et disparaît en deux ou trois jours, surtout si l'on a soin d'appliquer sur la joue malade une feuille d'ouate, maintenue par une mentonnière, et d'éviter le froid et les courants d'air.

Fluxion de poitrine. — (Voir *Pneumonie*).

Foie *(Maladies du)*. — Le foie est sujet à certaines maladies, telles que l'ictère catarrhal, la cirrhose, la colique hépatique, les abcès. — (Voyez ces mots).

Folie. — (Voir *Aliénation mentale*).

Fondement *(Chute du)*. — Les jeunes enfants atteints d'une diarrhée persistant pendant plusieurs jours sont exposés à la chute du fondement.

Le rectum fait irruption en dehors de l'anus et forme un bourrelet rouge vif, extrêmement sensible au toucher, saignant au moindre contact.

Il ne faut pas tarder à rentrer le rectum, car, faute d'opérer de suite ce léger accident, l'intestin sort de plus en plus et nécessite l'intervention du médecin, ainsi que des soins assidus et prolongés.

Dès que l'accident se produit, il suffit de placer l'enfant à plat ventre sur ses genoux, la tête basse, et on repousse la grosseur à l'intérieur de l'anus, en y appuyant doucement les doigts enduits de vaseline boriquée.

Pendant quelques jours, on évite d'écarter les jambes de l'enfant et on veille à la liberté du ventre, afin d'éviter la constipation de même que la diarrhée, ces deux états étant nuisibles à la guérison, vu les efforts qu'ils déterminent.

Fosses d'aisances *(Asphyxie par le gaz des)*. — (Voir *Asphyxie*).

Foudre. — Il est bon en temps d'orage de fermer les portes et les fenêtres, afin d'éviter les courants d'air qui attirent la foudre. Si l'on est surpris par la tempête en pleine campagne, éviter de s'abriter sous un arbre, rechercher les lieux bas et ne pas stationner sur les hauteurs.

On devra immédiatement dévêtir l'individu frappé par la foudre, faire sur le corps des lotions d'eau vinaigrée, essayer de rétablir la respiration au moyen des tractions rythmées de la langue, et si cela ne suffit pas, pratiquer la respiration artificielle, si toutefois les brûlures ne s'y opposent pas.

On placera des sinapismes le long des jambes, des briques chaudes aux pieds, on administrera un lavement d'eau salée; on fera boire enfin un grog au rhum et au citron.

Puis, s'il en existe, on soignera les brûlures comme il est dit à cet article. — (Voir *Brûlures*).

Foulures. — La foulure est la contusion des articulations; c'est une entorse en diminutif, car elle affecte généralement les mêmes régions, tout en étant moins grave et moins difficile à guérir.

Le traitement est le même que celui de l'entorse : frictions et massages à l'alcool camphré.

Fractures. — Les fractures sont des solutions de continuité dans la contexture des os. Les fractures ont toutes une origine accidentelle : coups, chûtes.

L'os, au moment où il se brise, fait entendre un bruit sourd, un *craquement* significatif.

En même temps, la douleur se déclare au niveau de

l'endroit blessé; enfin, la fracture rend impossible tout mouvement du membre fracturé, lequel subit d'ailleurs une déformation immédiate.

A ces signes on reconnaît aisément une fracture; il faut se garder de toucher la partie atteinte; ce serait occasionner des douleurs inutiles.

Si l'accident a eu lieu sur la voie publique, en plein air, il faut tout d'abord transporter le malade. Lorsqu'on n'a pas de brancard sous la main, on peut, au moyen d'une courte échelle de bois sur laquelle on dispose un matelas, improviser un brancard de fortune.

Il faut placer le membre brisé avec précaution sur le matelas, éviter qu'il ne pende ou ne ballotte; c'est ainsi qu'on procède pour la jambe, la cuisse.

Si c'est le bras ou l'épaule qui sont blessés, on appuiera le bras contre le corps, autant que possible le coude replié, et on le maintiendra en place au moyen d'une serviette disposée en écharpe.

Le médecin, aussitôt appelé, mettra le membre brisé dans un appareil plâtré, après avoir placé bout à bout les deux portions d'os. Si ce sont les côtes qui ont été fracturées, il ceindra la poitrine d'un bandage très serré.

Enfin, le repos au lit est de toute nécessité, jusqu'à ce que le médecin autorise le blessé à se lever.

Friction. — La friction est une opération qui consiste à frotter le corps ou une partie du corps avec une flanelle, un gant de crin, une brosse plus ou moins dure, de façon à attirer le sang à la surface de la peau : telle est la friction sèche.

Le plus souvent, les frictions sont pratiquées avec des substances médicamenteuses, grasses ou alcooliques, suivant les cas.

Frisson. — Le frisson est un tremblement involontaire qui secoue le corps, fait claquer les dents et s'accompagne d'une sensation de malaise et de froid très pénible.

Le frisson annonce presque toujours la fièvre qu'il précède de peu.

Dès qu'un individu en bonne santé est atteint de frisson, il doit se mettre au lit au plus vite, se couvrir chaudement, se tenir les pieds chauds, boire un verre de vin chaud, de thé brûlant, ou toute autre infusion susceptible de provoquer une transpiration abondante.

Si l'on prenait toujours cette précaution, bien des maladies seraient étouffées dès leur début.

Fumigations. — Les fumigations sont des manœuvres ayant pour but de fournir une vapeur destinée à produire des effets curatifs qui varient suivant les matières employées.

On emploie d'habitude les fumigations dans le traitement des bronchites, des rhumes de cerveau, de l'asthme, etc.

Voici comment on opère; si les fumigations sont humides, c'est-à-dire produites par les vapeurs de l'eau, dans laquelle on a fait au préalable bouillir le médicament, on entoure la partie malade d'un linge qui recouvre également le récipient contenant le liquide très chaud, afin que la vapeur vienne directement agir sur l'endroit voulu.

Si la fumigation est sèche, c'est-à-dire si on l'obtient en faisant brûler sur du fer rouge ou en enflammant les matières à employer, on se place *au-dessus de la fumée, le plus près possible*, avant que l'air extérieur ne soit venu se mêler à la vapeur et la disperser.

Furoncles. — Les furoncles sont des inflammations dans lesquelles la peau, d'abord dure, rouge et brûlante, ne tarde pas à s'ériger de façon à former une véritable petite tumeur pointue en forme de clou, d'où leur nom populaire.

La pointe du furoncle se ramollit bientôt, devient d'un blanc jaunâtre. C'est l'indice que le pus s'est formé, et il faut lui donner issue, au moyen d'une légère incision.

Une fois le pus évacué, on aperçoit au fond de la plaie une eschare d'un jaune grisâtre formant ce que l'on nomme le bourbillon.

Dès le début d'un furoncle, on fera sur la partie atteinte une application de teinture d'iode.

A l'intérieur, on administrera de la levure de bière.

Il faut se garder de presser sur un furoncle pour en faire sortir le bourbillon, improprement appelé germe ; ce serait s'exposer à répandre sous la peau le pus restant dans la plaie, et provoquer la formation d'une nouvelle série de clous.

On doit baigner fréquemment l'emplacement du furoncle avec une solution tiède phéniquée, à trente pour mille.

Sur le furoncle, une fois percé, on appliquera un emplâtre à l'oxyde de zinc.

Après une atteinte de furonculose, et indépendamment de la levure de bière, il sera bon de prendre, pendant quelque temps, des dépuratifs.

G

Gale. — La gale est une affection des plus contagieuses ; elle est due à la présence d'un petit insecte résidant sous l'épiderme, nommé *acarus*, dont les ravages déterminent des éruptions inflammatoires et d'intolérables démangeaisons.

La gale est une maladie qui frappe indistinctement tous les âges, sans distinction de sexe.

Elle se transmet par tous les moyens susceptibles de transporter l'acarus d'un galeux sur un individu sain.

La contagion est dite directe quand elle résulte du contact, de la cohabitation avec un galeux. Il est rare, en effet, que, lorsqu'il existe un cas de gale dans une famille, tous les membres de cette famille vivant sous le

même toit ne soient pas atteints tour à tour ; il en est de
même pour les soldats, les marins, les gens vivant en
commun.

On dit que la contagion est indirecte lorsqu'elle est
transmise par les objets touchés par un galeux : lit,
draps, couvertures, gants, etc.

On distingue trois périodes dans l'évolution de la gale :
la période d'incubation, la période d'état, la période de
déclin.

La période d'incubation est rarement inférieure à sept
jours ; elle est marquée par quelques démangeaisons et
des rougeurs.

La période d'état se caractérise par une démangeaison
des plus vives au niveau des parties atteintes, principalement dans les plis du poignet, aux coudes, aux genoux,
aux mains dans l'intervalle des doigts, aux seins, au pénis.

Cette démangeaison insupportable est due à ce que
l'acarus creuse sous l'épiderme un *sillon* ou galerie ouverte
aux deux extrémités, agrandie à l'une d'elles en une sorte
de vestibule où il se tient d'habitude. Avec des yeux un
peu exercés, il est facile d'apercevoir le parasite qui forme
sous la peau un petit point brillant (éminence aca-
rienne).

Alors se forment sur la peau, aux endroits contaminés,
une série de petites vésicules pointues, contenant une
gouttelette d'un liquide séreux très limpide. Ces vésicules
blanchissent, se dessèchent, se couvrent d'une petite
croûte. Elles dégénèrent en plaies si on les écorche par
le grattage.

Puis une nouvelle éruption de boutons apparaît aux
mêmes places et se généralise parfois sur le corps tout
entier.

Les démangeaisons augmentent encore d'intensité, et
sont exacerbées par le mouvement ; la nuit elles s'exaspèrent au point de provoquer l'insomnie.

Les malades se grattent avec fureur, s'écorchent même,
et ces manœuvres, loin de calmer le prurit, l'augmentent
encore, s'il est possible.

Dans la période de déclin, caractérisée par la mort des parasites, les démangeaisons cessent, les boutons et les vésicules disparaissent, l'épiderme sèche, tombe, se reforme, et tout rentre dans l'ordre.

La gale est, somme toute, une maladie légère, plus insupportable que grave.

Les adultes et les individus à peau épaisse, peu sensible, se soumettront au traitement énergique suivant : grand bain d'une demi-heure, savonnage au savon noir vigoureusement appliqué, puis second bain d'amidon, afin de débarrasser le corps de l'excès de savon.

Aussitôt après, on enduira la peau de pommade d'Helmerich et on se gardera bien d'enlever cette pommade avant douze heures.

Le lendemain et le surlendemain, grands bains tièdes de vingt minutes, à la suite desquels on saupoudrera le corps de poudre de talc et de sous-nitrate de bismuth en parties égales.

Chez les enfants et les personnes à peau fine et délicate, on donnera deux bains au lieu d'un ; au lieu de savon noir, on se servira de savon de toilette ; puis on badigeonnera le corps au beaume du Pérou.

Le lendemain, bain d'amidon ; douze heures après, nouveau badigeonnage.

Ganglions engorgés. — (Voir *Adénite, Bubon, Glandes*).

Gangrène.—La gangrène ou sphacèle est une maladie qui consiste dans la mortification totale d'une partie du corps ; le nom de cette affection vient d'un mot grec, qui signifie *je dévore*.

La gangrène des tissus osseux s'appelle *nécrose;* on nomme *eschare* une partie plus ou moins grande des organes mortifiés.

Quelles sont les causes de la gangrène ?

Elles sont ou externes ou internes. Parmi les premières,

cit*ons l'inflammation, les contusions, la compression prolongée, les brûlures, la congélation,

Les causes internes sont la vieillesse, les abus de boissons, de nourriture trop succulente, l'opium, les affections charbonneuses, le diabète, le seigle ergoté.

La gangrène est sèche ou humide.

Dans la gangrène sèche, les tissus sont durs, la peau est racornie ; les eschares ont la même température que l'air environnant, elles sont totalement insensibles, et nettement séparées des parties vivantes. Celles-ci sont rouges, enflammées, mais elles ne tardent pas à se mortifier à leur tour, et le mal s'étend de proche en proche, répandant une odeur nauséabonde.

Il ne faut pas attendre qu'un arrêt problématique se produise dans la marche du mal ; il est beaucoup plus sûr d'avoir recours au chirurgien, qui pratique l'amputation.

La gangrène humide, autrefois nommée *pourriture d'hôpital*, est remarquable par l'infiltration des tissus malades par un liquide séreux contenant de petites bulles de gaz, et d'une odeur repoussante.

La peau prend une teinte noirâtre, elle devient froide. Quelquefois l'eschare se détache et laisse une plaie profonde.

Dans les deux cas, les douleurs sont vives dans les régions avoisinant les parties malades, et la mort est toujours à craindre par hémorrhagie, quand la chute de l'eschare rompt un gros vaisseau sanguin.

Comme dans la gangrène sèche, le seul remède de la gangrène humide est l'amputation.

Quand celle-ci ne peut être pratiquée, le médecin cherche à faire tomber les parties mortifiées au moyen de cataplasmes, d'eau phéniquée, boriquée, etc., de quinquina en poudre ; une fois ce résultat obtenu, on pratique une antisepsie rigoureuse, et parfois des bourgeons de chair repoussent et amènent la cicatrisation.

On doit aérer fréquemment les chambres des malades, et relever leurs forces par un régime réparateur en donnant en plus de fortes doses d'alcool, de quinquina, de vin.

A la suite de chocs violents dans la poitrine, d'absorption de gaz irritant, les poumons peuvent être envahis par la gangrène ; bien que la gangrène pulmonaire équivale à un arrêt de mort, on s'efforce de soutenir le malade, comme dans les cas précédents.

Cette maladie est caractérisée par une haleine fétide et des crachats putrides ; on tâche de désinfecter la poitrine et de faciliter les expectorations, mais la mort survient presque toujours au bout d'une semaine.

Gargarisme — Le gargarisme est très employé dans les maux de gorge.

On introduit dans la bouche une gorgée du liquide, puis une fois la tête renversée en arrière, on cherche à prononcer la lettre R de façon grasse, en faisant rouler l'R.

Cette manœuvre a pour conséquence d'agiter le liquide en tous sens, de façon qu'il nettoie et baigne toute la gorge et l'arrière-gorge. Une fois cette gorgée rejetée, on en prend une autre et ainsi de suite.

Gastralgie. — La gastralgie est une névralgie de l'estomac. C'est le symptôme de nombreuses maladies, consistant en une douleur très aiguë, ressemblant tantôt à une brûlure, tantôt à une crampe.

L'estomac se tend, se rétracte, est tellement sensible que le malade reste courbé en deux, ne peut se redresser et ose à peine respirer : souvent des vomissements se produisent.

Cet état peut durer plusieurs heures, et a pour conséquences d'abattre les forces et le moral du malade.

On peut procurer quelque soulagement au malade en appliquant un fer chaud, une flanelle chaude au creux de l'estomac, mais il est préférable de faire venir le médecin qui a en sa possession des remèdes plus efficaces, tels que le chloroforme, qu'il emploie en pulvérisations sur la région atteinte, et la morphine avec laquelle, si besoin est, il pratique des injections sous-cutanées.

Gastrite. — La gastrite est aiguë on chronique.

La gastrite aiguë, ou embarras gastrique, a été décrite sous ce dernier titre dans un article précédent; nous n'y reviendrons donc point.

La gastrite chronique est caractérisée par des digestions difficiles, une sensation de brûlure au creux de l'estomac, des vomissements, des névralgies, des vertiges.

Cette maladie présente de tels points de ressemblance avec la dyspepsie, qu'on les confond fréquemment.

D'ailleurs le traitement des deux affections est le même. — (Voir *Dyspepsie*).

Gencives *(Mal de)*. — (Voir *Gingivite*).

Gerçures. — (Voir *Crevasses*).

Gingivite. — Les gencives peuvent être le siège d'une affection dénommée gingivite, et qui se caractérise par une inflammation de la muqueuse, un ramollissement des chairs, dont les conséquences sont l'ébranlement et parfois la chute des dents.

Le scorbut (voir ce mot), a toujours comme symptôme local une gingivite des plus accentuées.

Certains médicaments, comme le mercure, produisent une gingivite artificielle, de même qu'un mauvais état permanent de la bouche ou une surabondance de tartre autour des dents.

Il faut donc se nettoyer la bouche fréquemment, à l'aide de gargarismes au chlorate de potasse, débarrasser les dents du tartre qui peut exister et appliquer sur les gencives malades une légère couche de teinture d'iode, qui raffermira les chairs.

Cette dernière opération doit être répétée, soir et matin, jusqu'à la guérison.

Glandes. — On nomme communément glandes, des ganglions lymphatiques engorgés, siégeant au cou, et que l'on rencontre souvent chez les enfants.

Les glandes sont causées généralement par de petites écorchures du visage ou du cuir chevelu ; elles sont plus gênantes que douloureuses, et cèdent à l'action des dépuratifs, tels que l'iodure de potassium ou le sirop antiscorbutique.

Il est rare que les glandes se transforment en abcès froids et donnent lieu à de la suppuration : quand le fait se produit, il est un des symptômes de la scrofule.

Glotte (*Œdème de la*). — C'est une complication des laryngites, consistant dans l'infiltration de la muqueuse du larynx par un liquide séreux qui peut se produire en quantité considérable.

L'œdème de la glotte occasionne toujours de la dyspnée (gêne de la respiration) qui devient telle qu'en quelques jours le malade succombe à l'asphyxie, après des crises de suffocation très pénibles.

Le médecin doit être appelé aussitôt et surveiller de près la marche de l'œdème, car si les vésicatoires autour du cou, et les vomitifs ne suffisent pas à résorber la sérosité, il est de toute nécessité de pratiquer la trachéotomie, c'est-à-dire inciser la trachée et y adapter une canule permettant au malade de respirer.

Glycosurie. — (Voir *Diabète*.)

Goitre. — *Le goitre est une tumeur du cou, occasionnée par le développement maladif du corps thiroïde.*

Il atteint le plus souvent les personnes lymphatiques habitant des régions où l'iode fait défaut, tant dans l'air que dans l'eau.

Le mieux, pour se préserver du goitre, serait de quiter les localités où cette maladie existe en permanence. Si on ne peut le faire, il faut choisir comme habitation une maison bien exposée au soleil, en plein air ; on devra à chaque sortie se couvrir le cou, prendre beaucoup d'exercice, faire sur la gorge de fréquentes lotions froides, absorber des aliments contenant de l'iode, user largement du sel marin qui en renferme des parcelles.

Comme remède, l'iodure de potassium à l'intérieur, les applications de teinture d'iode, les injections iodées dans la tumeur, sont généralement employés avec succès.

Quant aux goîtres volumineux, ils nécessitent l'intervention chirurgicale.

Gorge (*Maux de*). — (Voir *Angines*)

Gourmes. — Malgré la croyance populaire, qui s'obstine à voir dans les gourmes des enfants une manifestation qu'il faut respecter sous peine de porter atteinte à leur santé, cette affection qui, d'ailleurs, évolue rapidement, doit au contraire ne pas être abandonnée à elle-même, car les gourmes ou *impétigo* constituent une véritable maladie de la peau.

Les jeunes enfants y sont surtout sujets, mais on observe aussi l'impétigo chez les jeunes gens lymphatiques et — plus rarement — chez les adultes surmenés ou atteints de maladies d'estomac.

Les boutons gourmeux sont plus ou moins volumineux, mais ils dépassent rarement la grosseur d'une lentille. Ils s'accumulent sur un point donné de la peau, de préférence au visage, irritent et rougissent l'épiderme, et laissent suinter un liquide composé de pus et de sérosité qui forme des croûtes jaunes et cireuses.

Parfois, les ganglions du cou s'engorgent, et des *glandes* (voir ce mot) apparaissent : mais le fait est assez rare.

Les gourmes n'occasionnent pas de démangeaisons, mais plutôt une sensation de douleur, de brûlure légère que les enfants supportent mal.

On doit détacher les croûtes en les humectant doucement avec une solution d'eau camphrée contenant, par
litre, quatre grammes de sulfate de zinc.

Puis, faire un pansement à la gaze phéniquée enduite
de vaseline, de biborate de soude et d'amidon.

Recouvrir la gaze d'une feuille d'ouate et d'une bande
de toile, et laisser deux jours en l'état, puis recommencer les lavages et renouveler le pansement.

A l'intérieur, il sera bon de donner à l'enfant du sirop
antiscorbutique ou de l'huile de foie de morue, car les
gourmes dénotent un tempérament lymphatique qu'il
importe de fortifier.

Goutte. — La goutte est, dit-on, la maladie des riches,
c'est-à-dire des gens qui vivent trop bien. On fait remarquer à l'appui de cette thèse, que les campagnards en
sont rarement affectés.

Rien n'est plus faux que cette théorie, car la goutte est
une maladie de la nutrition, dans laquelle le sang, chargé
de principes morbides (acide urique en excès), les
élimine en les accumulant aux extrémités, dans les articulations des doigts et des orteils.

Les ouvriers sobres, comme les rentiers amateurs de
bonne chère, peuvent être atteints par la goutte, s'ils
sont *arthritiques*, c'est-à-dire si la constitution de leur
tempérament les y prédispose.

La goutte est aiguë ou chronique, suivant que les malades n'en souffrent que par accès ou d'une façon permanente.

La goutte aiguë se manifeste de la façon suivante : le
goutteux ressent pendant la nuit, aux gros orteils, de violentes douleurs, analogues à celles que causerait une
morsure de chien, suivies de déchirure des chairs.

Ces crises, extrêmement pénibles à supporter, se calment au petit jour, laissant l'orteil rouge, enflé, recouvert d'une peau luisante que sillonnent des veines
gonflées outre mesure.

La fièvre accompagne d'ordinaire ces accès.

La goutte chronique est la conséquence de la goutte aiguë, et elle peut devenir la source de graves complications, telles que les migraines, la néphrite, le diabète, les troubles du cœur, etc.

On doit tout d'abord recouvrir d'ouate le membre malade, donner d'abondantes boissons alcalines et prendre à l'intérieur du salicylate de soude en cachets et du bicarbonate de soude. Contre la douleur, le bromure de potassium ou le chloral réussissent également bien comme calmants.

Le médecin traitant ordonnera d'autres remèdes, s'il le juge à propos, mais étant donné le danger qu'il y a à les administrer, en raison de leurs propriétés toxiques, nous ne les indiquons pas ici : une ordonnance spéciale fixera les doses exactes à employer.

Pendant les accès, le malade ne boira que du lait et ne mangera que des œufs crus. En dehors des crises, il usera des légumes verts, des viandes blanches, mangera peu de pain, et s'abstiendra des fromages forts, des fruits et des légumes acides (oseille, tomates).

Il renoncera au vin, au thé, au café, à la bière, et ne boira que du lait, coupé d'eau minérale alcaline.

Il prendra de fréquents bains alcalins tièdes, suivis d'une friction sèche, au gant de crin, sur tout le corps, et, par de nombreux laxatifs, veillera à la liberté du ventre.

Gravelle. — La gravelle est, comme la goutte, caractérisée par une formation surabondante d'acide urique, occasionnant de vives douleurs dans les reins, les lombes et les bourses.

L'urine est rare, chargée de sable et de calculs uriques ; souvent même elle contient du sang.

Le traitement de la gravelle et le régime alimentaire à adopter sont les mêmes que ceux eu usage dans les coliques néphrétiques. — (Voir *Coliques néphrétiques*).

Grenouillette. — C'est une tumeur arrondie ou ovoïde,

située sous la langue, au niveau de la dernière dent molaire, d'une couleur rose ou noire, peu sensible à la pression et occasionnant une gêne légère pour parler, manger ou boire.

Si la tumeur vient à dépasser le volume d'une noisette, les troubles deviennent beaucoup plus graves; la gêne est considérable, et la douleur devient vive, par suite de la compression qu'exerce la grenouillette sur les organes voisins.

Quelquefois la tumeur s'épanche d'elle-même dans la bouche grâce à la rupture de son enveloppe, mais elle ne tarde pas à se reformer de nouveau.

La grenouillette n'est pas grave, mais elle est longue et difficile à guérir.

Son seul traitement réel et radical consiste dans l'extirpation de la tumeur par un chirurgien.

Grippe. — La grippe ou *influenza* est une maladie infectieuse, épidémique et contagieuse.

Elle frappe de préférence les enfants, les vieillards, les anémiés, les affaiblis.

Elle débute par des malaises, de l'abattement, une courbature générale; puis l'appétit devient nul, l'estomac est sujet à des vomissements, les coliques et la diarrhée se manifestent.

D'autre part, les bronches sont envahies à leur tour; une toux sèche, douloureuse se déclare, bientôt suivie d'une expertoration consistant en crachats verts, énormes.

Le malade doit garder la chambre et se soumettre au régime lacté absolu jusqu'à parfaite guérison.

Il ne faut pas négliger d'appeler le médecin, car la grippe est une maladie extrêmement traîtresse et très susceptible de devenir rapidement mortelle. C'est donc au docteur qu'il appartient de formuler et de diriger le traitement.

Grossesse. — La grossesse, chez une femme normalement constituée et bien portante, ne doit être la source d'aucune maladie.

Il n'en est pas de même chez les débilitées, les nerveuses, les sédentaires.

Dans ce cas, nombre d'accidents morbides peuvent se déclarer, tels que les nausées, les vomissements, les maux de tête, de dents, les migraines, les crampes d'estomac, les taches de la peau (masque), les crises nerveuses, l'hystérie, la mélancolie, le trouble des facultés intelectuelles. Généralement ces symptômes disparaissent d'eux-mêmes après l'accouchement, et n'ont pas une très grande importance.

Il n'en est pas de même de la fausse couche ou accouchement prématuré. — (Voir *Fausse couche.*)

Les femmes enceintes doivent adopter un régime spécial, dont voici les grandes lignes :

1° Elles prendront chaque jour un exercice modéré au grand air, adopteront des vêtements ne comprimant pas le corps, s'étendront chaque jour pendant quelques heures sur le lit ou la chaise longue, dès qu'elles sentiront de la lassitude.

2° Elles éviteront les mouvements violents, les emotions vives, s'abstiendront de soulever ou de porter des fardeaux pesants.

3° Elles entretiendront la liberté du ventre par des laxatifs, dès que le besoin s'en fera sentir.

4° Elles éviteront de manger ou de boire avec excès, mais elles prendront de la nourriture toutes les fois que l'estomac le demandera, fût-ce en dehors des heures habituelles des repas.

5° Enfin, la position de la matrice devra, dans les derniers temps de la grossesse, être constatée par le médecin avec le plus grand soin, afin que, au jour de l'accouchement, toutes les précautions soient prises pour obtenir une heureuse délivrance.

Guêpes. — (Voir *Piqûres*).

H

Haleine fétide. — L'haleine fétide ou mauvaise haleine a pour cause la carie des dents, les maladies des gencives, les aphtes, les angines, la punaisie, les maladies de poitrine, l'abus du tabac.

La plupart du temps la fétidité de l'haleine disparaît avec la cause qui lui a donné naissance, c'est-à-dire avec la guérison des maladies que nous indiquons plus haut.

Certaines de ces affections nécessitant un traitement long et difficile, les malades ont intérêt à masquer cette infirmité, si désagréable pour eux et ceux qui les approchent, en mâchant de l'écorce d'orange, de citron, des pastille de menthe.

Si ces moyens simples ne suffisent pas, on aura recours à l'une des préparations suivantes : pastilles de chlorate de chaux, tablettes de magnésie ou bonbons de cachou composés.

On pourra, de même, faire préparer par le pharmacien des gargarismes au chlore, au vinaigre.

Hallucination. — Nous entendons par ce mot les frayeurs nocturnes dont souffrent principalement les enfants, qu'on a couchés après une excitation trop grande, laissant les nerfs dans un état d'agitation très accentué.

Voici la formule d'une potion qui donne les meilleurs résultats et dont on prendra une cuillerée à bouche (pour les grandes personnes) et une cuillerée à café (pour les enfants) le soir avant de se mettre au lit.

Hydrate de chloral . . . . . 25 centigrammes.
Bromure de potassium. . . de 1 à 4 grammes suivant l'âge.

Sirop de fleurs d'orangers. 100 grammes.
(Voir aussi *Cauchemar*).

Helminthes. — (Voir *Vers intestinaux*).

Haut mal. — (Voir *Epilepsie*).

Hématémèse.—Dans certaines maladies de l'estomac, le cancer par exemple, il se produit des vomissements sanguins qui prennent le nom d'hématémèse.

Lorsque ce symptôme se présente, il indique l'hémorragie stomacale, ou, d'autres fois, un déversement sanguin anormal dans l'estomac (ce qui arrive dans un saignement de nez, lorsque les narines obstruées ne livrent plus passage au sang).

Dans tous les cas, il faut soumettre le malade au régime lacté absolu, lui donner des boissons acidulées et glacées ; en même temps, on dispose une vessie pleine de glace au creux de l'estomac et on attire le sang aux extrémités inférieures au moyen de sinapismes.

Si le vomissement sanguin ne cesse pas, il faut appeler le médecin, qui s'en rendra maître avec de l'ergotine employée soit en potions, soit en injections sous-cutanées.

Hématurie. — L'hématurie ou *pissement de sang*, indique presque toujours la gravelle, les coliques néphrétiques ; il faut donc soigner ces maladies sans s'attarder à traiter le symptôme.

Toutefois, en attendant le médecin, il est prudent de faire coucher le malade, après lui avoir fait prendre un bain froid, et d'appliquer sur le ventre et le périnée des compresses d'eau glacée, ou mieux une vessie pleine de glace.

Hémiplégie. — L'hémiplégie est une paralysie de la moitié du corps, et d'un seul côté ; c'est-à-dire que, de la tête aux pieds, le côté gauche ou le côté droit est atteint.

L'hémiplégie est la suite de fortes attaques d'apoplexie. — (Voir *Apoplexie*).

Hémophilie. — On appelle ainsi une tendance aux hémorragies. Certaines personnes, à la moindre coupure, perdent une quantité considérable de sang ; chez d'autres, les saignements de nez sont interminables. De même, chez certaines femmes, les hémorragies de la matrice prennent des proportions effrayantes et se produisent soit à la suite des couches, soit pendant les époques.

Cet état maladif provient toujours d'une trop grande fluidité du sang, d'un manque de matières suffisamment plastiques dans sa composition, contre lequel il importe de réagir par un régime approprié.

Il faudra donner aux hémophiles des matières gélatineuses en abondance, susceptibles d'épaissir leur sang, telles que du bouillon de pieds de bœuf, aliment riche en gélatine.

Les viandes qu'ils mangeront devront être fraîches et servies saignantes. Ils feront grand usage de salades vinaigrées, de légumes verts, de cresson, de fruits acides : groseilles, citrons, oranges, cerises.

Les vins généreux sont recommandés, mais de façon modérée : les hémophiles doivent éviter de boire abondamment.

Ils mangeront toujours du pain frais et s'abstiendront de conserves, de charcuterie et, d'une manière générale, de toutes les salaisons.

Hémoptysie. — L'hémoptysie ou *crachement de sang* est l'indice d'une hémorragie des bronches ou des poumons ; c'est un symptôme grave, annonçant à coup sûr la tuberculose pulmonaire ou la maladie de cœur.

Remarquons que l'hémoptysie d'origine cardiaque est rarement abondante ; il n'en est pas de même de l'hémoptysie pulmonaire.

Dès qu'une hémoptysie se produit, il faut se hâter d'envoyer chercher le médecin. En l'attendant, coucher le malade, le forcer à se tenir au repos absolu, à garder le silence, et l'engager à se retenir le plus possible de tousser.

On devra appliquer au plus vite, en avant et en arrière de la poitrine, quarante ventouses sèches, et on lui fera boire de temps en temps un verre à bordeaux de :

Sirop de citrate de fer. . . . . 100 grammes
Eau distillée . . . . 1.000 grammes

en ayant soin d'incorporer à cette boisson de petits fragments de glace.

On placera enfin des sinapismes aux membres inférieurs.

Le médecin prescrira ensuite des potions plus actives, pratiquera, si besoin est, des injections sous-cutanées et administrera, s'il y a lieu, des vomitifs.

Hémorragies. — Les hémorragies sont des écoulements sanguins s'opérant de façon anormale : toutes les fois que le sang quitte les vaisseaux (artères, veines) qui le contiennent, il y a hémorragie.

Lorsque le sang s'échappe à *l'extérieur*, l'hémorragie est dite *externe ;* si cet épanchement a lieu à *l'intérieur du corps*, l'hémorragie est dite *interne*.

Le saignement de nez ou épistaxis, les hémorroïdes, l'hématémèse, l'hématurie, l'hémoptysie, les coupures sont des hémorragies externes.

La congestion cérébrale, la congestion pulmonaire, la rupture d'anévrisme sont des hémorragies internes.

Chacune de ces différentes hémorragies faisant l'objet d'un article spécial, nous n'y reviendrons pas ici.

Disons seulement un mot de *l'hémorragie puerpérale ;* c'est une grave perte de sang dont sont quelquefois atteintes les femmes après l'accouchement.

Si le médecin assistant s'est retiré, on doit le faire prévenir aussitôt. En l'attendant, on débarrassera l'utérus des membranes, des caillots de sang qui l'encombrent ; on pratiquera cette manœuvre doucement, avec le doigt enduit de vaseline boriquée, afin de ne pas froisser l'organe.

On fera bouillir de l'eau, puis on la maintiendra à la température de 50 degrés, de manière à ce que le médecin, dès son arrivée, puisse donner à la malade une injection chaude intra-utérine.

On soutiendra les forces de l'accouchée avec du champagne, du malaga, du rhum.

Si, malgré l'injection chaude, l'hémorragie continue, le médecin pratiquera des injections sous-cutanées et prescrira le traitement ultérieur.

Hémorroïdes. — Les hémorroïdes sont des varices (voir ce mot) du rectum et de l'anus.

Ces varices dégénèrent en véritables tumeurs, internes ou externes, suivant qu'elles sont situées en dedans ou en dehors de l'orifice anal ; elles sont, dans certains cas, susceptibles d'hémorragies et prennent le nom d'hémorroïdes *fluentes*.

Le volume de ces tumeurs est très variable ; tantôt les hémorroïdes sont grosses comme un pois, tantôt elles atteignent la taille et le volume d'un œuf de poule.

Les hémorroïdes, qu'elles soient sèches ou fluentes, externes ou internes, sont sujettes à des crises qu'annoncent une sensation de pesanteur dans le bas-ventre, le rectum, des démangeaisons à l'anus et un malaise général.

Les selles deviennent difficiles, douloureuses, les matières sont striées de sang, un suintement sanguin se manifeste à l'anus, dégénérant parfois en une véritable hémorragie.

Ce suintement sanguin n'existe pas dans les hémorroïdes sèches, mais il est remplacé par un durcissement et un gonflement considérable de la tumeur.

Les crises se répètent fréquemment : bénignes, elles n'ont pas de conséquences bien dangereuses ; mais, dès qu'elles s'accentuent, elles plongent le malade dans un état de prostration très prononcé et occasionnent des troubles graves dans l'état général.

En dehors des crises, les hémorroïdes sont gênantes ; elles rendent la marche difficile, s'irritent au contact des vêtements, sont le siège de vives démangeaisons et, lorsqu'elles sont très développées, empêchent le malade de s'asseoir.

Il faut encore savoir que les hémorroïdes prédisposent à la fissure, aux abcès et aux ulcères de l'anus.

Toutes ces causes indiquent assez combien il est utile de soigner les hémorroïdes.

Tout d'abord, on évitera la constipation, source permanente de douleurs et fréquente d'accès.

Le malade fera usage de viandes blanches, de légumes aqueux (oseille, épinards); il boira du lait, du cidre, renoncera aux féculents, aux viandes faisandées.

Il prendra de grands soins de propreté locale, s'enduira l'anus de vaseline boriquée avant et après les selles, aura recours aux bains de siège, aux lotions froides.

En dehors de ces prescriptions générales, il fera bien de consulter le médecin qui a à sa disposition des remèdes héroïques dont l'emploi, dans les cas graves, est indispensable.

Hépatiques. — (Voir *Coliques hépatiques*).

Hépatite. — L'hépatite est l'inflammation aiguë ou chronique du foie; cette maladie atteint d'habitude les individus ayant séjourné longtemps dans les pays chauds. C'est dire qu'elle accompagne presque toujours le *paludisme* ou *fièvre intermittente*.

Les grands bains prolongés, les dépuratifs, le lait coupé d'eau de Vichy sont les remèdes à opposer, avec succès, à l'hépatite.

Hernies. — Les hernies ou *efforts* sont des tumeurs produites par la sortie d'un viscère ou d'une portion de viscères en dehors de la cavité naturelle qui le contient, et où il doit normalement demeurer.

La hernie est dite *inguinale*, quand elle se forme dans le pli de l'aine; *crurale*, quand elle affecte la partie interne et supérieure de la cuisse; *ombilicale*, quand elle se forme au nombril; *ventrale*, quand elle apparaît dans toute autre partie de l'abdomen.

Le cœur, les poumons peuvent également se déplacer et occasionner des hernies, mais ce sont des cas excessivement rares; aussi ne nous occuperons-nous que des hernies intestinales.

Il faut bien savoir que la hernie est presque toujours le résultat d'une imprudence. Lorsqu'on soulève un lourd fardeau, les jambes écartées, lorsqu'on monte un cheval trop large d'échine, la peau du ventre se plisse, se contracte, comprime les intestins : ceux-ci, sous l'effet de cette compression, cherchent un endroit moins résistant, pour y faire irruption et s'y étaler à l'aise : ils le trouvent dans l'aine généralement, et font hernie.

Les hernies inguinale et crurale sont les plus fréquentes; on peut les *réduire*, sinon il faut les opérer.

La première chose à faire, dès qu'une hernie vient de se produire, est de prendre une longue serviette et une ceinture de flanelle qu'on plie en forme de bande un peu large.

On place le milieu de cette bande à plat sur le ventre et à hauteur du nombril; on ramène sur les reins les deux extrémités qu'on croise avant de les faire repasser sur le ventre.

On dirige ensuite la bande droite vers l'aine gauche, la bande gauche vers l'aine droite; on fait passer les deux bandes en arrière des fesses et on les remonte sur le nombril, où on les attache.

Cet appareil, convenablement serré, soutient le ventre, les reins, et empêche la hernie d'occasionner des déchirures douloureuses. Il permet de rentrer chez soi ou de se rendre chez le docteur. Celui-ci tente d'habitude de *réduire* la hernie, en essayant de faire rentrer les viscères dans

l'abdomen, puis en les maintenant en place au moyen
d'un bandage ; mais cette manœuvre n'est pas d'une
réussite absolue. Certaines hernies ressortent aussitôt le
bandage retiré ; elles sont douloureuses lorsque le malade
tousse, crie, ou fait des efforts pour aller à la selle.

Quelquefois aussi, les hernies sont *irréductibles*, c'est-
à-dire qu'il est impossible de faire rentrer les intestins à
leur place ; elles peuvent être atteintes *d'engouement*,
c'est-à-dire se remplir de matières intestinales qui rendent
la réduction impossible.

L'engouement dégénère souvent en *étranglement :* dans
ce cas, le ventre se ballonne, la hernie durcit, rougit,
gonfle ; le malade souffre cruellement, son corps est
recouvert d'une sueur visqueuse, et il succombe à la
gangrène qui se manifeste presque toujours.

La hernie peut encore *s'enflammer,* à la suite d'excès
de régime ou de l'application d'un bandage défectueux ;
une péritonite locale se déclare.

Toutes ces complications démontrent assez combien
l'intervention chirurgicale, dès le début, est préférable à
toute autre médication, d'autant plus que l'opération de
la hernie, étant données les ressources de la chirurgie
moderne, n'a plus rien qui doive effrayer ceux qui s'y
soumettent, aussi bien sous le rapport de la douleur que
sous celui de la réussite, qui est assurée.

Les enfants sont très sujets aux hernies *ombilicales,*
soit congénitales, soit accidentelles.

Dans le premier cas, l'intestin fait irruption et gonfle
l'ombilic dès la naissance ; dans le second, la hernie
provient du retard mis à attacher le cordon ou encore
d'une ligature défectueuse

En soignant ces hernies à temps, en les repoussant
assez profondément à l'intérieur de l'abdomen à l'aide
d'un appareil approprié, on arrive le plus souvent à les
faire disparaître d'une façon absolue.

Herpès. — L'herpès est une maladie de la peau,
caractérisée par des éruptions de vésicules, de plaques

rouges, dont l'évolution est généralement rapide et bénigne.

Cette évolution est toujours accompagnée d'élancements, de cuissons, de démangeaisons; puis la peau rougit, gonfle légèrement et bientôt apparaissent de petites cloques renfermant un liquide clair et transparent (vésicules).

Très rapidement, ce liquide s'altère, devient purulent, puis disparaît sans écoulement au dehors; il est remplacé par de petites croûtes ou des suintements.

Dans certaines poussées très actives d'herpès, il peut se produire du malaise, du frisson, de la fièvre et même de l'adénite.

L'herpès se localise de préférence au pourtour des lèvres (herpès labial), au bord de la langue (herpès lingual), aux parties (herpès génital).

Des lavages fréquents à l'eau boriquée, des applications de légers cataplasmes de fécule de pommes de terre, des onctions au glycérolé d'amidon suffisent en général pour hâter la disparition de la maladie.

Il sera bon, ensuite, de prendre un dépuratif.

Dans les cas d'herpès tenace, il faudra demander au médecin de prescrire une médication plus énergique.

Hoquet. — Le hoquet est un spasme nerveux, plus gênant que douloureux, qui soulève par saccades l'estomac et la gorge.

Le hoquet dure généralement quelques instants; il est cependant des cas où il se prolonge durant plusieurs heures.

Pour faire cesser le hoquet, il suffit le plus souvent de boire lentement et sans respirer un grand verre d'eau fraîche; si ce moyen ne réussit pas, absorber une cuillerée à café de sirop d'éther.

Si, malgré tout, les spasmes continuent à se produire, on appliquera des sinapismes au creux de l'estomac et on avalera quelques perles de chloroforme ou d'éther.

Humeurs froides. — (Voir *Scrofule*).

Hydarthrose. — L'hydarthrose est un amas, dans une articulation, d'un liquide spécial nommé synovie, et destiné à faciliter le libre mouvement des jointures.

Si ce liquide est en surabondance, il se produit une hydropisie locale ou hydarthrose, contre laquelle on réagit en faisant plusieurs applications de teinture d'iode, ou de pointes de feu.

L'hydarthrose du genou porte le nom populaire d'*épanchement de synovie.* — (Voir *Synovie.*)

Hydropisie. — L'hydropisie consiste dans l'accumulation anormale d'une grande quantité de liquide dans certaines parties du corps ou dans le corps tout entier.

Nous venons de voir que l'*hydropisie des articulations* se nomme *hydarthrose.*

On appelle *ascite*, l'hydropisie du ventre. Le liquide séreux remplit la cavité abdominale et rend le ventre dur, ballonné, sensible.

L'ascite accompagne presque toujours la cirrhose du foie (voir ce mot); tous les moyens employés, pour résorber le liquide, sont des plus problématiques, à l'exception de la *ponction.*

Cette opération consiste à enfoncer dans l'abdomen, au côté droit, à un endroit déterminé, une aiguille creuse ou *trocart.* Le chirurgien obtient ainsi un écoulement abondant, à la suite duquel le malade ressent une sensation de soulagement et de bien-être infinis.

Les ponctions d'ascite peuvent être répétées plusieurs fois et sans inconvénients au cours de la même maladie.

Il ne faudrait pas s'étonner toutefois si, dans certains cas, la ponction ne donnait pas lieu à un épanchement appréciable ; le médecin se trouverait alors en présence d'une hydropisie spéciale, dite ascite *cloisonnée* et dans laquelle le liquide séreux se trouve disséminé dans une foule de petites cellules, nettement séparées les unes des autres.

Dans ces conditions, la ponction ne donne aucun résultat, mais malheureusement aucun indice ne vient avertir le praticien qu'il est inutile de la tenter.

Citons en passant l'*hydropisie du cerveau*, incurable et heureusement rare, l'*hydropisie des ovaires*, qui nécessite l'extirpation de ces organes (ovariotomie), l'*hydrocèle*, ou hydropisie des parties génitales de l'homme, qui est aussi du domaine de la chirurgie.

Enfin, on nomme *anasarque*, l'hydropisie générale du corps : on la soigne comme l'ascite.

Hydrothérapie. — L'hydrothérapie est un traitement médical qui reconnaît à l'eau, froide ou chaude, un pouvoir curatif dans certaines maladies.

En hydrothérapie, on nomme eau froide l'eau à la température de 18 à 20 degrés ; on entend par eau tiède une eau ne dépassant pas 30 degrés ; enfin l'eau chaude doit avoir de 35 à 40 degrés.

Les compresses, les lotions, les ablutions font partie de l'hydrothérapie ; mais ses principaux agents sont les douches et les bains. — (Voir *Bains, Douches*).

Hyperchlorhydrie. — (Voir *Dyspepsie*).

Hypertrophie. — Nous avons vu que l'*atrophie* est le manque de nourriture d'un organe ; l'*hypertrophie* consiste au contraire dans le développement exagéré d'un organe qui prend de la nourriture en excès.

Hypochlorhydrie. — (Voir *Dyspepsie*).

Hypocondrie. — L'hypocondrie est un vieux terme qui désignait les maladies engendrant la tristesse, les idées sombres. Comme on l'emploie encore quelquefois, nous le citons ici, mais en indiquant la dénomination plus moderne et plus scientifique de ces manifestations morbides : nous voulons parler de la *neurasthénie*. (Voir ce mot).

Hystérie. — L'hystérie est une maladie des nerfs (névrose) complexe et se présentant sous des formes multiples.

C'est ainsi qu'on a pu classifier : la grande hystérie, la petite hystérie, le somnambulisme, l'hypnotisme, la catalepsie, la chorée, l'extase, la léthargie.

La *grande hystérie* est caractérisée par des attaques ou crises convulsives, rappelant en partie l'épilepsie ; la *petite hystérie* ou *hystérie commune* ressemble à la grande hystérie, mais avec cette différence que ces accès n'offrent pas la phase épileptiforme.

Le *somnambulisme* est tantôt une conséquence des formes d'hystérie précédentes, tantôt il constitue à lui seul toute la manifestation hystérique chez un individu.

L'*hypnotisme* ou attaque de sommeil présente cette particularité que la crise peut être naturelle ou artificielle, c'est-à-dire provoquée ; la *catalepsie* est un état de raideur spéciale.

La *chorée* est caractérisée par des mouvements désordonnés ; l'*extase* est une véritable folle hystérique ; enfin la *léthargie* ou mort apparente est un état fréquent chez les hystériques. Il existe une dernière forme d'hystérie, dite *hystérie localisée* ou nommée quelquefois aussi *hystéricisme*.

L'hystérie localisée est remarquable par les troubles psychiques qu'elle provoque, ainsi que par l'altération de la sensibilité, les contractions maladives des muscles, la paralysie, les troubles de l'appareil digestif, de l'appareil urinaire et de l'appareil circulatoire.

Les causes de l'hystérie sont les suivantes : en premier lieu l'hérédité, puis le nervosisme, l'alcoolisme préparent merveilleusement un terrain sur lequel les émotions, les chagrins, les mauvais traitements exercent à leur tour une action déterminante de la maladie.

Pendant les crises, il convient de coucher à plat le malade, soit à terre, soit sur un matelas ; on déboutonnera ou on retirera les vêtements qui pourraient le gêner. On veillera à ce qu'il ne se contusionne pas au cours des convulsions, en le maintenant à l'aide d'un drap roulé autour du buste et en garnissant le parquet d'oreillers ou de coussins.

Puis on aspergera le malade avec de l'eau froide, on lui fera respirer de temps à autre un peu d'éther, on essaiera la compression des ovaires.

En dehors des crises, qui nécessitent presque toujours l'intervention du médecin, il est indispensable de consulter ce dernier. L'hydrothérapie, le changement de milieu, la suggestion, l'électricité sont autant d'excellents moyens de guérison, joints à une médication calmante.

En cas d'échec, la suprême ressource est l'isolement dans une maison spéciale.

L'hystérie se manifeste le plus souvent chez la femme, mais le sexe masculin n'est pas complètement à l'abri de ses atteintes. — (Voir *Catalepsie*, *Chorée*, *Léthargie*, *Somnambulisme*.)

I

Ictère. — L'ictère catarrhal, vulgairement appelé *jaunisse*, est caractérisé par une coloration jaune de la peau, des muqueuses et des urines.

Cette couleur est due à la bile, qui, ne pouvant s'écouler dans l'intestin à cause de l'obstruction de ses canaux d'excrétion, se déverse dans le sang.

L'ictère débute soit brusquement, soit de façon plus lente. Les yeux, puis les ongles deviennent jaunes ; la coloration gagne ensuite les tempes, le nez, le front, les lèvres, le menton, les joues, la langue, le palais et toute la bouche.

Les urines sont d'un jaune foncé, les selles décolorées ou fortement teintées.

Le malade éprouve des démangeaisons, souffre de dyspepsie avec vomissements.

Il devra se mettre au lait, ne manger que des purées

de légumes, des fruits bien cuits, de la viande très cuite en petite quantité.

Le médecin devra toujours être consulté, car l'ictère, bénin en lui-même, peut dégénérer en ictère infectieux, maladie des plus graves et fréquemment mortelle.

On pratiquera l'antisepsie intérieure au moyen de cachets de benzonaphtol, de purgatifs et de diurétiques, afin d'entraîner la bile au dehors par les selles et par les urines.

Enfin le malade fera usage de boissons alcalines, d'eau de Vichy.

Il est rare que l'ictère se prolonge plus de cinq à six semaines.

Iléus. — (Voir *Occlusion intestinale*).

Impétigo. — (Voir *Gourmes*).

Incontinence d'urine. — L'incontinence d'urine provient soit de ce que la vessie, trop sensible, s'irrite au contact de l'urine au point de ne pouvoir la tolérer, soit du relâchement des muscles de la prostate, destinés à en fermer l'ouverture en dehors de la miction (action d'uriner).

L'incontinence d'urine s'observe fréquemment chez les enfants; certains d'entre eux urinent abondamment au milieu de la nuit, pendant leur sommeil, et inondent leur lit, ce qui leur vaut, au réveil, une correction bien imméritée.

Au lieu du fouet, il est plus rationnel de pratiquer chaque matin une lotion froide sur la colonne vertébrale des enfants qui « pissent au lit », et, tous les soirs, de leur faire une friction sur tout le corps, avec une flanelle imbibée d'alcool de lavande et de beaume de Fioravanti en parties égales.

De plus, on fera prendre à l'enfant, deux fois par semaine, un bain tiède de décoction de feuilles de noyer.

Enfin, avant chaque repas, lui faire boire une cuillerée à soupe du mélange suivant :

Sirop de Raifort iodé. . . . . . 250 grammes
Sirop de quinquina. . . . . . . 250 grammes

L'incontinence d'urine affecte aussi les adultes ; on pratiquera dans ce cas les mêmes manœuvres que pour les enfants, mais les frictions auront lieu sur la région lombaire et avec un liniment plus énergique que le médecin indiquera, en même temps qu'il fixera une médication intérieure appropriée, selon que l'incontinence provient chez eux d'une fatigue de la vessie ou d'un échauffement maladif.

Indigestion. — L'indigestion est un malaise de l'estomac, lequel supportant mal les aliments ou les boissons absorbées, les rejette au dehors non digérés.

Les mets lourds, encombrants, les repas trop abondants ou pris trop vite, l'excès de boissons déterminent l'indigestion.

Cette indisposition débute par un sentiment de pesanteur à l'estomac, par un vague malaise bientôt suivi d'éructations, de renvois acides, de nausées et de vomissements.

Il est rare que, de son côté, l'intestin ne fasse des siennes : la plupart du temps en effet, une diarrhée passagère se déclare, avec de vives tranchées qui occasionnent une sueur froide abondante. Quelquefois, enfin, il y a un peu de fièvre.

Le traitement consiste à activer, forcer la digestion en faisant boire au malade des infusions chaudes de thé, de menthe, de camomille, de fleurs d'oranger, de mélisse.

Si le malaise ne se calme pas, il est bon de devancer les vomissements spontanés, toujours pénibles, en administrant de cinq à dix centigrammes d'émétique dans un verre d'eau tiède.

Dès que le malade aura rendu, on lui préparera une infusion calmante de tilleul ; puis il se mettra à la diète jusqu'au lendemain et, pendant un jour ou deux, il ne prendra que du lait ou du bouillon.

Inflammation d'intestins. — (voir *Entérite*).

Influenza. — (voir *Grippe*).

Injeotions. — Les injections consistent dans l'introduction d'un liquide chaud ou froid dans le corps, soit dans ses cavités naturelles, soit sous la peau, et ce au moyen d'un instrument approprié.

Les injections sous-cutanées ou hypodermiques sont du ressort du médecin qui les pratique lui-même : nous n'avons donc pas lieu de nous en occuper ici.

Les autres injections s'administrent dans le nez, dans les oreilles, dans le vagin.

Les injections dirigées vers l'intestin par le rectum portent le nom de lavements.

Pour les oreilles, il faut choisir une petite seringue de verre désinfectée au préalable par un séjour de quinze à vingt minutes dans l'eau bouillante ; on remplit la seringue du liquide à injecter et on le pousse dans l'intérieur de l'oreille, en manœuvrant le piston. Il faut avoir soin de pencher l'oreille au-dessus d'une cuvette où retombe le liquide à sa sortie du conduit auditif.

Il en est de même pour le nez, bien que l'on puisse remplacer avantageusement la seringue par une poire en caoutchouc, munie d'une canule.

Les injections vaginales se donnent généralement au moyen d'un appareil composé d'un réservoir d'une contenance de deux litres à deux litres et demi, muni à sa partie inférieure d'un tuyau de caoutchouc d'une longueur de 1 m. 50 à 2 mètres, à l'extrémité duquel on adapte une canule de caoutchouc durci, longue de quinze centimètres environ, munie d'un robinet et terminée par une sorte de petit gonflement percé de plusieurs trous.

L'ensemble de l'instrument se nomme douche ou bock.

On suspend le bock plus ou moins haut, suivant la

force de propulsion que l'on veut donner au liquide ; puis la femme s'allonge dans une position presque horizontale ; tenant le bassin au-dessus d'un récipient, cuvette ou bidet, elle introduit la cânule dans le vagin, ouvre le robinet adducteur et laisse parvenir le liquide.

Les injections vaginales sont ou hygiéniques ou médicales ; c'est-à-dire que l'on doit avoir recours à elles aussi bien dans les différentes affections de la matrice et des organes génitaux que pour les soins de propreté et de toilette intime.

Pratiquées de façon régulière par les femmes saines, outre qu'elles constituent un mode excellent d'hygiène locale, elles sont de puissants préventifs contre les flueurs blanches, les inflammations de la matrice, de la vulve et du vagin.

Nous ne saurions donc trop en préconiser l'usage très fréquent, que bien des femmes considèrent encore comme un moyen purement curatif.

Insolation. — L'insolation ou coup de soleil peut déterminer une congestion.

On doit, dès qu'un individu est frappé d'insolation, le transporter à l'ombre, le coucher, le mettre à l'aise, lui bassiner le front, les tempes, le visage avec de l'eau glacée additionnée de vinaigre ou d'alcool, et faire sur le reste du corps des lotions à l'eau froide.

On attirera le sang aux extrémités inférieures en plaçant quelques sinapismes.

Il sera bon de poser quelques sangsues derrière les oreilles, si l'évanouissement se prolonge.

Sous nos climats, les insolations sont en général peu redoutables ; il n'en faudrait pas conclure que l'assistance du médecin soit inutile. S'il est exagéré de le déranger pour une simple rôtissure de l'épiderme, il ne faut pas, en revanche, hésiter à le mander quand l'insolation occasionne un malaise général et, à plus forte raison, une syncope.

Quant aux coups de soleils proprement dits, qui proviennent d'une reverbération trop ardente des rayons solaires sur les parties du corps exposées à leur action, le visage, le cou, les mains, les bras, il suffit d'enduire l'épiderme brûlé d'une couche de vaseline ou d'huile de camomille camphrée.

La peau sèche, tombe et se renouvelle d'elle-même ; au bout de quelques jours, l'accident a disparu, non sans déterminer, pendant la période aiguë, une sensation de brûlure, de cuisson des plus pénibles.

Insomnie — L'insomnie ou privation de sommeil accompagne d'ordinaire beaucoup d'affections, mais elle peut être indépendante de toute maladie ; on lui fait alors les honneurs du traitement spécial que voici :

Les personnes souffrant d'insomnie éviteront les émotions, les préoccupations absorbantes. Aussitôt couchées, elles s'abstiendront de remuer dans le lit, et à plus forte raison d'y lire, de garder une lampe allumée ou une veilleuse dans leur chambre à coucher ; au contraire, elles s'efforceront de dormir.

Elles habiteront de préférence un quartier paisible, silencieux.

Chaque soir, avant de se coucher, elles se frictionneront avec une flanelle imbibée de :

    Eau de Cologne . . . . 400 grammes.
    Alcoolat de lavande 400   —
    Teinture de musc . . , . . . 8   —

Puis, elles boiront une tasse d'infusion de feuilles d'orangers ou un verre d'eau de fleurs d'orangers.

Si cette médication ne donne pas de résultats, elles feront bien de consulter un médecin qui prescrira le bromure de potassium, le chloral ou le sulfonal.

Elles éviteront enfin de prendre, le soir, un repas trop copieux, afin de ne pas charger leur estomac pour la nuit.

Insuffisance et rétrécissement aortique. —

Comme son nom l'indique, l'insuffisance aortique est une faiblesse de l'aorte, artère qui communique directement avec le cœur et y est reliée.

Cette maladie est presque toujours jointe au rétrécissement aortique ; les vieillards y sont plus exposés que les individus jeunes ; néanmoins, on la constate quelquefois chez ces derniers.

Elle a pour effet d'augmenter le volume du cœur, d'en troubler les pulsations ; elle occasionne des vertiges, des maux de tête, des insomnies, des chaleurs au cœur, la pâleur du visage, une toux sèche et quinteuse, et souvent l'anémie cérébrale.

Les malades doivent consulter un médecin, se soumettre à un examen sérieux, puis suivre à la lettre ses prescriptions.

Comme régime alimentaire, le malade pourra continuer à se nourrir comme à l'ordinaire, en prenant soin de ne pas abuser des mets de difficile digestion, qui encombrent l'estomac, et de ne pas trop boire à la fois. Il aura toutes facultés de se désaltérer sans obstacles, mais il se gardera d'absorber d'un seul coup une trop grande quantité de liquide.

Insuffisance et rétrécissement mitral. — Cette affection, très grave, entraîne la gêne de la respiration, occasionne des hémorragies nasales, des hémoptysies.

Le visage devient bouffi, cyanosé.

Il faut épargner au malade les chagrins, les émotions, les fatigues, les efforts, lui faire faire des promenades à une allure modérée, et couper la marche de fréquents repos.

Sa nourriture sera substantielle mais peu volumineuse ; il s'abstiendra d'alcool, de thé, de café, de tabac. Il boira du lait en abondance.

Quant au traitement médicinal, il sera ordonné par un médecin.

Intertrigo. — Les enfants au maillot, les personnes

trop grasses sont souvent *coupées* sous les bras, entre les cuisses, par le frottement de deux parties charnues se touchant au moindre mouvement.

L'urine chez les enfants, la transpiration chez les grandes personnes, peuvent déterminer le même accident.

On donne à ces coupures le nom d'intertrigo.

L'intertrigo éraille l'épiderme, le rougit, le gonfle; il est de plus très douloureux.

Il convient de laver à l'eau fraîche, plusieurs fois par jour, les parties enflammées, et de les recouvrir ensuite d'une couche de poudre d'amidon.

Si l'eau fraîche ne suffit pas à procurer la guérison, on la remplacera par une dissolution de *tannin*, qu'il est facile de préparer soi-même en faisant bouillir de l'écorce de chêne.

Ivresse. — Les gens qui boivent avec excès sont quelquefois atteints d'une torpeur invincible, d'un lourd sommeil qu'aucun appel, qu'aucune sollicitation ne peuvent interrompre : on dit alors qu'ils sont ivres-morts.

Cet effet de l'alcool constitue un véritable empoisonnement contre lequel il convient de réagir au plus vite, car on a vu des ivrognes passer du sommeil à la mort sans se réveiller.

Après l'excitation passagère occasionnée par l'alcool, l'ivrogne s'affaisse, comme assommé. Parfois il respire bruyamment; d'autres fois la respiration paraît suspendue, et le corps se refroidit légèrement.

Il faut ouvrir de force la bouche du malade, et provoquer les vomissements, soit en titillant la luette, soit en lui faisant boire de l'eau tiède.

On déshabillera complètement le malade, on le couchera et on pratiquera d'énergiques frictions sèches sur tout le corps.

Puis on préparera du café fort, qu'on lui fera avaler après la potion suivante, à prendre en deux fois et à un quart d'heure d'intervalle :

Acétate d'ammoniaque . . . .   10 grammes
Chlorure de sodium   4   —
Infusion concentrée de café. . . .   80   —
Sirop de sucre.   20   —

Si le visage est rouge, la face congestionnée, brûlante, la congestion cérébrale est à craindre, on appliquera six sangsues, trois derrière chaque oreille.

Puis on administrera un lavement purgatif, afin de débarrasser l'intestin de l'alcool qui en imprègne les muqueuses.

Dès que le malade reviendra à lui et demandera à boire, on lui donnera du lait ; le régime lacté sera d'ailleurs continué jusqu'à complet rétablissement.

J

Jaunisse. — (Voir *Ictère*).

Jouets coloriés *(Empoisonnement par les)*. — Les règlements de police ont spécifié très clairement les substances toxiques à proscrire pour la coloration des jouets d'enfants, que ces derniers, surtout dans le jeune âge, portent fréquemment à leur bouche.

On peut être assuré que ces règlements sont scrupuleusement respectés dans les grandes villes ; c'est donc là qu'il convient d'acheter ou de faire acheter les joujoux, car le contrôle sévère qui s'exerce dans les magasins spéciaux nous donne toutes garanties de sécurité.

Méfions-nous au contraire des jouets que vendent les colporteurs, les petits marchands de passage, ceux qui parcourent les campagnes, non que nous voulions incriminer ou faire suspecter une catégorie d'honnêtes travailleurs, mais ces derniers sont quelquefois trompés eux-mêmes sur la qualité de leur marchandise : ils vendent, ils ne fabriquent pas.

D'ailleurs, responsables ou non, qu'importe ! Quand il

s'agit de la santé et de la vie de nos enfants, on ne saurait s'entourer de trop de précautions.

Si, malgré tout, un enfant, après avoir fait usage de jouets neufs, de provenance indécise, ressentait un malaise, il faudrait appeler le médecin au plus vite.

En l'attendant, on fera vomir l'enfant et on lui fera boire du lait en abondance.

On gardera le jouet suspect et on le remettra au docteur : il est rare que celui-ci, grâce aux réactifs chimiques dont il dispose, ne découvre pas la substance nocive qui entre dans sa coloration, assez rapidement pour pouvoir administrer à temps le contre-poison.

K

Kératite. — La kératite est l'inflammation de la partie transparente qui se trouve en avant de l'œil et qui porte le nom de cornée.

Cette inflammation enlève à l'organe son éclat habituel et provoque de petites plaies ulcérées du globe de l'œil.

Cette affection est très pénible et les douleurs qu'elle suscite s'exaspèrent encore au grand jour, au soleil. Non soignée, la kératite peut entraîner la perte de la vue ; aussi est-il de toute importance de remédier au plus vite à cet état.

Des lotions à l'eau boriquée, des applications de vaseline entre l'œil et les paupières provoquent ordinairement la disparition du mal, lorsque celui-ci est pris à temps. Si on néglige la kératite, elle s'aggrave rapidement et rend indispensable l'intervention d'un spécialiste.

Au point de vue du régime général, il faudra donner au malade des aliments fortifiants, des excitants, car cette maladie des yeux est d'ordinaires l'apanage des lymphatiques : on l'observe surtout chez les enfants.

Kystes. — Les kystes sont des tumeurs enfermées dans une sorte de sac ou de poche formé d'une membrane et rempli soit d'un liquide séreux, soit d'une matière molle qui s'accumule au noyau central.

Ce noyau est le plus souvent un corps étranger qui s'est introduit accidentellement dans le corps : tels sont les balles, les grains de plomb, de poudre, que l'on n'a pu extraire et qui deviennent le point de départ d'un kyste. Il en est de même des poussières, des graviers, des éclats de bois, etc.

Les kystes peuvent aussi prendre naissance à la suite d'une fracture, quand de petits éclats se sont détachés des os pour s'enfoncer dans les muscles voisins.

Ces tumeurs ne sont généralement pas douloureuses, mais elles sont gênantes, sensibles au toucher, et susceptibles de s'enflammer; dans ce cas elles deviennent la source d'abcès graves.

Il ne faut pas attendre ce dernier état pour faire procéder à leur extirpation.

L'opération chirurgicale est en effet le seul remède à employer avec succès, les emplâtres, cataplasmes et autres médicaments n'ayant aucun effet sur les kystes.

L

Lait. — Nous verrons, à l'article *Régimes alimentaires*, comment on remédie à l'insuffisance du lait, comment on augmente sa qualité, comment on le fait passer.

Nous nous occuperons seulement ici du lait servant à nourrir les enfants au biberon, des qualités qu'il doit posséder, de la manière de le donner au nourrisson.

L'allaitement artificiel a presque toujours recours au lait de vache, parce qu'il est le plus répandu ; néanmoins, nous préférons le lait de chèvre, et nous conseillons de l'employer chaque fois qu'on le pourra.

La chèvre est moins sujette à la tuberculose que la

vache; c'est donc une garantie de sécurité que nous aurions tort de négliger.

Néanmoins, à défaut de lait de chèvre, on est forcé de se servir de lait de vache; il faut choisir du lait stérilisé, ou du lait frais, non écrémé, qu'on fera bouillir avant de le faire consommer. L'ébullition détruit les microbes et empêche la fermentation, cause ordinaire des diarrhées infantiles.

On donne le lait tiède, coupé d'un peu d'eau sucrée tiède; jusqu'à six mois le lait doit former la seule nourriture de l'enfant; mais, à partir de cet âge, il est nécessaire d'ajouter à cette alimentation des bouillies claires de farine de froment, puis progressivement des œufs brouillés, de petites panades, du bouillon, du pain.

Le lait se donne le plus souvent à l'aide du biberon; nous avons indiqué plus haut les précautions de propreté à prendre pour tenir toujours cet instrument en parfait état, et les avantages qu'en retire le nourrisson au point de vue de sa santé.

Mais, si parfaite que puisse être la désinfection du biberon, elle ne l'est jamais autant que celle d'une petite cuillère et d'un verre ordinaire, qu'on emploie encore en certains pays pour nourrir les bébés.

Malheureusement, cette méthode est plus longue et moins pratique que celle du biberon; c'est pourquoi on la délaisse aujourd'hui.

Les tétées au biberon seront fréquentes et sensiblement analogues à celles que prennent les enfants à la mamelle. Au fur et à mesure que les nourrissons grandissent, les tétées diminuent en nombre et augmentent en quantité d'aliments absorbés.

A un mois, l'enfant boit environ six cent cinquante grammes de lait par jour, en neuf repas; à deux mois, le nombre des repas tombe à sept, de cent grammes l'un, soit sept cents grammes par jour.

A trois mois, le nombre des tétées reste le même, mais augmente de vingt grammes environ par tétée, soit huit cent quarante grammes par jour.

A quatre mois, six tétées par jour, de cent cinquante grammes l'une, soit neuf cents grammes.

Ces rations moyennes sont en général suffisantes pour assurer le développement normal de l'enfant. Il existe d'ailleurs une manière facile de s'assurer des progrès accomplis par le nourrisson; c'est la pesée chaque semaine, en se basant sur les éléments suivants :

L'enfant sera pesé au moment de sa naissance, puis *sept* jours après; les deux poids devront être égaux, le bébé subissant, à l'âge de deux jours, une déperdition qu'il regagne ensuite.

De *sept jours* à *cinq mois*, il doit augmenter en moyenne de *vingt-cinq* grammes par jour, soit pour une semaine *cent soixante-quinze* grammes.

A *cinq mois*, son poids doit être le *double* de celui qu'il avait lors de sa naissance.

A partir de cet âge, il augmente régulièrement de *dix* à *quinze* grammes par jour.

A *seize mois*, l'enfant doit peser le *double* de poids qu'à *cinq mois*.

Toutes les fois que les résultats du pesage ne se rapportent pas sensiblement à cette moyenne, il faut, suivant le cas, augmenter ou diminuer les repas.

Si, en augmentant les tétées, l'enfant ne profite pas davantage, c'est le lait qui est le coupable : on devra donc le changer. — (Voir *Biberon, Nourrices, Régimes alimentaires.*)

Langue (*Maladies de la*). — Les maladies de la langue sont le muguet, les aphtes, l'herpès, la nigritie, la glossite ou inflammation, le rhumatisme, la névralgie, les ulcères, les tumeurs, le cancer.

Nous dirons quelques mots ici de la nigritie, de la glossite, du cancer de la langue, du rhumatisme, de la névralgie, affections heureusement rares; nos lecteurs trouveront, au cours de ce volume, des articles spéciaux concernant les autres maladies.

La *glossite* ou inflammation peut être superficielle ou

profonde, suivant qu'elle s'étend en surface ou en épaisseur.

La glossite superficielle rend la langue rugueuse, grisâtre, resserrée. Puis la couche supérieure de la muqueuse se détache, laissant à nu une surface d'un rouge vif et extrêmement sensible. La parole, la mastication sont pénibles, la soif est ardente.

Dans la glossite profonde, la langue tout entière se gonfle de façon telle que la bouche ne peut plus la contenir. Le malade ne peut ni manger, ni parler; la respiration est presque impossible, la fièvre est forte et la soif insatiable.

Les fièvres graves, l'empoisonnement par le mercure, l'inflammation des glandes parotides peuvent déterminer la glossite.

Il faut appliquer des sangsues, faires des lavages antiseptiques et émollients fréquemment répétés.

La *nigritie* est caractérisée par la coloration noire que prend la langue; cette affection débute par une petite tache noire qui s'élargit de plus en plus, occupe tout l'organe, puis diminue progressivement et disparaît.

Ni douleur, ni traitement.

Les *névralgies* faciales occasionnent quelquefois de pénibles douleurs à la langue, rendant la parole difficile et la mastication impossible : ce cas très rare ne se guérit qu'en coupant le nerf lingual.

Aussi rare est le *rhumatisme lingual*, très-douloureux, mais de courte durée.

Les *tumeurs* sont également peu fréquentes; quant au *cancer*, ou tumeur cancéreuse, il se propage lentement et provoque la perte complète de l'organe, si l'on ne sacrifie à temps la partie malade en l'amputant et en cautérisant énergiquement la plaie, toutes opérations du domaine chirurgical. — (Voir *Aphtes, Grenouillette, Herpès, Muguet, Ulcères*).

Laryngites. — Les laryngites sont aiguës ou chroniques.

Parmi les laryngites aiguës, citons la *laryngite catarrhale aiguë*, affection bénigne et très commune, ayant pour cause ordinaire le froid, les poussières ou vapeurs irritantes.

La laryngite catarrhale peut aussi être la conséquence de fièvre typhoïde, de la coqueluche. Sa caractéristique est l'*enrouement*; au cours de cette maladie, la muqueuse du larynx devient rouge, enflée : une sécrétion d'abord transparente, puis purulente, s'établit bientôt. Cette humeur irrite les nerfs du larynx; il s'ensuit une toux rauque pénible, une gêne dans la respiration (dyspnée).

L'enrouement peut être léger ou intense; parfois il va jusqu'à l'aphonie complète.

La douleur est peu vive, elle consiste plutôt en une cuisson; l'état général est fiévreux avec diminution de l'appétit et tendance à la courbature.

Le malade devra plusieurs fois par jour aspirer les vapeurs chaudes d'une infusion de thym ou d'eucalyptus, et entourer son cou d'une bande de coton iodé.

La *laryngite phlegmoneuse* est beaucoup plus grave que la précédente et heureusement très rare. Elle se déclare à la suite de l'absorption de liquides trop chauds.

Il se forme dans le larynx de nombreux abcès purulents produisant une inflammation intense. Il faut appeler bien vite le médecin, car l'œdème de la glotte est à redouter. (Voir ce mot.)

Les sangsues, les ventouses scarifiées sont employées avec profit dans la laryngite phlegmoneuse.

La *laryngite érysipélateuse*, la *laryngite de la fièvre typhoïde*, la *laryngite syphilitique*, la *laryngite varioleuse*, sont des formes peu fréquentes de la laryngite aiguë et qui doivent être traitées en même temps que les maladies dont elles découlent. De même pour la *laryngite tuberculeuse*.

La *laryngite catarrhale chronique* succède généralement à une laryngite aiguë mal soignée.

La muqueuse du larynx s'épaissit, s'ulcère en certains

points; ce qui forme autant de petites plaies longues et difficiles à guérir.

Le malade devra renoncer au tabac, à l'alcool, qui pourraient envenimer les plaies ; il parlera le moins possible, pratiquera l'antisepsie du larynx avec des gargarismes au menthol, fera usage d'eaux sulfureuses et arsénicales.

Enfin, il fera bien de consulter un médecin.

La *laryngite striduleuse* ou faux-croup et la *laryngite pseudo-membraneuse* ou diphtérie, ou croup, font l'objet de deux articles spéciaux. — (Voir *Croup* et *Faux Croup*).

Larynx *(Tumeurs du).* — Les tumeurs du larynx peuvent être de nature *syphilitique, tuberculeuse* ou *cancéreuse.*

Les tumeurs rentrant dans les deux premières catégories sont traitées en même temps que les maladies qui leur donnent naissance.

Quant à la *tumeur cancéreuse* ou *cancer du larynx,* c'est une affection excessivement grave, imputable aux excès de tabac et d'alcool et nécessitant toujours un traitement chirurgical.

Le cancer du larynx détermine des troubles vocaux et respiratoires, accompagnés de douleurs violentes. Il est de plus fort incommode à cause de l'engorgement des glandes voisines qu'il provoque et de l'odeur fétide, nauséabonde que répand le malade.

Il existe enfin une quatrième variété de tumeurs qui n'offrent aucun des caractères précédents ; elles prennent le nom de *polypes* et sont fréquentes chez les hommes de trente à quarante ans, surtout chez ceux qui font grand usage de la parole, tels que les avocats, les prédicateurs, les professeurs.

Les polypes gênent la respiration et l'émission de la voix; ils sont traités chirurgicalement avec le plus grand succès. — (Voir *Polypes*).

Lavements. — Les lavements sont des injections de

liquide dans le gros intestin, par le rectum. Ces injections ne dépassent pas la valvule de Bauwin, plaisamment nommée autrefois « barrière des apothicaires » et formant la séparation entre l'intestin grêle et le gros intestin.

On les administre avec des instruments spéciaux dits clysopompes ou irrigateurs : toutefois, ces appareils sont quelque peu délaissés aujourd'hui. On leur préfère la poire en caoutchouc, munie d'une canule, ou la douche dont nous avons fait la description à notre article *Injections*. Dans ce cas, on munit le tuyau de caoutchouc d'une canule rectale.

Les lavements peuvent être médicinaux ou alimentaires. Les lavements médicinaux sont dits *calmants*, quand l'opium, le pavot, le laudanum et autres narcotiques entrent dans leur composition ; ils sont excellents contre les douleurs intestinales qu'ils apaisent.

Ils sont dits *médicamenteux* lorsqu'on incorpore au liquide un médicament quelconque à faire absorber par cette voie ; *purgatifs*, lorsqu'ils sont destinés à provoquer une diarrhée passagère, de nature à désobstruer l'intestin au moyen d'une évacuation rapide.

Les lavements *simples* sont destinés à nettoyer les intestins qu'ils débarrassent des matières (membranes, débris d'aliments digérés), que les évacuations n'ont pas entraîné au dehors. Ils constituent une excellente mesure d'hygiène en même temps qu'un bon préventif contre les nombreuses affections de ces organes.

On doit se servir toujours d'eau bouillie, lorsqu'on prend un lavement. Quant à la température de l'eau, elle varie suivant la nature du lavement : le plus souvent le lavement se donne tiède.

On recourt enfin aux lavements *alimentaires* quand l'état du malade ne permet pas de le nourrir, soit par la bouche, soit au moyen d'un appareil spécial qui, introduit dans l'œsophage, parvient jusque dans l'estomac et y dépose la nourriture nécessaire.

Dans ce cas, on administre deux lavements : le premier, à l'eau tiède, a pour effet d'évacuer l'intestin ;

le second contient les substances alimentaires à incorporer : bouillon, jus de viande, peptone, œufs crus délayés, lait.

Le malade doit s'efforcer de conserver les lavements alimentaires le plus longtemps possible, afin que la muqueuse intestinale puisse s'assimiler une plus grande quantité des principes nourrissants.

Léthargie. — La léthargie ou mort apparente est, nous l'avons vu plus haut, une des manifestations de l'hystérie.

Le corps du léthargique paraît inanimé, sa peau est froide, ses membres sont inertes, ses yeux insensibles à la lumière.

La respiration, les bruits du cœur sont tellement affaiblis qu'il devient impossible de les distinguer.

On peut néanmoins différencier la léthargie de la mort vraie, et de façon certaine, à ce que, dans la mort vraie, la décomposition ne tarde pas à se produire, tandis qu'elle ne survient jamais dans la léthargie.

Enfin, dans la mort vraie, la température intérieure du corps disparaît et se met au niveau de la température ambiante, tandis que dans la léthargie, cette température ne descend *jamais* au-dessous de vingt-deux degrés centigrades. — (Voir *Hystérie, Mort réelle*).

Leucorrhée. — (Voir *Flueurs blanches*).

Lèvres gercées. — (Voir *Crevasses*).

Lithiase biliaire. — (Voir *Coliques hépathiques*).

Lombrics intestinaux. — (Voir *Vers intestinaux*).

Loupes. — Les loupes sont des tumeurs de la peau qui se produisent par l'accumulation de matières graisseuses dans l'intérieur des poches contenant les follicules pileux.

Les loupes peuvent se former sur tout le corps, du moins partout où il existe des poils, mais elles affectionnent surtout la région du crâne et du front.

Les loupes ont un volume variable ; certaines atteignent des dimensions considérables. Celles-ci sont molles, élastiques, tandis que les petites ont une consistance assez ferme.

Dans certains cas, la matière sébacée qui les garnit prend une consistance pierreuse, calcaire.

Comme les loupes sont sujettes à s'enflammer, à s'ulcérer, il est bon de ne pas attendre pour les faire traiter qu'une aggravation semblable se soit manifestée dans leur état. Il est préférable de recourir dès le début au chirurgien, car lui seul peut guérir radicalement cette affection, au moyen d'une opération simple et peu douloureuse.

Lumbago ou lombago. — Le lumbago ou lombago ou *tour de reins*, est une douleur, presque toujours rhumatismale, de la région lombaire (reins).

Il se déclare brusquement, soit à la suite du froid, soit à la suite d'efforts ou de fatigue musculaires.

Le malade souffrant d'un lombago ne peut remuer le buste sans éprouver de violentes douleurs. Aussi n'ose-t-il bouger, respirer trop fort, tousser ou se moucher trop bruyamment ; il lui est presque impossible et en tous cas extrêmement pénible de se pencher en avant et en arrière.

Il doit se mettre au lit, provoquer une transpiration abondante en buvant un ou plusieurs bols d'infusions sudorifiques (tilleul, bourrache). Localement, on appliquera des cataplasmes très chauds sur la région lombaire, suivie de frictions avec du baume tranquille.

Il est rare que le lombago résiste plus de quelques jours à ce traitement.

Mais certaines personnes, par la nature même de leurs occupations, ne peuvent prendre le lit ou le garder jusqu'à la guérison. Elles auront recours à des applications de teinture d'iode et de laudanum en parties égales, puis recouvriront les reins d'une couche d'ouate maintenue par une bande de flanelle. Elles pourront continuer à travailler sans trop de difficultés.

Il existe encore des remèdes héroïques contre le tour de reins : citons les vésicatoires, les ventouses scarifiées, les frictions à l'essence de térébenthine ; nous conseillons à nos lecteurs d'y recourir seulement quand les moyens ordinaires de guérison auront échoué.

Enfin les malades devront adopter l'hygiène générale et le régime alimentaire des rhumatisants sous peine de voir le tour de reins récidiver trop souvent à leur gré. — (Voir *Rhumatisme*).

Lupus vulgaire. — Les personnes atteintes de cette maladie rongeante, siégeant habituellement à la face, devront boire de l'huile de foie de morue à hautes doses, prendre beaucoup d'exercice, adopter un régime alimentaire abondant.

Quant au traitement du lupus, il est long et doit toujours être dirigé par un médecin. Disons en deux mots qu'il est basé sur des scarifications assez profondes pour couper le mal dans sa base et le circonscrire sans traverser toutefois l'épaisseur de la peau.

Le lupus défigure lentement les malades qui le négligent ; il est donc essentiel de le soigner au plus tôt.

Luxations. — On entend par luxation le déplacement d'os mobiles hors de la cavité où ils séjournent habituellement. Cet accident est le plus souvent accompagné de déchirure des ligaments musculaires qui assujettissent les os à la place qu'ils doivent normalement occuper.

Les luxations les plus fréquentes sont celles du poignet, du coude, de l'épaule, du cou, de la cuisse.

En attendant le médecin, il sera bon de faire prendre au malade un bain prolongé, à la suite duquel on appliquera des compresses sur la partie luxée.

Le médecin remettra l'articulation en état et la maintiendra par un bandage, ou, suivant le cas, par un appareil plâtré.

Au bout d'une huitaine de jours environ, on débarrassera de ces entraves le membre atteint, et quelques massages lui restitueront sa souplesse primitive. — (Voir *Entorses*).

Lymphadénie. — C'est une maladie dans laquelle la lymphe se produit en quantité exagérée, encombre les canaux dits lymphatiques, se déverse dans les vaisseaux sanguins, et, par leur intermédiaire, vient surcharger les méninges, le foie, les reins.

La lymphadénie altère donc le sang progressivement, l'affaiblit et détermine souvent la cachexie, l'anémie, les hémorragies, la tristesse, le marasme.

Cette maladie est accompagnée de diarrhées abondantes : sa durée peut varier de quelques mois à deux ans.

En dehors du traitement médical, le malade veillera au bon fonctionnement de ses voies digestives par des purgatifs fréquents et légers, par l'exercice au grand air, en ayant soin d'éviter la fatigue.

Il prendra chaque jour une douche froide ou tiède, suivie d'une friction générale à l'eau de Cologne.

On stimulera l'appétit du lymphadénique et on le nourrira très substantiellement.

Lymphatisme. — Le lymphatisme est un état général, un tempérament qui, bien équilibré, réunit les meilleures conditions de santé.

Le lymphatique est calme, peu expansif, pondéré, réfléchi ; ses muscles sont suffisamment forts pour un usage modéré ; il n'est pas victime de ses nerfs, des impulsions brusques de son cerveau.

Ces justes proportions tiennent à ce que la lymphe, ou suc blanc, se produit en assez grande abondance pour contrebalancer la force du sang.

Mais, dès que la lymphe est sécrétée en excès, le

tableau change : la vitalité générale du lymphatique s'engourdit, s'endort ; il devient mou : tout, chez lui, muscles et nerfs, est flasque, presque inerte, atone (lymphadénie).

Pour ne pas s'exposer à tomber à ce degré misérable, fécond en maladies que nous citerons plus loin, le lymphatique doit, même en bonne santé, adopter un régime substantiel et fortifiant, l'huile de foie de morue, le bon vin, le café, les viandes rouges, saignantes, les végétaux âcres (cresson, chicorée), les poissons, l'air de la mer, qui stimuleront puissamment sa tendance naturelle à l'indolence.

Il bannira de sa table le riz, les pommes de terre, les haricots.

Ainsi il évitera les catarrhes, l'anémie, le rhumatisme aigu, la scrofule, la phtisie pulmonaire, les abcès froids, la carie des os, toujours prêts à s'abattre sur lui, s'il ne maintient pas parfait son équilibre général par les moyens que nous venons d'indiquer.

M

Maigreur. — De même que l'obésité, la maigreur extrême est un état auquel il est possible de porter remède, lorsqu'il provient d'une maladie ou d'un surmenage physique antérieurs, car les personnes maigres naturellement ont peu de chance de voir leur tempérament se modifier quoi qu'elles fassent.

Le repos prolongé au lit pendant au moins douze heures, les bains chauds, l'abstention d'exercices fatigants, unis à une nourriture abondante et essentiellement formée d'aliments gras et abondants, de farineux, de lait, de bières, donnent en peu de temps des résultats surprenants.

On devra veiller à la liberté du ventre, des plus nécessaires dans ce cas, en raison même de cette suralimen-

tation; pour l'obtenir, on prendra fréquemment de légers
laxatifs.

Maladies. — La plupart des maladies pour ne pas
dire toutes, exigent le repos au lit.

Il est donc essentiel d'apporter à la chambre du malade
tous les soins de nature à lui créer ou lui faciliter le bien
être.

La chambre du malade doit être parquetée, plafonnée,
munie d'une cheminée à bon tirage et d'une fenêtre
fonctionnant bien, garnie de volets et de doubles rideaux,
afin de pouvoir, suivant le cas, éclairer largement la
pièce, ou y provoquer une obscurité factice. Elle sera débarrassée de tous les meubles encombrants, nids à poussières et à microbes, sans être, pour autant, dénudée.
Autant que possible, on lui donnera un aspect gai, riant,
destiné à faire diversion aux idées tristes que suscite la
maladie.

Elle sera exposée de préférence au levant, afin d'éviter
le froid des expositions au nord et la chaleur trop forte
des expositions au midi.

Le lit devra être placé de façon à ce que l'on puisse circuler librement alentour, loin de la porte et de la fenêtre,
pour éviter les courants d'air et la lumière trop crue.

Il faut se garder de trop couvrir le malade de couvertures, de même qu'on doit s'abstenir de le coucher trop
moelleusement : un sommier élastique et un épais matelas de crin ou de laine suffisent. On devra donc proscrire le lit de plumes, dans lequel le corps s'enfonce et
qui rend les pansements et les soins difficiles, en même
temps qu'il conserve et provoque la moiteur du corps.

Les maladies en elles-mêmes consistent en une réaction
plus ou moins violente de l'organisme contre des influences mauvaises qui tendent à l'affaiblir ou même à
le détruire.

Elles sont dites *constitutionnelles*, quand elles prennent
naissance par suite du tempérament même de l'individu,
ou lorsqu'elles se transmettent par hérédité.

7   7

L'enfance, les sexes, les différents âges sont sujets à des affections dont voici en résumé les principales :

Maladies héréditaires : Aliénation mentale, cancer, épilepsie, maladies de la peau, phtisie, scrofule, syphilis.

Maladies de l'enfance : Fièvres de dentition, fièvres éruptives (rougeole, scarlatine, variole), carreau, croup, muguet, diarrhées.

Maladies de la jeunesse : Maladies inflammatoires de toutes sortes.

Maladies de la vieillesse : Affections du cœur, du foie, de l'estomac, gangrène, catarrhe.

Maladies spéciales aux femmes : Affections de la matrice, troubles de la menstruation, de la grossesse, hystérie, chlorose.

En dehors de cette énumération, il faut remarquer les prédispositions des tempéraments pour certaines maladies : la neurasthénie, les névroses atteignent les nerveux ; les congestions menacent les sanguins ; la phtisie, l'anémie, sont le lot des lymphatiques ; les coliques hépatiques, néphrétiques, les affections de l'estomac sévissent chez les bilieux.

Les maladies sont dites *provenant de causes déterminantes*, lorsqu'elles se développent accidentellement, par suite de fautes contre l'hygiène, d'imprudences, ou par suite d'introduction dans notre corps d'organismes étrangers (maladies *infectieuses*).

Les maladies infectieuses peuvent être *épidémiques :* elles sévissent alors sur un grand nombre d'individus à la fois. Elles peuvent être *contagieuses*, c'est-à-dire se transmettre d'individu à individu, au moyen du contact, des vêtements, des déjections, des poussières, de l'air.

La fièvre typhoïde, la variole, la scarlatine, la rougeole, la grippe, etc., sont des maladies infectieuses.

Enfin les troubles de la respiration, de la digestion, de la circulation, deviennent la source d'autant de maladies spéciales aux poumons, aux intestins, à l'estomac, au cœur, au foie.

Mal blanc. — (Voir *Panaris*).

Mal caduc. — (Voir *Épilepsie*).

Mal d'aventure. — (Voir *Panaris*).

Mal de Bright. — Le mal de Bright est une forme chronique de la néphrite (voir ce mot), dans laquelle la maladie est presque toujours compliquée d'un durcissement des tissus artériels qui expose ces vaisseaux à de brusques ruptures (artério-sclérose).

Comme la néphrite aiguë, le mal de Bright prend sa source dans une congestion des reins occasionnée par le froid. L'alcoolisme, les empoisonnements par le plomb, le mercure et l'arthritisme prédisposent à cette affection.

Le malade atteint du mal de Bright souffre de crampes, de vertiges ; ses urines sont chargées d'albumine et d'acide urique ; il est sujet à des engourdissements des membres. On remarque aussi, au cours de cette maladie, une enflure des jambes (œdème) qui, quelquefois, s'étend au corps tout entier.

Le traitement du mal de Bright et des graves complications qui en découlent, doit être confié à un médecin. Le praticien combattra les différents symptômes au fur à mesure qu'ils se présenteront, en même temps qu'il agira contre la maladie elle-même.

Le malade aidera puissamment son docteur en observant une hygiène sévère. Il habitera de préférence une région chaude, sèche, prendra de fréquents bains tièdes, se fera masser et frictionner chaque jour avec une flanelle imbibée d'alcoolat de lavande et d'eau de Cologne en parties égales.

Un peu d'exercice après ces pratiques fera grand bien, surtout s'il le fait suivre d'un long repos en plein air, au soleil.

Il portera constamment une ceinture de flanelle et se vêtira de manière à éviter les refroidissements.

Le lait (3 ou 4 litres par jour), fera la base de son alimentation : il le coupera avec une demi-bouteille d'eau de Vichy (par jour).

De temps à autre, il abaissera à deux litres la dose quotidienne de lait, et compensera cette diminution par des œufs, des légumes verts.

Quant à la viande, au gibier, au poisson, il s'en abstiendra d'une façon rigoureuse.

Mal de cœur. — (Voir *Nausées*).

Mal de dents. — (Voir *Dents*).

Mal de dos. — Le mal de dos n'est qu'une douloureuse névralgie survenant chez les personnes obligées de travailler courbées sur une table ou sur un ouvrage : tel est le cas des couturières, modistes, tailleurs, comptables, écrivains.

Il indique une tendance à l'anémie qu'on aurait tort de négliger. Il faut, au contraire, réagir contre ce symptôme en prenant des fortifiants et une nourriture substantielle. — (Voir *Anémie*, *Névralgies*).

Mal de gorge. — (Voir *Angine*).

Mal de mer. — Le spécifique contre le mal de mer reste encore à trouver.

On a préconisé l'alcool et nombre d'autres cordiaux pour éviter ce malaise douloureux, mais aucun d'eux n'a d'efficacité bien reconnue.

Les personnes sujettes au mal de mer feront bien de s'embarquer après avoir normalement garni leur estomac ; aussitôt à bord, elles se coucheront.

Si les vomissements se produisent, ils seront d'autant moins pénibles que les contractions de l'estomac n'auront pas lieu à vide. En conséquence, les malades s'efforceront de manger, quittes à rendre les aliments ingérés quelques instants plus tard. Ils boiront du thé, des infusions chaudes.

Le mal de mer prend fin avec la traversée. Les personnes même les plus souffrantes durant la navigation se trouvent guéries comme par enchantement lorsqu'elles ont mis le pied sur la terre ferme.

Mal de Pott. — Le mal *vertébral* est appelé mal de Pott, en souvenir du chirurgien anglais de ce nom qui s'attacha à l'étude de cette maladie et en donna le premier une description exacte.

Le mal de Pott comprend les différentes lésions de la colonne vertébrale, ou rachis. Expliquons brièvement en quoi il consiste :

Il arrive que chez certains sujets prédisposés (tels que les scrofuleux, les tuberculeux), les vertèbres se ramollissent, s'altèrent, puis s'affaissent les unes sur les autres, en provoquant des déformations nommées *bosses, gibbosités.*

A la suite de ces accidents, l'inflammation ne s'arrête pas pour autant; il s'établit alors une sécrétion de pus qui s'accumule pendant une période plus ou moins longue, formant un *abcès par congestion,* ou *abcès froid,* qui s'écoule au dehors assez loin de l'endroit où il s'est développé, et généralement à l'aine.

Enfin la moelle épinière, comprimée par l'affaissement des vertèbres, occasionne des crampes, des contractures des muscles de la ceinture et des membres inférieurs, puis leur paralysie qui s'étend bientôt à la vessie et au rectum.

Les malades dépérissent, tombent dans un état de cachexie extrême, et meurent après de longues souffrances, car cette terrible maladie évolue très lentement.

Hâtons-nous de dire que le dénouement fatal, peut, dans bien des cas, être évité. S'il est difficile de redresser un bossu, la science médicale a du moins le pouvoir d'enrayer le mal de Pott, de le limiter à la bosse et d'écarter définitivement l'abcès par congestion et la paralysie.

Il ne faut donc pas hésiter à soumettre au médecin la moindre déformation qui apparaît sur l'épine dorsale des enfants ou des jeunes gens; on ne s'y prendra jamais assez tôt pour lutter contre le mal. — (Voir *Rachitisme*).

Mal de reins. — (Voir *Lumbago*).

Mal de tête. — Le mal de tête ou *Céphalalgie* est une indisposition fréquente, imputable au rhumatisme ou à la névralgie, et à laquelle échappent bien peu d'individus.

Le mal de tête peut encore être consécutif à un travail assidu, une veillée prolongée, un repos troublé ou insuffisant, un surmenage intellectuel.

Il accompagne aussi certaines maladies, mais dans ce cas disparaît en même temps qu'elles.

La céphalalgie échauffe le crâne, le front, rougit et congestionne même le visage. La douleur est tantôt vive et lancinante, tantôt sourde et tenace.

Un bain de pieds sinapisé, un ou deux cachets de vingt-cinq centigrammes de pyramidon, et le repos au lit sitôt le repas terminé, avec une compresse d'eau fraîche sur le front, font ordinairement disparaître le mal de tête.

Mal Saint-Antoine. — (Voir *Erysipèle*).

Marasme. — Le marasme est un état voisin de la cachexie; c'est une dépression physique et morale, un délabrement de tout l'organisme résultant de certaines maladies chroniques.

Massage. — Le massage est une opération simple, que tout le monde peut pratiquer, et qui est d'un grand secours dans le traitement des entorses, des luxations; chez les personnes en bonne santé, le massage fortifie les muscles et les assouplit.

Avant de masser une partie quelconque du corps, on s'enduit la main d'un corps gras, de vaseline par exemple, afin de faciliter le glissement sur la peau.

Puis, on promène la paume de la main sur la partie à masser, en exerçant de légères pressions et en remoutant de bas en haut,. c'est-à-dire de l'extrémité des membres vers leur tête. Une fois la sensibilité disparue, on augmente progressivement la pression, de façon à appuyer de plus en plus fort sur les muscles, toujours dans le même sens et *jamais en descendant*.

On peut ensuite les serrer à pleine main, les « tapoter », mais ces manœuvres ne sont pas indispensables. Aussi nous bornons-nous à celles que nous venons de décrire.

Mastite. — (Voir *Seins (Maladie des)*.

Matrice *(Maladies de)*. — La matrice est sujette à des dérangements et à des maladies particulières que nous exposons au cours de ce recueil.

En dehors de ces affections, les fausses couches, les grossesses difficiles, les accouchements pénibles, les troubles de la menstruation peuvent être la source de plaies ou ulcérations, granuleuses ou non, de cet organe. La douleur, sourde ou aiguë que ressent la femme, la présence de flueurs blanches dénotent le mal.

Le mieux est de se faire examiner par un médecin qui pratiquera les pansements, les cautérisations nécessaires et procédera au curettage, s'il y a lieu.

Que les femmes souffrant de la matrice n'hésitent pas à se confier au plus tôt à l'examen médical, en bannissant toute fausse pudeur. Les maladies de la matrice sont longues à guérir, surtout lorsqu'on les a négligées dès le début. Elles ont, de plus, une répercussion fâcheuse sur le cerveau et l'organisme qu'elles débilitent.

Aussi devront-elles adopter un régime fortifiant et tonique, boire des vins généreux, et veiller à l'hygiène de leurs organes intimes en prenant de fréquentes injections intra-utérines.

Le *cancer* de la matrice ressort, comme d'ailleurs toutes les affections du même nom, du domaine chirurgical. — (Voir *Aménorrhée, Cancer, Descente de matrice*,

Dysménhorrée, Flueurs blanches, Menstruation, Métrite, Métrorragie).

Mélancolie. — On appelle mélancolie les tristesses sans motifs dont sont atteintes certaines personnes nerveuses. De même que l'*hypocondrie*, et comme elle, ce terme appartient à l'ancienne médecine et s'est changé de nos jours en celui de neurasthénie. — (Voir *Neurasthénie*).

Membres démis. — (Voir *Luxations*).

Méningite. — La méningite ou *fièvre cérébrale* est l'inflammation des membranes qui enveloppent le cerveau.

Cette maladie se manifeste surtout chez les enfants de deux à sept ans ; elle est, de même que le croup, et à plus juste titre encore, l'effroi des parents.

La méningite est *simple* (ou *aiguë*), ou *tuberculeuse*.

La *méningite aiguë* survient au cours d'une maladie infectieuse ; elle est donc due soit à l'infection qui occupe le corps tout entier du petit malade, soit à une invasion des microbes dans le cerveau par les oreilles, les fosses nasales et quelquefois les yeux.

Cette maladie est grave, mais elle cède souvent à un traitement médical appliqué à temps : le médecin combat la fièvre, les convulsions, la congestion dans l'ordre où ces symptômes se manifestent.

Il faut en même temps pratiquer une antisepsie rigoureuse des yeux, des oreilles, du nez au moyen de lavages à l'eau boriquée ou phéniquée.

De même toute plaie, toute écorchure du visage ou du cuir chevelu, devra être pansée soit à l'eau phéniquée, soit à l'iodoforme ou au salol.

La *méningite tuberculeuse* est encore plus grave que la méningite aiguë : elle pardonne rarement.

Toutefois, la science a enregistré quelques cas de guérison, lorsque la maladie a pu, presque par exception, être enrayée dès sa deuxième période,

La méningite tuberculeuse est dite aussi méningite *chronique*, parce qu'elle se développe sourdement, tandis que la méningite aiguë se déclare presque subitement.

La méningite tuberculeuse, comme son nom l'indique, a pour causes la tuberculose, ou une tendance héréditaire de l'enfant à la tuberculose; des causes extérieures peuvent en provoquer l'éclosion, telles que les insolations, les coups à la tête.

Elle présente trois périodes, l'une dite de *début* ou *prodromique*, la seconde dite d'*invasion*, la troisième dite période *convulsive* ou *paralytique*.

Nous allons exposer nettement ces trois phases, en insistant sur la première, car il n'est jamais trop tôt pour appeler le docteur dans le cas que nous examinons ici.

La période *prodromique* est annoncée par des troubles fugitifs survenant dans les sensations et dans l'intelligence des enfants. Ces troubles sont, au premier abord, insignifiants en apparence, ce qui fait qu'on les néglige trop souvent.

L'enfant, de gai qu'il était, devient triste, grognon, silencieux; il ne s'amuse plus avec ses jouets, évite la société de ses petits camarades. Il subit avec indifférence, presque avec ennui, les caresses de ses parents.

Ses nuits sont agitées, fiévreuses, occupées par des cauchemars qui lui font pousser des cris d'effroi, le réveillent en sursaut; plusieurs fois par nuit il a de ces réveils brusques.

La tête est peu ou point douloureuse: l'estomac est capricieux, l'appétit faible.

Dans la journée, à certains moments, l'enfant a soif, est en proie à une fièvre passagère; sa peau devient brûlante; quelques instants après, ces manifestations disparaissent.

Ces symptômes ne se produisent pas d'une façon constante: ils sont intermittents, disparaissent pendant un jour ou deux, se manifestent à nouveau pour disparaître encore, et ainsi de suite.

Telle est la période prodromique; nous le répétons,

dès que les parents auront été frappés par un des phénomènes que nous venons de décrire, ils ne doivent pas hésiter à faire venir le docteur : mieux vaut le déranger inutilement que de l'envoyer chercher quand il est trop tard.

La deuxième période ou période d'invasion voit les troubles se préciser, les symptômes augmenter d'intensité.

Le mal de tête est plus fort, l'estomac ne digère plus et des vomissements fréquents ont lieu; en même temps, la constipation devient opiniâtre. Le ventre est déformé, creusé de façon spéciale (ventre en bateau).

L'enfant a des intermittences d'énervement et d'abattement; son sommeil est léger, s'interrompt au moindre bruit.

La fièvre devient continue, les traits sont contractés, la face, pâle ou rouge, exprime la souffrance, les dents grincent, la respiration est des plus irrégulières.

Au bout de huit à dix jours, la fièvre diminue, la douleur disparaît, la gaieté revient chez le petit malade : tout fait présager la convalescence.

Mais ce mieux n'est que passager : au bout de quelques temps la fièvre, plus intense qu'auparavant, réapparaît avec son cortège de souffrances ; c'est la troisième période, la période *convulsive* ou *paralytique*, qui commence.

L'enfant pousse des cris aigus, que lui arrachent les douleurs de tête, il ne cause plus, ne reconnaît plus les siens, tombe dans un abattement profond (coma); ses membres deviennent rigides, ses yeux louchent. Il ne sort de cette immobilité que sous l'influence des convulsions qui torturent et contorsionnent son corps décharné, puis il retombe de nouveau dans le coma.

Alors apparaît la paralysie, qui commence par un côté de la figure, puis gagne bientôt le tronc et les jambes.

La peau devient insensible; la fin est proche, et l'enfant succombe enfin après un martyre qui n'a pas duré moins de six à sept jours.

Cette description de la méningite tuberculeuse indique assez qu'on doit tout faire pour prévenir cette maladie, ou du moins faire tout ce que l'on peut.

C'est ainsi que si les parents sont tuberculeux, ou ont eu des tuberculeux dans leur famille, ils doivent placer leur enfant en nourrice à la campagne, veiller, bien entendu, à ce que la nourrice ne soit pas tuberculeuse elle-même, ou, si l'enfant est élevé au biberon, refuser impitoyablement tout lait non bouilli ou non stérilisé.

Ces préceptes de prophylaxie sont les seuls dont nous disposions actuellement.

Ménopause. — La ménopause ou *âge critique*, ou *retour d'âge*, est une période difficile à passer pour les femmes.

La menstruation devient irrégulière ; les palpitations, les étouffements, les migraines, les éruptions cutanées, les affections nerveuses peuvent se manifester avec intensité.

Il faut adopter un régime assez sévère, dont les viandes blanches et les légumes formeront la base. Il faudra aussi renoncer aux excitants : au contraire, on usera d'infusions de camomille, de fleurs et de feuilles d'orangers.

En évitant la constipation et avec une hygiène raisonnable, en évitant aussi, par de saines distractions, de laisser leur moral s'affecter, les femmes doubleront facilement le cap périlleux du retour d'âge.

Menstruation. — La menstruation est une fonction temporaire, périodique, qui se manifeste extérieurement par un écoulement sanguin appelé époques, lochies, règles, mois, menstrues.

La santé des femmes est subordonnée à la régularité, la durée, la quantité, la qualité des règles.

Il faut que les règles soient *régulières*, c'est-à-dire que l'apparition du sang menstruel se manifeste toujours aux mêmes intervalles ; ainsi telle femme voit tous les

28 jours, telle autre tous les 27 ou tous les 29 jours.

La *durée* des époques doit toujours être la même chez la même femme ; telle femme est débarrassée de ses règles au bout de deux jours, telle autre perd du sang pendant huit jours.

Quant à la *quantité*, elle doit être constante pour chaque mois ; la *qualité* est la même pour toutes les femmes : le sang évacué doit être beau, riche en couleurs.

S'il y a avance, irrégularité dans les pertes, on peut pronostiquer à coup sûr un dérangement maladif de la femme ; de même, quand le sang est pâle, clair, rosé.

Quelquefois l'établissement de l'écoulement et l'écoulement sanguin lui-même se produit difficilement : c'est la dysménorrhée. Quelquefois il cesse tout à fait : c'est l'aménorrhée.

L'aménorrhée et la dysménorrhée doivent être traitées médicalement ; car, à part le cas de grossesse qui entraîne l'aménorrhée, l'absence ou la difficulté des règles sont l'indice d'un état maladif qu'il importe de soigner. — (Voir *Aménorrhée, Dysménorrhée*).

Mentagre. — L'éruption de boutons rouges, purulents, siégeant dans les poils de la barbe et de la moustache, se nomme mentagre ou sycosis.

Cette maladie de la peau est due à la propagation d'un champignon microscopique ; elle est, de plus, contagieuse.

Les malades atteints de mentagre éviteront de se raser ; ils épileront avec soin les parties de la peau entourant les boutons, laveront ceux-ci plusieurs fois par jour à l'eau phéniquée, et après chaque lotion, les enduiront d'une couche de glycérolé d'amidon.

Ils prendront en même temps, à l'intérieur, un dépuratif à base d'arséniate de soude ou d'iodure de potassium.

Mercure *(Empoisonnement par le).* — En cas d'empoisonnement par le mercure, on doit provoquer les vomissements en faisant absorber au malade de l'eau albumineuse en quantité, afin de bien nettoyer l'estomac.

Toutes les cinq minutes, l'intoxiqué boira donc un grand verre d'eau albumineuse qu'on lui fera rendre aussitôt, soit en enfonçant les doigts dans l'arrière-gorge, soit en titillant la luette à l'aide d'une plume mouillée.

On administrera du lait en abondance, et on pratiquera les lavages fréquents de la bouche avec des solutions d'eau phéniquée ou de chlorate de potasse.

Tous les jours, afin de débarrasser l'intestin, on fera prendre au malade une purge de vingt grammes d'huile de ricin. — (Voir *Empoisonnements*).

Métrite. — La métrite est l'inflammation de la matrice.

Nous n'entrerons pas ici dans les différentes sortes de métrites, appelées chacune d'un nom scientifique particulier, suivant la région de la matrice qu'affecte l'inflammation.

Nous examinerons seulement la métrite aiguë et la métrite chronique.

Les accouchements difficiles, les fausses couches, l'arrêt brusque de la menstruation donnent d'habitude naissance à la métrite aiguë.

La métrite chronique provient d'une inflammation non soignée à temps; l'inflammation dégénère alors en engorgement, avec ou sans ulcérations.

Dans les deux cas, le signe extérieur qui dénonce la métrite est l'apparition de flueurs blanches.

Les malades atteintes de métrite souffrent encore de douleurs accusées dans la région abdominale, qui s'exaspèrent à l'époque des règles et par la constipation.

Le moyen radical de guérison est le curettage, suivi de cautérisation. Mais, avant l'opération, le médecin cherche à calmer la douleur et à pratiquer l'antisepsie de l'organe malade.

Des pansements locaux au chloral, des injections intra-

térines au sublimé ou au permanganate de potasse
btiennent ce double résultat.

Contre la constipation, une nourriture rafraîchissante,
e fréquents laxatifs sont de règle.

Enfin, la malade usera de vins généreux pour soutenir
es forces et évitera avec soin les chagrins ainsi que les
émotions morales. — (Voir *Matrice (Maladies de la)*.)

Métrorragie. — La métrorragie est l'hémorragie de
la matrice. Elle prend le nom d'hémorragie *puerpérale*,
lorsqu'elle se produit après l'accouchement.

Dans les autres cas, les métrorragies sont *vulvaires,
vaginales* ou *utérines*.

Dès que la perte de sang s'établit, il faut envoyer
chercher le médecin, car la métrorragie peut devenir
mortelle.

En l'attendant, on fera prendre à la malade, préalablement couchée, une injection vaginale chaude ; aussitôt après l'injection, on tamponnera le vagin avec de
la ouate trempée dans une solution boriquée.

Puis, on prescrira à la malade de ne faire aucun mouvement dans son lit.

Le médecin, à son arrivée, ne pourra qu'approuver ces
premiers soins qui, quelquefois, seront suffisants. Mais
dans le cas où l'hémorragie persisterait, il sera à même
d'administrer sans tarder des médicaments plus énergiques, tels que des injections sous-cutanées d'ergotine,
par exemple. — (Voir *Hémorragies*).

Migraine. — Les personnes sujettes à la migraine
sont celles dont les reins, la peau ou les intestins fonc-
tionnent mal ; c'est dire que cette indisposition est l'apanage des rhumatisants, des goutteux et, d'une façon
générale, de tous les arthritiques.

La migraine, avec la perte d'appétit, le mal de tête
embrassant une moitié seulement du crâne, et la constipation dont elle est habituellement accompagnée, est un
avertissement qu'il ne faut pas mépriser.

Elle survient par accès, dans l'intervalle desquels le malade ne se plaint d'aucun malaise.

Dès qu'un accès de migraine se déclare, il faut garder le repos, éviter le bruit, la clarté, prendre un cachet de pyramidon, et boire un litre environ de tisane diurétique, ou, à défaut, de l'eau pure.

Toutes les autres médications sont inutiles, en ce sens qu'elles ne modifient ni la forme, ni la durée de la crise, et qu'elles ne produisent aucun soulagement.

Les migraineux devront donc, en dehors de l'accès, et dans le but d'en prévenir le retour trop fréquent, combattre la constipation, régulariser les fonctions de l'intestin, faciliter le travail des reins par des infusions très chaudes de quassia-amara, de camomille et par des tisanes diurétiques (bourrache, queues de cerises, racine de chiendent).

Ils activeront les fonctions de la peau en faisant matin et soir des lotions tièdes sur tout le corps, en prenant deux grands bains tièdes chaque semaine, et en pratiquant quotidiennement des frictions sèches au gant de crin sur les quatre membres.

Les malades éviteront les bains froids, de mer ou de rivière, qui ne leur valent rien.

Leur alimentation consistera en produits de digestion et d'assimilation faciles; ils en banniront les viandes fortes le gibier, les viandes faisandées, les crustacés, les fromages avancés, les substances contenant de l'amidon, les épices.

Par contre, les viandes blanches, les œufs, les légumes verts seront d'un bon usage.

Pas de vins généreux, pas d'alcools, pas de café ou de thé trop forts.

Ils boiront du vin léger, blanc ou rouge, coupé d'eau de Vichy ; ils choisiront du pain bien grillé ou des biscottes très sèches.

Morsures. — Lorsqu'on vient d'être mordu par un animal que l'on suspecte, il faut exercer autour de la, morsure une forte pression et la faire saigner le plus possible.

Aussitôt après, on fera au-dessus de la plaie une solide ligature avec une bande de caoutchouc, un mouchoir, une ficelle, en un mot avec ce qu'on aura sous la main.

Ensuite on lavera la morsure à grande eau ; et, comme on ne saurait prendre trop de précautions, on aspirera mécaniquement le virus qui pourrait se trouver dans la plaie. Pour cela, on pose sur la plaie une ventouse ou un verre en tenant lieu ; enfin, on cautérisera profondément la morsure, à l'aide d'une lame de couteau, ou d'un gros clou chauffés à blanc. Plus le métal est chaud, plus la brûlure est rapide et moins la douleur est forte.

Ces différentes opérations doivent être faites très rapidement, afin que le virus, si virus il y a, n'ait pas le temps de se répandre dans l'économie.

On fera sagement de ne pas s'en tenir à ces pratiques, et de se rendre à l'Institut Pasteur pour y compléter le traitement. Quant à l'animal, auteur de la morsure, il devra être placé en observation chez le vétérinaire — (Voir *Rage*).

Mort apparente. — (Voir *Léthargie*).

Mort réelle. — La mort, terminaison nécessaire de la vie, est naturelle ou accidentelle.

La mort *naturelle* ou *sénile* est celle qui survient d'elle-même, chez les individus âgés dont le pouvoir vital s'affaiblit de plus en plus jusqu'à cessation complète de l'existence. C'est la mort des vieillards.

On appelle mort *accidentelle* celle survenant à la suite d'une maladie, d'un accident quelconque et venant interrompre la vie de façon anormale avant le temps fixé par la décrépitude.

La mort accidentelle peut être plus ou moins *rapide*, ou même *subite*, suivant la nature des affections qui la déterminent.

Voici à quels signes certains l'on reconnaît la mort réelle :

1° La cessation de la respiration : un miroir appuyé sur les lèvres ne se recouvre d'aucune buée, même légère ;

2° La teinte particulière, décolorée de la peau ;

3° La détente des traits, leur immobilité, l'absence de toute expression ;

4° L'affaissement des yeux : ceux-ci perdent leur convexité, semblent aplatis, à demi-vidés ; ils deviennent ternes ;

5° La raideur des membres.

Après ces premiers symptômes, quelques heures plus tôt ou plus tard, suivant la saison, la constitution du mort et la nature de la maladie qui l'a emporté, la décomposition commence.

La putréfaction atteint d'abord le ventre, qui prend une teinte verte, puis noirâtre ; elle gagne insensiblement le reste du corps, qui perd sa raideur première : les membres deviennent mous, facilement maniables.

A ces derniers signes, on est assuré que la mort a accompli son œuvre.

Morve. — La morve est une maladie contagieuse spéciale à la race chevaline, mais transmissible à l'homme, et aussi dangereuse pour lui que pour son serviteur.

Les personnes qui approchent ou soignent un cheval morveux prendront donc des précautions, si le jetage épais des narines de l'animal rencontre leur peau ou leurs vêtements. Elles désinfecteront ces derniers, et laveront soigneusement leur visage et leurs mains avec une solution antiseptique. — (Voir *Désinfection*).

Moules (*Empoisonnement par les*). — La caractéristique de l'empoisonnement par les moules est une vive et brusque poussée d'urticaire, de la diarrhée, des vomissements, un gonflement de la figure et de fortes démangeaisons.

Il faut exciter le malade à vomir, nettoyer complètement l'estomac avec de l'eau albumineuse très sucrée, et débarrasser l'intestin au moyen d'une purge d'huile de ricin.

On donnera du lait en abondance. S'il existe des douleurs à l'estomac, on fera prendre à l'intoxiqué quelques gouttes d'éther sur un morceau de sucre.

Il sera bon de faire prévenir le médecin, et de mettre de côté ce qu'il reste des moules incriminées, afin que l'analyse démontre de quel toxique elles sont chargées.

Les moules, en effet, ne sont pas vénéneuses par elles-mêmes; elles ne le deviennent que dans certaines conditions, soit qu'elles soient consommées trop avancées, et alors on se trouve en face des poisons organiques déterminés par la décomposition qu'elles ont subie, soit qu'elles aient été pêchées dans les ports, sur les carènes de bateau blindées d'armatures de cuivre ou de plomb.

Il faut donc n'acheter que des moules très fraîches, et, autant que l'on peut s'en assurer, de provenance non douteuse. — (Voir *Empoisonnements*).

Muguet. — Le muguet ou *blanchet* est une maladie des voies digestives due au développement d'un champignon microscopique nommé *Oïdium Albicans*.

Le muguet est bénin ou grave; il affecte surtout cette dernière forme dans les classes ouvrières, où l'aération, les conditions hygiéniques de logement sont souvent défectueuses.

Chez les enfants, il sévit avec beaucoup de rigueur; de même, chez les adultes épuisés, affaiblis, cachectiques.

Si le muguet se réduit à quelques taches blanches sur la langue, dans la bouche, on en vient rapidement à bout en les touchant avec un pinceau imbibé d'un collutoire composé de dix grammes de borate de soude et vingt grammes de glycérine; une demi-heure après, on pratiquera un lavage antiseptique de la bouche avec une eau alcaline.

Après chaque badigeonnage, le pinceau sera passé à l'eau bouillante.

Mais, en dehors de cette forme bénigne, le muguet détermine parfois une fièvre assez forte ; la peau est brûlante, le ventre douloureux, ballonné (météorisme). Les selles et les vomissements ont une couleur verdâtre, la soif est ardente, la bouche est recouverte d'une couche blanche, crèmeuse, qui existe d'ailleurs dans tout le tube digestif.

Le muguet dure de quatre à dix jours ; chez les sujets faibles, il peut être suivi de mort. Il est donc prudent d'appeler le médecin.

Aux enfants atteints de muguet, il convient de donner du lait bouilli ou stérilisé, coupé d'un peu d'eau de Vichy. Le traitement local consiste, nous l'avons vu, en collutoires.

On aura soin de ne jamais y introduire de miel ou de sucre, qui fermentent facilement, mais toujours de la glycérine, laquelle est imputrescible.

Enfin, on multipliera les soins antiseptiques.

Rappelons que le muguet est une maladie contagieuse, inoculable ; il est donc indiqué de désinfecter les objets qui ont servi au malade ; en même temps les personnes qui le soignent se nettoieront les mains à l'eau chaude contenant en dissolution un gramme de bichlorure de mercure et un gramme de sel marin par litre, chaque fois qu'elles l'auront approché et touché. — (Voir *Désinfection*).

Myélite. — La myélite est une maladie de la moelle épinière, substance qui se trouve à l'intérieur des vertèbres, dans le canal osseux qui y est pratiqué. La moelle épinière étant reliée directement au cerveau, on comprend que ses altérations constituent une affection de la plus haute gravité.

La paralysie, le ramollissement cérébral en sont les conséquences ordinaires.

C'est au médecin qu'il appartient de soigner la myélite ;

le traitement se rapproche de celui de l'ataxie locomotrice, qui n'est d'ailleurs autre chose qu'une myélite
localisée. — (Voir *Ataxie locomotrice*).

N

Nains. — On donne le nom de nains à des êtres hu-
mains anormaux, dont la taille est de beaucoup inférieure
à la moyenne de leur sexe. Cette exiguïté de conforma-
tion provient non d'une maladie, mais d'un arrêt dans
leur croissance et dans leur développement.

La vie des nains est courte; ils ne dépassent généralement pas l'âge de quarante ans, et encore sont-ils
vieux et décrépits de très bonne heure.

S'il est des nains bien conformés, la majeure partie
d'entre eux sont difformes. Dans ce cas, c'est le rachitisme qu'il faut incriminer.

A l'opposé des nains, se trouvent les géants, presque
toujours bâtis de façon irrégulière; la plupart ont le
buste relativement court, eu égard à la longueur déme-
surée des jambes. Beaucoup ont les bras, les mains et
les pieds en disproportion avec le reste du corps.

De même que les nains, il est rare que les géants parviennent à un âge avancé: ils vieillissent vite, se tassent
sur eux-mêmes, par suite d'un affaissement de la colonne
vertébrale; en même temps, leurs extrémités se bour-
soufflent, deviennent noueuses, énormes. On donne à
ces phénomènes le nom de *gigantisme*, et on les consi-
dère comme une véritable maladie.

Nausées. — Les nausées ou maux de cœur, ou envies
de vomir, indiquent toujours un trouble ou un embarras
de l'estomac, se produisant soit sans cause appréciable,
soit à la suite de l'ingestion d'aliments de difficile
digestion.

Ainsi les corps gras, les oignons, les poireaux, etc.,

déterminent chez certaines personnes des nausées des
plus pénibles : dans ce cas. on devra s'abstenir de ces
substances.

Si la nausée se produit sans cause appréciable, il convient de débarrasser le tube digestif au moyen d'un purgatif et d'un vomitif, d'adopter pendant un jour ou deux
le régime lacté et de couper son lait d'eau de Vichy.

Lorsqu'on reprendra l'alimentation ordinaire, si les
maux de cœur se manifestent encore, c'est que l'on est
atteint d'une véritable maladie de l'estomac, qu'il importe de faire déterminer exactement par le médecin.

La grossesse est souvent la cause de violentes nausées,
quelquefois suivies de vomissements. La femme enceinte
s'efforcera de supporter ces malaises, inhérents à son
état actuel ; s'ils deviennent par trop pénibles, elle absorbera quelques gouttes d'éther ou d'eau de mélisse, ver-
sées sur un demi morceau de sucre.

Nécrose. — Comme son étymologie l'indique, la
nécrose ou *carie des os* est une maladie à la suite de
laquelle le squelette ou une portion du squelette humain
est privé de vitalité : la mort des tissus osseux s'ensuit
donc, et avec elle apparaît la décomposition ; d'où l'autre
nom de *gangrène osseuse,* que porte également la nécrose.

La caractéristique de la nécrose est la présence d'un
dépôt de pus, formé par un abcès profond (abcès froid
ou par congestion), que l'on désigne quelquefois sous
l'appellation de tumeur osseuse. Lorsque l'amas purulent est devenu trop considérable, il se fraie un chemin
vers la surface du corps en traversant les tissus : ce canal
artificiel, par lequel le pus s'écoule à l'extérieur, se
nomme fistule osseuse. — (Voir *Fistules*).

Il n'est pas rare que le pus contienne quelques menus
fragments d'os en décomposition ; l'expulsion de ces matières dures provoque souvent une inflammation locale,
douloureuse et accompagnée de fièvre.

Comme la gangrène, le traitement de la carie des os

est réservé au chirurgien qui gratte ou sacrifie la partie malade : la guérison est à ce prix.

Il ne faut pas négliger l'antisepsie de la fistule ; d'ailleurs, cette recommandation est presque superflue, car étant donnée la mauvaise odeur que répand le pus, les malades et leur entourage comprennent vite l'importance de la désinfection ; on nettoiera l'intérieur du canal par des injections d'eau bouillie froide, renfermant en solution du bichlorure de mercure ou de l'acide phénique, suivies d'un pansement à la gaze enduite de vaseline iodoformée.

Les malades ne pourront qu'abréger la durée du traitement en vivant à la campagne, en prenant de l'exercice sans excès, en soignant leur régime alimentaire, qui devra être substantiel et riche en principes susceptibles de donner aux os une vigueur nouvelle (aliments phosphatés, phosphate de chaux en grains ou en poudre).

Les toniques, les vins de peptone, de quinquina, les préparations ferrugineuses et fortifiantes seront employés à forte dose. — (Voir *Gangrène*).

Néphrite. — La néphrite est une maladie des reins, due à une congestion permanente de ces organes par le froid.

La néphrite se caractérise par des douleurs dans la région lombaire, dans la colonne vertébrale, par des vomissements et de la fièvre.

Les urines sont rares, chargées d'albumine et de couleur rouge foncé.

Le médecin appliquera des sangsues ou des ventouses sur la région lombaire, pour décongestionner les reins, augmentera la quantité des urines en administrant des diurétiques, combattra les vomissements à l'aide de boissons alcalines, de purgatifs, de lavages d'intestins, et activera les fonctions de la peau en prescrivant des bains chauds très fréquents.

Pendant les crises de néphrite, le malade ne boira que du lait et des infusions de queues de cerises.

On veillera à ce qu'il ait constamment les pieds très chauds, en lui maintenant des bouillottes aux extrémités inférieures et si cela ne suffit pas, en lui entourant les jambes et les pieds de bandes d'ouate.

On lui conseillera le repos presque complet, au lit, de préférence au fauteuil ou à la chaise longue, et cela tant que l'analyse des urines y dénotera la présence d'albumine.

Quand le mieux sera accentué, le régime perdra de sa sévérité ; il sera loisible d'ajouter au lait des viandes blanches et des légumes verts.

Voilà pour la néphrite aiguë ; pour la néphrite chronique, voir *Mal de Bright*.

Nerfs (*Attaque de*). — (Voir *Attaque de nerfs*).

Nerfs (*État des*). — On donne le nom d'état des nerfs, ou *nervosisme*, à un tempérament dans lequel les nerfs dominent.

Les nerveux sont secs, minces, d'imagination ardente, difficiles à se mettre au travail, mais, une fois en train, infatigables à l'ouvrage ; de même, au physique, ils sont d'une étonnante endurance, quoique se plaignant toujours de malaises généraux ou d'une irritabilité de l'estomac.

Ils sont sujets aux névralgies, mais ces maux n'abrègent en rien la durée de leur existence.

Néanmoins, les diverses névroses guettent les nerveux, si ceux-ci ne cherchent pas à augmenter leur masse sanguine afin d'établir un juste contrepoids à la fougue de leur tempérament. Aussi, la vie à la campagne, les douches et les lotions froides, les bains de mer apaiseront-ils leurs nerfs, tandis qu'un régime substantiel améliorera la qualité du sang et augmentera sa quantité.

Ils éviteront enfin les veillées prolongées, les excès de travail intellectuel et par contre se livreront, le plus fréquemment possible, aux ouvrages manuels, procurant au corps une saine fatigue et exerçant une influence

apaisante sur le cerveau. — (Voir *Neurasthénie*, *Névral-*
gies, *Névroses*).

Nerfs (*Maux et maladies de*). — (Voir *Névroses*).

Neurasthénie. — La neurasthénie est une maladie
du système nerveux tout entier.

Le surmenage, les émotions, l'arthritisme la déterminent souvent; souvent aussi elle apparaît dans les convalescences consécutives aux maladies aiguës.

Elle se traduit par une lassitude générale, des douleurs
fugaces, imprécises, un mal de tête encerclant le crâne,
donnant au malade l'illusion d'être coiffé d'un casque
lourd, étroit.

La neurasthénie détermine une grande faiblesse, qui
occasionne elle-même des troubles digestifs, de la dyspepsie; elle engendre la constipation, l'entérite.

Tout d'abord, l'hydrothérapie, les douches froides cal-
meront les nerfs; de plus, les neurasthéniques recher-
cheront les distractions, vivront au grand air, choisiront
comme nourriture des aliments de facile digestion.

Ils prendront chaque soir des infusions de tilleul, et,
avant de se mettre au lit, ils pratiqueront une friction
générale sur le corps entier avec une flanelle imbibée
d'eau de Cologne.

Enfin ils absorberont beaucoup de phosphates, et,
dans les cas de neurasthénie accentuée, ils demanderont
au médecin de leur prescrire la médication qui convient
le mieux à leur état.

Cette médication a un effet très rapide quand les malades
consentent à se soumettre au régime de l'isolement; ce
dernier a l'avantage de laisser plus de prise aux médicaments et d'éloigner de l'esprit des neurasthéniques les
préoccupations intellectuelles dont la persistance constitue le plus grand obstacle à la guérison.

Névralgies. — Les névralgies sont des douleurs nerveuses localisées sur certains points du corps; les plus

communes sont les névralgies *faciales*, les névralgies *intercostales*, la névralgie *sciatique*.

Les névralgies *faciales* ont presque toujours pour origine l'existence d'une dent cariée; aussitôt que cette dent est soignée ou arrachée, elles disparaissent.

Dans les autres cas, le paludisme, la syphilis, la chlorose occasionnent la névralgie faciale. Le médecin traitant la maladie générale met fin à ces douleurs, en même temps qu'il détermine le retour du malade à la santé.

Les névralgies *intercostales* sont extrêmement douloureuses; ici encore il est bon de recourir au médecin, qui appliquera un traitement énergique, les médicaments produisant une amélioration étant d'origine toxique et devant être administrés avec la plus grande prudence.

Toutefois, dès qu'une névralgie intercostale se déclare, on obtient souvent sa disparition rapide en appliquant, dès le début, un vésicatoire sur la région malade, et en le maintenant en place pendant dix ou douze heures. — (Voir *Sciatique.*)

Névroses. — On donne le nom de névroses à toutes les maladies qui affectent le système nerveux. Ces maladies n'engendrent pas la fièvre, et ne se manifestent d'aucune façon tangible; elles se caractérisent par des douleurs que les malades ne peuvent définir eux-mêmes.

Les nerveux, les anémiés, les surmenés intellectuellement, sont prédisposés aux névroses, les grandes secousses morales, les émotions, les chagrins en sont, fréquemment aussi, le point de départ. — (Voir *Ataxie, Épilepsie, Hystérie, Neurasthénie.*)

Nez (*Maladies du*). — Le nez est tapissé à l'intérieur d'une membrane muqueuse, laquelle, mal entretenue, peut donner naissance à des affections dont la moins grave est le rhume de cerveau. On doit donc nettoyer quotidiennement les fosses nasales en aspirant un peu d'eau pure au moment des ablutions.

Nous ne saurions trop déplorer la funeste habitude que

contractent certains fumeurs, et qui consiste à renvoyer par le nez la fumée de leur cigarette. Que dire aussi des priseurs, qui soumettent leur muqueuse nasale à un véritable martyre !

Ces pratiques enlèvent toute énergie à la muqueuse ; elles déterminent chez les priseurs une sécrétion surabondante qui n'a rien de bien élégant, pas plus pour les individus chez lesquels elle se manifeste que pour les personnes admises à en contempler les effets.

Certains priseurs prétendent ainsi combattre les maux de tête ; gageons que si, au début, leur médecin leur avait prescrit le tabac comme médicament, ils auraient jeté les hauts cris ! Et ce serait faire injure à la pharmacie moderne que de croire qu'elle ne possède pas dans ses officines des matières plus efficaces et moins toxiques, auxquelles la céphalalgie, même la plus opiniâtre, ne peut résister longtemps. — (Voir *Corps étrangers* dans le *Nez, Coryza, Epistaxis, Ozène, Polypes*).

Nourrices. — Que les mamans nourrissent elles-mêmes leurs bébés, ou qu'elles confient ce soin à des remplaçantes, il est certains préceptes à suivre dans les deux cas ; nous allons les exposer brièvement.

Tout d'abord, il faut bien savoir que l'énervement, la colère, la frayeur, les émotions ont une répercussion immédiate sur la lactation. Les nourrices devront donc éviter soigneusement, dans l'intérêt même de l'enfant, toute cause de nature à provoquer un arrêt momentané ou une diminution dans la production du lait.

Pour la même raison, les mères de famille devront s'attacher à combattre la tristesse, la nostalgie ou mal du pays, qui s'empare souvent des nourrices mercenaires, et diminuent ou tarissent la sécrétion lactée.

Généralement, le lait revient de lui-même au bout de quelques jours ; mais, outre qu'il est changé quant à la qualité, et de ce fait provoque chez les enfants des vomissements, des diarrhées, des coliques, le changement de régime auquel il a fallu recourir pendant cette période est de plus très préjudiciable aux nourrissons.

Il faut choisir une nourrice saine, et se faire assister dans ce choix par un médecin qui examinera attentivement la postulante, et décidera si cette dernière possède bien toutes les qualités requises pour mener à bien la tâche qui lui sera confiée.

Le lait doit être de bonne qualité et abondant. Pour cela, il est nécessaire que la nourrice n'ait pas accouché depuis plus de six mois et moins de deux mois ; les seins doivent être bien conformés ; la nourrice ou les membres de sa consanguinité doivent être exempts de toute trace d'une maladie héréditaire, telle que la tuberculose, la syphilis, le rachitisme, ou d'une tare comme l'alcoolisme.

Il est en outre préférable que la nourrice ait déjà élevé plusieurs enfants, afin de posséder toutes les connaissances nécessaires dans l'espèce.

On la choisira d'un caractère enjoué et doux ; on veillera à son hygiène et à son alimentation.

En ce qui concerne l'hygiène, les seins seront tenus très propres ; après chaque tétée, ils seront lotionnés doucement à l'eau tiède et légèrement frottés d'huile. Ils seront maintenus à une chaleur douce et régulière, car le refroidissement peut occasionner des abcès.

La nourrice prendra des bains fréquents, afin de maintenir son corps dans le plus grand état de propreté.

Ses vêtements, et principalement le corsage, ne seront pas trop serrés, de manière à ne pas comprimer les seins.

Quant au régime alimentaire, il convient de ne pas le modifier trop sensiblement, eu égard à ce qu'il était avant l'allaitement.

La nourriture sera substantielle ; elle comportera toutes espèces de viandes et de légumes, à l'exception des haricots, pois, lentilles ; les salades, les mets vinaigrés, les fruits pourront être consommés sans inconvénient.

Le vin coupé d'eau, le cidre, la bière seront indifféremment employés, comme boissons, mais pas en trop grande quantité à la fois.

L'alcool sera proscrit de façon absolue, car il communique au lait une action excitante qui expose l'enfant aux convulsions.

Enfin, il faudra faire prendre de l'exercice à la nourrice, lui faire faire des promenades quotidiennes à pied et l'accompagner toujours, afin qu'elle ne contrevienne pas aux prescriptions que nous venons d'indiquer.

D'ailleurs, sans importuner la nourrice, il faut la surveiller sans cesse, mais de façon assez habile pour qu'elle ne puisse ni s'en apercevoir, ni s'en offenser. — (Voir *Lait*.)

Nouure. — Certains enfants présentent des déformations articulaires très apparentes : on dit alors communément qu'ils sont *noués*. La nouure n'est autre chose qu'une manifestation du rachitisme. — (Voir *Rachitisme*.)

Nouveau-né. — Nous avons vu, précédemment, quels sont les soins dont on doit entourer le nouveau-né, nous savons comment il doit être alimenté, comment il doit être couché.

Quelquefois, lors de la venue au monde, principalement à la suite d'un accouchement difficile, l'enfant a subi un commencement d'asphyxie. Il faut aussitôt introduire dans sa bouche l'index replié, formant crochet, et débarrasser sa gorge des mucosités qui entravent la respiration. Puis on débouche les narines au moyen d'un tampon d'ouate enduit d'huile d'olives ou de jaune d'œuf.

On fait suivre ces manœuvres d'une légère friction au vinaigre sur tout le corps, on tapote doucement les cuisses et les fesses pour y attirer le sang, on enveloppe les jambes dans de la ouate ou des linges chauds.

La figure du nouveau-né perdra bientôt sa coloration violacée, et la respiration s'établira régulièrement.

Si ces pratiques ne suffisent pas, il faudra pratiquer

sans retard la respiration artificielle. — (Voir *Accouchement, Berceau, Biberon, Lait, Nourrices.*)

Noyés. — Lorsqu'un individu est sur le point de se noyer, il est tout naturel qu'on cherche à lui porter secours et à le ramener sur la berge ; mais, si bon nageur que l'on soit, il faut prendre certaines précautions.

Comme la personne qui se noie se raccroche instinctivement et avec la plus grande énergie à tout ce qu'elle peut saisir, il serait imprudent de se laisser enlacer par elle ; le sauveteur ne pourrait plus se dégager de l'étreinte et serait exposé à périr victime de son dévouement, avec celui qu'il voulait arracher à la mort.

Il faudra donc toujours aborder le noyé par derrière, le pousser devant soi vers le rivage, en se tenant toujours à une certaine distance de lui, et en l'empêchant de se retourner.

Si cette manœuvre était impossible par suite des efforts de la victime, il reste au sauveteur la ressource de l'étourdir momentanément en lui donnant un coup de poing sur la nuque ; le noyé perd connaissance et n'est plus qu'une masse inerte facilement maniable. Nous citons ce dernier moyen sans le préconiser, car bien qu'il donne, paraît-il, des résultats excellents au point de vue sauvetage, il nous paraît un peu barbare et assez difficile à mettre en pratique. — (Voir *Asphyxie* par submersion.)

O

Obésité. — Il est aujourd'hui démontré que l'obésité, ou embonpoint excessif, est due à des troubles nerveux, dont le résultat se traduit par une énorme surproduction de graisse qui empâte l'organisme de certains sujets prédisposés. Les tempéraments sanguins, pléthoriques, sont ceux que l'obésité envahit le plus souvent.

Cet excès de graisse serait dû à une transformation

anormale en substances adipeuses de tous les aliments absorbés par le malade.

Pendant que le médecin mettra bon ordre à ces perturbations du système nerveux, l'obèse, de son côté, par une hygiène et un régime rigoureusement pratiqués, aidera puissamment la médication.

Malgré sa répugnance aux exercices physiques, à l'activité, malgré sa tendance au sommeil, au repos prolongé, l'obèse se lèvera de bonne heure, marchera pendant une heure ou une heure et demie, de façon à parcourir à pied six ou huit kilomètres tous les matins. Cette marche sera suivie d'une friction sèche au gant de crin et d'un massage.

Dans la journée, l'usage des sports est recommandé.

En ce qui concerne le régime alimentaire, les mets susceptibles de fournir de la graisse, les boissons abondantes et fermentées, la trop grande quantité de nourriture à la fois, sont à répudier.

Le matin, au petit déjeuner, le malade prendra une tasse de thé, sans sucre.

Au déjeuner, on lui servira un potage, de la viande, des légumes verts, du vin blanc.

Au dîner, un tasse de thé sans sucre et un œuf.

Le pain sera toléré, à condition que le malade n'en consomme pas plus de deux cents grammes par jour.

Toutes les viandes sont permises, à condition qu'elles soient servies rôties ou grillées, et que le malade n'en mange pas plus de trois cents grammes par jour.

Les poissons maigres pourront être consommés, de même que les légumes herbacés, dont l'obèse pourra user à discrétion.

La graisse, le beurre, l'huile, les farineux, les pâtes alimentaires, les pâtisseries, les sucreries, la bière. l'alcool seront défendus.

Le vin blanc pur ou peu étendu d'eau sera employé comme boisson, ainsi que le thé et le café sans sucre, mais en petites quantités.

Enfin la purgation fréquente est ici de rigueur, de même

que les lavages intestinaux à l'eau bouillie froide.—(Voir *Lavements*).

Occlusion intestinale. — On appelle ainsi une obstruction des intestins qui empêche les matières fécales d'être expulsées au dehors.

Cette obstruction a pour causes les plus ordinaires une compression très forte des intestins par une tumeur ou un cancer abdominaux, ou une hernie atteinte d'*engouement*, ou un rétrécissement de l'intestin lui-même, ou encore une sorte de nœud formé par un entrelacement défectueux de ces viscères (volvulus).

Les calculs intestinaux peuvent aussi déterminer l'occlusion, quand leur volume est supérieur au diamètre de l'intestin ; il en est de même pour les corps étrangers.

On reconnaît l'occlusion au ballonnement du ventre, à la douleur dont l'abdomen est le siège, à l'absence totale d'évacuations.

Le traitement de cette affection consiste à faire disparaître la cause de l'étranglement, dans le cas ou l'occlusion est due à la présence d'un corps étranger ou d'un calcul : le médecin administre alors de fréquents lavements purgatifs, ordonne des lavages répétés de l'intestin suivis d'un lavement à l'huile ou à la glycérine, de façon à lubrifier le plus possible le tube digestif, et à faciliter l'évacuation de l'obstacle.

Si ces moyens ne réussissent pas, si des vomissements se produisent, si enfin l'étranglement est due à toute autre des causes que nous avons indiquées (tumeur, cancer, hernie engouée ou volvulus), il ne faut pas hésiter à recourir au chirurgien, dont l'intervention constitue la méthode curative la plus efficace (opération de la laparotomie).

On donnera au malade une alimentation essentiellement liquide, bouillon, lait, boissons abondantes, afin d'aider à la réussite du traitement.—(Voir *Calculs, Hernies*).

Œdème. — Nous avons traité déjà des différentes sortes d'œdèmes, en indiquant pour chaque cas ce qu'il convenait de faire.

Nous ne donnerons donc ici que quelques indications générales, en notant au passage la différence qui existe entre l'ascite et l'œdème.

Tous deux sont dus à une altération du sang, donnant naissance à un liquide séreux, généralement limpide comme de l'eau, et qui s'amasse, en filtrant à travers les vaisseaux sanguins, dans certaines régions du corps.

Dans l'ascite, ce liquide parvient dans la cavité abdominale ; dans l'œdème, il imprègne la couche de tissus située immédiatement au-dessus de la peau.

Dans l'ascite et dans l'œdème, la caractéristique est une enflure exagérée de la partie atteinte.

L'œdème accompagne beaucoup de maladies : il faut donc voir un médecin dès qu'on constate la présence, car il indique toujours un mauvais état de santé.

Tandis que le médecin soignera le cœur, mettra bon ordre à la circulation du sang, le malade devra activer le bon fonctionnement de la peau et des reins.

Il boira beaucoup des diurétiques, afin d'augmenter le plus possible la quantité des urines. De plus il provoquera la transpiration par les bains de vapeur, le choix d'un climat très chaud.

Il mangera peu, évitera la fatigue, dormira le buste et la tête très élevés.

Enfin, il veillera à la liberté du ventre par de fréquents purgatifs. — (Voir *Albuminerie*, *Glotte (Œdème de la)*, *Hydropisie*, *Poumon (Œdème aigu du)*.

ŒIL (*Maladies de l'*). — Les yeux sont sujets à des maladies diverses, suivant la partie affectée par le mal.

Tantôt la maladie affaiblit ou détruit la vision, tantôt elle enflamme le globe oculaire lui-même.

Pour guérir rapidement les maux d'yeux, les larmoiements sans gravité, on fait dissoudre dans un verre d'eau une cuillerée à bouche de sel de cuisine (chlorure de sodium).

Puis, matin et soir, à l'aide d'un compte-gouttes, on instille trois ou quatre gouttes de la solution.

Pour cela, le malade lève les yeux, essaie de regarder son front, ou mieux ses sourcils. Pendant ce temps, l'opérateur écarte légèrement la paupière inférieure, et laisse tomber ce collyre simple dans le petit interstice ainsi obtenu.

On évitera, après l'instillation, de frotter les paupières avec les doigts ou le mouchoir. Ce serait exposer les yeux à une inflammation plus grave.

Chacune des autres affections de l'œil faisant l'objet d'un article spécial, nous n'y reviendrons pas ici. — (Voir *Amaurose, Cataracte, Chássie, Conjonctivite, Fistule lacrymale, Kérastite, Ophtalmie*).

Ongles incarnés. — Fréquents aux pieds, plus rares aux mains, les ongles incarnés constituent une petite infirmité gênante, douloureuse, et qu'il ne faut pas négliger, car les plaies qu'elle occasionne ne sont pas longues à s'ulcérer.

Les ongles s'incarnent soit par le port de chaussures trop étroites, soit à la suite de la pousse défectueuse d'un ongle tombé par accident.

Tant que l'affection est peu prononcée, on peut y remédier en portant des souliers larges, de cuir souple, et en coupant l'ongle bien droit, sans en arrondir les bords, de façon à empêcher les coins de rentrer davantage dans les chairs.

Lorsque la suppuration se produit, il ne reste au patient qu'une seule ressource, sans s'attarder à des cautérisations douloureuses et le plus souvent sans résultat. Il doit aller trouver un chirurgien qui procédera à l'extirpation de l'ongle. Cette opération est rapide, et nullement douloureuse, grâce à l'anesthésie locale.

Ophtalmie. — L'ophtalmie est une inflammation des

yeux et des paupières avec suppuration séreuse ou purulente.

Dans le premier cas cette affection se nomme *chassie*, ou *yeux chassieux*.

Dans le second cas, on lui donne l'appellation d'ophtalmie purulente.

L'ophtalmie *purulente* est extrêmement grave, susceptible de détruire l'œil en quelques jours, et transmissible d'un individu à un autre par le contact d'une goutte de pus sur les paupières ou le globe oculaire.

On distingue l'ophtalmie purulente des nouveaux-nés et l'ophtalmie purulente blennorragique.

Toutes deux ayant la même marche, nous les traiterons ensemble.

La cause initiale est la même : le pus encombre la surface de l'œil et les paupières, les ronge profondément, et finit par provoquer l'anéantissement de l'organe.

Il faut, le *plus souvent possible*, lotionner les yeux et les paupières avec de l'eau tiède contenant de l'acide borique en dissolution (30 grammes par litre).

Le médecin, dès son arrivée, pratiquera des injections caustiques plus énergiques ; il est de toute nécessité de le faire prévenir au plus tôt, car il y va de la vue des malades.

Opium (*Empoisonnement par l'*). — L'opium et ses dérivés, dont le plus connu est le laudanum, peuvent devenir la source d'intoxications graves.

Il faut, sans tarder, faire vomir le malade, attirer le sang aux extrémités inférieures au moyen de sinapismes, et lui administrer du café noir à doses fréquentes.

Le médecin aura ainsi le temps d'administrer le contre-poison. — (Voir *Empoisonnements.*)

Oppression. — L'oppression est une sensation pénible, fréquente dans certaines maladies, et qui gêne le malade au point d'entraver sensiblement le phénomène de la respiration. L'appellation scientifique de l'oppression est *dyspnée* ; quand la dyspnée devient trop accentuée, le malade suffoque et la mort peut survenir par asphyxie.

L'oppression se rencontre surtout dans les maladies des voies respiratoires ; elle est due à des troubles des nerfs des poumons et des bronches. — (Voir *Asthme, Bronchites, Pneumonie, Phtisie.*)

Orchite. — L'orchite est l'inflammation de la membrane recouvrant les testicules. Dans l'orchite, les testicules augmentent considérablement de volume, sont durs, engorgés, sensibles au moindre contact.

La maladie s'accompagne de douleurs sourdes dans le bas-ventre, d'un sentiment pénible de pesanteur dans l'aine et à l'anus.

L'orchite est généralement la conséquence d'une maladie vénérienne mal soignée ou négligée, mais elle peut survenir à la suite d'efforts violents, d'une fatigue luteuse ayant provoqué le relâchement du scrotum, ce qui se produit après une longue marche ou à la suite d'abus dans la pratique de l'équitation.

La plupart du temps, l'épididyme seul est atteint.

Le malade doit tout d'abord garder le repos soit au lit, soit sur la chaise longue, couché sur le dos.

Une planchette échancrée supportera les parties, lesquelles seront recouvertes d'une compresse à l'eau boriquée, puis d'une feuille de ouate, le tout enfermé dans un carré de taffetas gommé, afin d'empêcher le liquide des compresses de mouiller le lit. D'ordinaire, cette médication suffit pour faire disparaître l'enflure au bout de quelques jours.

Lorsqu'il commencera à se lever et à marcher, le malade fera bien de porter un suspensoir.

Oreille (*Maladies de l'*). — Les maladies de l'oreille sont nombreuses et compliquées. Nous n'examinerons que les principales, ayant soit une origine nerveuse, comme l'otalgie, soit une origine inflammatoire donnant lieu à un écoulement ou à une suppuration, telle que l'otite.

Enfin l'on nomme surdité le cas où l'oreille ne remplit plus l'usage à laquelle elle est destinée ; en d'autres termes, où elle ne perçoit plus les sons extérieurs. — (Voir *Otalgie, Otite, Surdité*.)

Oreillons. — Les oreillons sont une maladie très contagieuse, infectieuse, due à un microbe et atteignant l'organisme tout entier, mais se manifestant surtout par l'inflammation de certaines glandes.

Les oreillons affectent principalement les enfants ; chez ceux-ci les glandes parotides ont le plus à souffrir de la maladie ; mais les adultes sont loin d'en être exempts. Chez eux, l'affection est autrement grave et détermine des complications telles que l'inflammation des seins et des organes génitaux chez la femme, celle des testicules chez l'homme.

Les oreillons sont longs à se déclarer ; pendant vingt jours à peu près, le malade se plaint de maux de tête, de courbature. Ces symptômes s'accentuent de jour en jour ; puis la fièvre fait son apparition, la température monte brusquement et se maintient élevée.

Les glandes parotides gonflent, et l'enflure, commençant au-dessous de l'extrémité inférieure des oreilles, gagne le cou et une partie de la figure. Les malades ressentent de vives douleurs dans les oreilles et éprouvent une grande gêne pour avaler.

Il faut isoler le malade dans une chambre bien aérée, entretenir son nez et sa bouche dans le plus grand état de propreté au moyen de lavages et de gargarismes antiseptiques, et désinfecter l'intestin.

Le médecin indiquera les médicaments à prendre pour obtenir ces divers résultats.

Quant au régime alimentaire, il devra se composer uniquement de lait pendant toute la période fébrile ; les œufs et les aliments légers ne seront autorisés qu'à partir de la convalescence.

La maladie est bénigne chez les enfants, mais chez les adultes, elle peut, nous l'avons vu, avoir des suites graves. Dans tous les cas, il ne faut pas négliger les oreillons, car, en outre des complications déjà citées, cette affection a une tendance à se porter vers les méninges, si on ne lui fait pas les honneurs de la médecine.

Orgelet. — L'orgelet, ou orgeolet, ou compère loriot, n'est autre chose qu'un petit furoncle (clou) des paupières. Il est plus gênant que douloureux et occasionne de vives démangeaisons, des cuissons et une gêne assez fortes.

On appliquera sur l'orgelet des compresses d'eau boriquée tiède, pendant tout le temps de son évolution, d'ailleurs fort courte.

Orties (*Piqûres d'*). — Les poils qui garnissent les tiges et les feuilles d'orties sont de petits tubes remplis d'un liquide très caustique, qui détermine sur notre peau de violentes démangeaisons quand il entre en contact avec notre épiderme.

Dès qu'on a été piqué par des orties, il faut se garder de se gratter et laver la partie piquée avec de l'eau additionnée de quelques gouttes d'ammoniaque (alcali volatil). Si ce petit accident se produit au cours d'une promenade, délayer un peu de terre avec de l'eau ou de la salive, ou prendre une pincée de terre humide et l'appliquer sur la piqûre.

Os (*Maladie des*). — (Voir *Coxalgie*, *Mal de Pott*, *Nécrose*, *Rachitisme*.)

Otalgie. — L'otalgie est une douleur provoquée soit par des troubles survenant dans les ramifications nerveuses de l'oreille, soit par une attaque rhumatismale.

L'otalgie est, presque toujours, accompagnée de névralgie faciale.

Elle indique un mauvais état de l'oreille, et par conconséquent il est prudent de consulter un médecin auriste.

Pour calmer l'otalgie, un tampon d'ouate imbibé de

baume tranquille ou d'huile de camomille camphrée et introduit dans l'oreille procure d'habitude un soulagement presque immédiat. Il en est de même des injections tièdes à l'infusion de pavots, administrées avec une petite seringue.

A l'intérieur, on fera bien de prendre un cachet de vingt-cinq centigrammes de pyramidon.

Otite. — L'otite est une maladie de l'oreille; elle peut être *suppurée*, c'est-à-dire donner lieu à un écoulement purulent par suite de l'inflammation qui règne dans le conduit auditif; elle peut se défendre aussi d'une *affection des os*. Dans les deux cas, la surdité est à craindre.

Le malade fera de fréquents lavages à l'infusion de pavots ou de racine de guimauve, à la suite desquels il introduira dans l'oreille un tampon d'ouate imbibé de laudanum ou d'huile camphrée.

Si l'inflammation persiste, si l'écoulement continue, il fera bien d'aller consulter un spécialiste. Cette recommandation est d'ailleurs superflue, les maux d'oreilles étant très douloureux et incitant suffisamment par eux-mêmes la personne qui en souffre à aller voir un médecin.

Oxyde de carbone (*Intoxication par l'*). — (Voir *Asphyxie par le charbon*).

Oxyures. — (Voir *Vers intestinaux.*)

Ozène. — La scrofule, les lésions syphilitiques, les polypes, donnent souvent naissance à l'ozène ou punaisie.

Cette maladie affecte la muqueuse nasale, et est caractérisée par la formation de croûtes dures à l'intérieur du nez, ainsi que par une odeur nauséabonde, intolérable, que répand le malade.

L'ozène, mal soignée, peut engendrer la nécrose,

(carie des os) du nez; dans ce cas, elle relève de la chirurgie.

Prise à temps, cette maladie est avantageusement combattue par des injections chaudes, quotidiennes, d'eau distillée comprenant de l'acide tartrique et du bichlorure de mercure en quantités que le médecin déterminera; après chaque injection, le malade prisera de l'acide borique pulvérisé.

Lorsque les croûtes auront disparu, on enduira l'intérieur du nez avec de la vaseline boriquée.

Enfin, matin et soir, il sera bon de prendre une cuillerée à bouche de sirop de raifort iodé.

P

Pâles couleurs. — (Voir *Chlorose*).

Palpitations. — Les palpitations sont des mouvements désordonnés du cœur, traduits par une accélération et une augmentation considérable du nombre et de la force de ses contractions.

Les palpitations sont dues quelquefois à une émotion vive, à une course rapide : dans ce cas, elles sont purement accidentelles et de courte durée; mais lorsqu'elles se répètent fréquemment, elles ont une cause maladive qu'il importe de faire rechercher et soigner par le médecin.

La neurasthénie, la dyspepsie, les maladies du cœur, donnent naissance aux palpitations ou *tachycardie*.

Lorsque les palpitations se produisent et ne s'arrêtent pas au bout de quelques instants, il faut faire coucher aussitôt le malade dans une position telle que la tête soit plus basse que les pieds, et placer sur la poitrine, en avant du cœur, un sachet ou une vessie contenant de menus morceaux de glace.

On donnera ainsi au médecin le temps d'arriver auprès

du malade et de continuer par lui-même le traitement de l'accès.

Les personnes sujettes aux palpitations devront éviter les exercices fatigants, tels que l'ascension des escaliers, les sports pénibles ; elles éviteront aussi les excès de table et de boissons, adopteront un régime alimentaire modéré.

Elles renonceront à l'usage du thé, du café, de l'alcool, du tabac.

Enfin, les émotions leur étant nuisibles, il faudra écarter d'elles avec le plus grand soin toute cause capable de les provoquer.

Paludisme. — Le paludisme ou *fièvre intermittente* est une maladie fréquente aux colonies, mais qui, cependant n'est pas rare dans nos pays, où elle se manifeste principalement au printemps et à l'automne.

Les individus de retour des pays chauds, ceux habitant des régions humides, à proximité d'eaux stagnantes, de mares, de marais, y sont particulièrement exposés.

Le paludisme est inoculé par les moustiques, qui passent dans les eaux croupies leur existence de larves, et qui, comme telles, portent en eux un microbe nommé « hématozoaire de Laveran », et qu'ils absorbent durant leur vie aquatique.

La piqûre des moustiques a le triste privilège de faire pénétrer cet hématozoaire dans notre organisme, et celui-ci ne tarde pas à y manifester sa présence en occasionnant des accès de fièvre, se répétant à intervalles réguliers.

Dans la fièvre intermittente, le malade est en proie à un frisson intense ; ses dents s'entrechoquent, il grelotte de la tête aux pieds ; il se plaint du froid, bien que son corps soit brûlant et baigné de sueur.

La fièvre intermittente est dite *quotidienne*, *tierce*, *quarte*, suivant qu'elle revient tous les jours, tous les deux jours, tous les trois jours.

L'accès est généralement de peu de durée, et cède à la quinine.

Toutefois, il est bon de recourir au médecin, qui détruira dans son germe cette affection, d'ordinaire très tenace, et qui annihile rapidement les forces de celui qui en est atteint.

En même temps, le malade peut, avec le plus grand profit, recourir aux douches froides, très fréquentes. Il sera bon d'avertir le garçon de bains d'éviter de doucher les flancs où se trouvent le foie et la rate, l'un à droite, l'autre à gauche.

Le fiévreux devra, de plus, quitter le pays malsain où il réside et faire au bord de la mer une saison de bains dont il ne tardera pas à constater les bienfaits.

Panaris. — Le panaris est l'inflammation purulente des différentes parties organiques dont se composent nos doigts et nos orteils.

Il afflige plus souvent les mains que les pieds, et a une prédilection marquée pour les trois doigts médians, c'est-à-dire l'index, le médius et l'annulaire.

Le panaris est superficiel ou profond ; *superficiel*, il siège entre l'épiderme et la peau ; *profond*, il s'établit dans les couches sous-cutanées.

Une contusion, un froissement des doigts, une petite plaie négligée, une piqûre de moustique, d'épine, d'aiguille ou d'épingle, un corps étranger sous la peau sont les causes habituelles du panaris.

Le panaris *superficiel*, ou mal blanc, ou mal d'aventure, ou tourniole, est une inflammation bénigne, au cours de laquelle l'épiderme se soulève autour de la région malade, et forme une petite ampoule remplie de liquide d'abord séreux, puis purulent.

Le mal blanc se forme en quelques heures ; il ne résiste pas à une application d'onguent de la Mère et à une petite incision qui donne libre cours au pus.

Puis, on lave la plaie à l'eau boriquée : l'épiderme sèche, tombe et repousse bientôt.

Faute d'observer ces indications simples, le panaris superficiel peut s'aggraver. atteindre l'ongle, en provoquer la chute, dégénérer même en panaris profond ; mais ce dernier cas est rare.

Quant au panaris *profond*, il est caractérisé par une douleur des tissus musculaires de l'extrémité des doigts, par une rougeur de la phalange malade ; il est accompagné d'une fièvre locale, puis générale, qui persiste jusqu'à ce que l'abcès soit formé.

Mal soigné, le panaris profond peut exercer de grands ravages, s'étendre jusqu'à l'os, l'attaquer, envahir le doigt tout entier, la main et le poignet, déterminer une grave adénite à l'aisselle, rendre enfin l'amputation nécessaire, sous peine de gangrène.

Aussi devra-t-on recourir au médecin qui, dès le début, pratiquera le débridement de l'abcès en faisant une large incision au bistouri, et appliquera ensuite sur la plaie des pansements antiseptiques.

Les cataplasmes divers, les sangsues, les vésicatoires, les onguents ne sont pas des moyens curatifs proprement dits ; ils peuvent soulager le malade, mais ils n'abrègent en rien la durée du mal, et retardent, sans l'éviter, l'intervention chirurgicale qui se produit souvent trop tard, à un moment où le pus a déjà oblitéré une certaine quantité de tissus ou d'os que le chirurgien est obligé de sacrifier.

De là proviennent ces déformations trop fréquentes et si laides des doigts, alors qu'une opération, pratiquée à temps, en coupant le mal dans sa racine, eût conservé son esthétique à la phalange et ne l'eût marquée que d'une légère cicatrice.

Pansements. — Il faut toujours avoir à la maison, à la portée de la main, les objets propres à la confection d'un premier pansement, quand celui-ci est devenu nécessaire à la suite d'une plaie quelconque de la peau.

Ces objets consistent en bandes de toile, découpées dans de vieux draps et d'une longueur moyenne de trois à cinq mètres ; en charpie, ou effilures de toile de chanvre ou de lin ; en ouate hydrophile, pour les compresses humides ; en taffetas anglais, pour rapprocher les deux lèvres d'une coupure légère ; en taffetas gommé, pour recouvrir les compresses.

On imbibe la charpie ou la ouate des substances à administrer suivant le cas, et on les recouvre d'une bande de toile suffisamment serrée pour maintenir en place le premier pansement, mais pas assez cependant pour déterminer une trop forte compression des parties malades.

Paralysie. — La paralysie est l'abolition complète des mouvements dans tout ou partie du corps, avec privation absolue de l'usage du ou des membres atteints ; elle peut être partielle ou générale.

Elle affecte aussi bien les enfants (paralysie infantile) que les adultes ou les vieillards et provient d'une altération grave de la portion du cerveau où sont situés les nerfs qui président à nos mouvements, dits nerfs *moteurs*.

Cette affection, quelles qu'en soient les causes, est de celles contre lesquelles il n'existe malheureusement aucun moyen préventif ; quant au traitement curatif, il doit être confié de façon absolue au médecin.

Disons toutefois que l'hydrothérapie, les frictions à l'alcool sur tout le corps, l'application de révulsifs sur la nuque et la colonne vertébrale, donnent d'assez bons résultats, joints à une médication appropriée.

Il faut, de plus, éviter au malade les préoccupations morales et lui faire prendre le plus grand repos intellectuel qu'il sera possible de lui procurer.

La paralysie infantile est grosse de conséquences pour l'avenir ; car si elle ne disparaît pas bientôt, si la maladie traîne en longueur, les muscles s'atrophient et l'enfant ne sera plus tard qu'un affaibli, un infirme impropre à se suffire à lui-même.

On appelle *hémiplégie* une paralysie qui s'étend à la

moitié du corps en longueur ; elle est toujours une des résultantes de l'apoplexie (voir ce mot).

On nomme *paraplégie* la paralysie des membres inférieurs. — (Voir *Ataxie*, *Mal de Pott*, *Myélite*).

La paralysie *générale* est celle qui atteint le corps tout entier. Rarement la maladie se déclare d'un seul coup, mais elle suit d'ordinaire une marche progressive, finissant par transformer le corps en une masse inerte où seule l'intelligence subsiste.

Parasites. — Les parasites sont des animaux qui vivent à nos dépens ; ces hôtes désagréables manifestent leur présence soit par des piqûres douloureuses, soit par des ravages dans l'épaisseur de notre peau ou dans l'intérieur de notre organisme.

Contre les piqûres, nous conseillons la cautérisation au moyen d'une goutte d'alcali appliquée sur la petite plaie.

Comme moyen préventif, on devra veiller avec le plus grand soin au parfait entretien des habitations, des appartements et des meubles.

On fera brûler du soufre et changer le papier dans les locaux infestés par les *punaises*, en ayant soin d'incorporer à la colle et aux peintures du sublimé corrosif ; puis on nettoiera les meubles minutieusement, on les enduira d'essence minérale ou d'essence de térébenthine et on passera à l'étuve sèche le linge, les fournitures de literie, les sièges rembourrés.

Les *puces*, qui se tiennent dans les parquets, peuvent être détruites par le procédé suivant : enduire les planchers d'une forte couche d'essence minérale avant de les passer à la cire ou à l'encaustique.

On se préservera des *moustiques*, aussi désagréables par leur bourdonnement que par leurs piqûres, en ne laissant jamais les fenêtres ouvertes dans les pièces où l'on entretiendra une lampe allumée.

Les *mouches*, les *guêpes*, les *frelons* peuvent non seulement nous incommoder, mais nous transmettre le germe de terribles maladies (*Peste, Charbon*); il est à remarquer que ces insectes aiment peu l'ombre et la fraîcheur. En maintenant les appartements clos et obscurs pendant la forte chaleur, outre qu'on se procurera une habitation agréable en été, on éloignera ces bestioles importunes et dangereuses.

L'*aoutat* est un insecte presque microscopique, qui, tapi dans les herbes, les gazons, les pois, les haricots, pommes de terre, attend le moment propice pour quitter les feuilles qui lui servent d'abri et prendre possession de notre épiderme, sous lequel il s'installe en maître, pendant deux ou trois jours, après quoi il meurt.

Il cause de grandes démangeaisons contre lesquelles nous recommandons les onctions avec:

Vaseline.	20 grammes
Baume du Pérou.	10 —
Poudre de soufre porphyrisé . .	8 —
Essence de pyrèthre.	2 —

Chez les enfants, les femmes, les sujets lymphatiques, l'aoutat détermine des lésions longues et difficiles à guérir : l'onguent ci-dessus évite les incommodités.

On croyait l'aoutat membre de l'importante famille des poux; nos naturalistes lui ont donné une paternité plus authentique : l'aoutat ou rouget est la larve de l'araignée rouge (trombidion soyeux).

Pour tous les parasites que nous venons d'énumérer, le quassia-amara est soit un poison violent, soit un objet de vive répulsion ; en se lavant avec une décoction de cette écorce, on est assuré d'être à l'abri de leurs attaques.

Les *poux* sont de trois espèces différentes : la première longue, effilée, *habite le cuir chevelu*, s'y reproduit avec rapidité et occasionne des démangeaisons intolérables ; de fréquents lavages de tête, une propreté rigoureuse, et le nettoyage quotidien au peigne fin, constituent un traitement simple et radical, à la portée de tous.

La deuxième espèce, plus grosse que la précédente,

se tient sur le corps, se cache dans les plis du linge, des vêtements, qu'elle quitte à l'heure de ses repas, pour prendre sur notre corps sa nourriture habituelle. La malpropreté corporelle est la cause de leur invasion. Toutefois des personnes très bien tenues peuvent, au contact d'un individu mal soigné, être infestées à leur tour par ces immondes animaux. Il faut au plus tôt prendre un bain complet, désinfecter soigneusement les vêtements au moyen de l'ébullition pour le linge et de l'étuve pour les habits. Les poux et leurs lentes (œufs) ne survivent pas à ce traitement.

La troisième espèce, ou *pou du pubis*, élit son domicile dans les parties du corps recouvertes de poils. Ce pou, de forme ronde et ramassée, très petit, se fixe à la racine des poils, se reproduit avec une extrême rapidité, et se propage par conséquent avec une grande facilité.

Dès que des démangeaisons caractéristiques manifestent sa présence, il faut se frictionner au plus vite, deux ou trois fois par jour, avec une préparation mercurielle (onguent gris), et prendre quotidiennement un bain sulfureux, faute de quoi ces poux peuvent quitter les aines, leur domicile ordinaire, pour envahir les jambes, les aisselles, les cils, les sourcils et la barbe.

Les parasites qui s'installent à l'intérieur de notre peau appartiennent à la famille des acariens ; le plus commun est l'acarus de la gale. — (Voir *Gale*).

Les parasites qui vivent à l'intérieur de notre corps en habitent soit les viscères, soit les parties musculaires.

Les viscères envahis sont les intestins.—(Voir *Vers intestinaux*).

Les parties musculaires peuvent être atteintes et rongées par certains vers dont les plus connus sont les trichines. — (Voir *Trichines*).

Enfin, certains champignons peuvent se propager à la surface ou à l'intérieur de notre organisme. Les principaux parasites *végétaux* sont ceux qui occasionnent les diverses espèces de *teignes*, à l'extérieur et à l'intérieur, le *Muguet*. — (Voir *Teigne, Muguet*).

Citons en passant les microbes, organismes vivants, infiniment petits qui sont la cause première d'un grand nombre de maladies dites infectieuses.

Paupières (*Inflammation des*).— L'inflammation des paupières rend ces membranes rouges, sensibles à la chaleur, à l'air trop vif et occasionne une gêne et des picottements continuels. Il faut les lotionner fréquemment avec de l'eau boriquée tiède ou de l'eau de guimauve, et éviter de les essuyer ou de les frotter.

Après chaque lotion on tamponnera les paupières avec un linge doux en toile de lin ou de chanvre. — (Voir *Chassie, Conjonctivite, Ophtalmie*.)

Peau (*Maladies de la*). — Voir *Acné, Anthrax, Brûlures, Démangeaisons, Eczéma, Engelures, Herpès, Gale, Pelade, Psoriasis, Urticaire, Teigne, Zona*.

Pelade. — La pelade est une calvitie passagère due à la chute des cheveux par plaques rondes, à la suite de démangeaisons, de sensations très peu douloureuses du cuir chevelu.

Les places dépourvues de cheveux sont rondes ou ovales, lisses, unies, d'une blancheur très accentuée ; les cheveux qui les entourent tiennent à peine à la peau, et tombent au moindre attouchement.

Les cheveux repoussent ensuite, blancs d'abord, puis ils reprennent insensiblement la teinte que possédait primitivement ceux que la maladie a détruits.

La pelade peut atteindre également la barbe, les aisselles et, plus rarement, le pubis.

Le malade atteint de la pelade se fera couper les cheveux courts ; trois fois par semaine au moins, il se lavera la tête avec du savon au panama, puis la rincera à l'eau tiède.

Tous les soirs, il lotionnera son cuir chevelu avec une préparation à base d'alcool, de teinture de cantharides, d'huile de ricin ou tous autres médicaments que le médecin ordonnancera.

Il faut se garder de toucher la coiffure, les objets de toilette d'un malade atteint de pelade, sous peine de s'exposer à contracter la même maladie, car cette affection est contagieuse.

Pellicules. — (Voir *Pituriasis*).

Pendaison. — (Voir *Asphyxie par pendaison.*)

Péricardite. — C'est l'inflammation du péricarde ou enveloppe extérieure du cœur ; la péricardite accompagne d'ordinaire certaines maladies infectieuses.

Le médecin reconnaît la péricardite aux signes spéciaux que lui dénote l'auscultation, ainsi qu'à la rapidité du pouls, à la dyspnée (gêne de la respiration) qu'elle occasionne.

Quant au traitement, il consiste en pointes de feu, en vésicatoires, en injections de caféine et enfin en l'opération chirurgicale (paracentèse ou ponction du péricarde) pour le débarrasser du liquide qui s'y est accumulé, toutes manœuvres qui sont du ressort médical, et sur lesquelles il serait oiseux de nous étendre ici.

Péritonite. — La péritonite est l'inflammation du péritoine, membrane fine et lisse qui sépare les viscères des parois abdominales et recouvre les intestins, le foie et la rate de son enveloppe protectrice.

La péritonite se déclare à la suite d'un choc, de la rupture d'un organe ; elle peut être aussi la conséquence d'un ulcère de l'estomac ou de l'intestin, ou encore provenir d'un accouchement difficile ou d'une fausse couche.

Lorsque la péritonite est accidentelle, c'est-à-dire lorsqu'elle survient après un choc ou une rupture, l'opération de la laparotomie est nécessaire ; puis le médecin soigne l'inflammation péritonéale.

En dehors de ces causes, le médecin cherche à immobiliser le ventre, à empêcher les contractions des intestins en appliquant à l'extérieur une couche de collodion sur l'abdomen, et à l'intérieur en administrant de l'opium.

Il facilite les selles à l'aide de lavements purgatifs et désinfecte l'intestin au moyen de cachets de benzonaphtol.

Pour combattre les douleurs locales et l'inflammation, on maintient en permanence sur l'abdomen des vessies remplies de glace.

On a soin d'interposer une flanelle entre la vessie de glace et la peau.

Pendant tout le temps que durera la fièvre, le malade ne boira que du lait et des boissons glacées.

Il faut éviter le bruit dans la chambre occupée par le malade, se garder de heurter ou de remuer son lit, toutes choses susceptibles d'exaspérer la douleur.

Lorsque ces moyens échouent, on a recours, ici encore, à la laparotomie.

Perte de sang. — (Voir *Hémorragie, Métrorragie*).

Pertes blanches. — (Voir *Fleurs blanches.*)

Peste. — Commune en Asie, et particulièremeut en Hindoustan, la peste est une maladie épidémique et contagieuse due à la présence d'un microbe passant avec la plus grande facilité dans notre organisme.

Ce microbe vit aussi bien sur les animaux que sur les vêtements, le linge, les différents objets venant d'un pays infesté par la contagion.

C'est pourquoi les navires venant d'Extrême-Orient sont soumis, dans les ports, à une quarantaine préventive, à de sérieuses mesures de désinfection des passagers et de la cargaison, et qu'on essaie de détruire complètement à leur bord les rats qui, comme on sait, sont susceptibles de nous transmettre le virus par l'intermédiaire de leurs congénères terriens, s'ils entrent en contact avec eux, par celui des puces dont ils sont couverts, ou par les mouches qui se posent sur leurs cadavres.

Grâce à ces précautions, la peste est inconnue dans nos pays ; souhaitons qu'elle n'y manifeste jamais sa présence.

La caractéristique de la peste est une décomposition du sang, avec intoxication générale des tissus organiques accompagnée de fièvre intense, de gangrène et de cachexie déterminant rapidement la mort.

Petite vérole. — (Voir *Variole.*)

Pharyngite. — (Voir *Angine.*)

Phlébite. — La phlébite est une maladie infectieuse, localisée d'habitude dans l'un des membres et en affectant une grosse veine.

A la suite d'une fièvre assez élevée, le membre malade enfle sensiblement (œdème), la peau devient lisse, blanchâtre : en même temps, la veine atteinte durcit et forme un cordon douloureux, roulant sous le doigt.

L'embolie, toujours à craindre au cours de la phlébite, est aussi la seule complication grave à redouter.

Pour l'éviter, le médecin fait coucher le malade et immobilise le membre jusqu'à la convalescence dans un enveloppement d'ouate.

Puis, il administre de la caféine, afin de soutenir l'énergie du cœur.

On veillera à ce que le ventre se maintienne libre et exempt de toute infection en faisant prendre au malade des cachets de salol, de benzonaphtol ; on empêchera le malade de se servir du membre atteint de phlébite, de lui faire faire quelque mouvement que ce soit, avant que le médecin ne lui en ait conféré la permission. — (Voir *Embolie*).

Phlegmon. — La période inflammatoire qui précède la formation purulente, c'est-à-dire l'abcès chaud ou aigu, porte le nom scientifique de phlegmon. Ce nom reste parfois accolé à la maladie pendant toute la durée de celle-ci. — (Voir *Abcès*).

Phlyctène. — (Voir *Ampoule*).

Phtiriase. — (Voir *Parasites* (poux).

Phtisie pulmonaire. — La phtisie est une des maladies sur lesquelles se portent le plus les efforts de la médecine moderne. Les sommités médicales de tous pays s'épuisent en recherches, à l'effet de découvrir un remède radical, guérissant la phtisie de façon absolue. Si, jusqu'à présent, les différents congrès qui se sont tenus à ce sujet n'ont pas annoncé le résultat attendu, il n'en est pas moins vrai que les efforts des savants n'ont pas été vains, puisqu'ils ont pu faire mieux connaître cette terrible maladie, et qu'ils ont perfectionné les moyens curatifs en usage.

La phtisie est *aiguë* ou *chronique*.

La *phtisie aiguë* se subdivise elle-même en phtisie dite *granulique* (celle-ci est l'apanage des surmenés, des alcooliques; elle se développe après une rougeole, une grippe ou la coqueluche), et en phtisie *pneumonique*.

Dans la phtisie granulique, les malades maigrissent, toussent beaucoup, éprouvent de la dyspnée; les expectorations sont peu abondantes.

Il se produit de la fièvre, du délire. Les malades souffrent encore de sueurs nocturnes, d'hémoptysie, de diarrhées, de vomissements.

La phtisie pneumonique affecte la base des poumons et se caractérise par une formation tuberculeuse très-accentuée.

Dans ces deux types de phtisie aiguë, le médecin ne peut que lutter pied à pied avec la maladie, et essayer d'en enrayer la marche croissante; malheureusement nous le répétons, la médecine ne possède encore aucun remède spécifique.

La *phtisie chronique* offre les mêmes caractères que la

phtisie aiguë, mais sa marche est plus lente et par conséquent les différents symptômes tardant davantage à faire leur apparition, offrent plus de prise à l'intervention médicale. Celle-ci varie suivant les manifestations de la maladie et les traitements qu'elle comporte sont divers.

Ce qu'il faut néanmoins savoir c'est que l'hygiène joue un rôle des plus accentués dans le traitement de la phtisie; on devra surveiller l'alimentation, l'habitation du malade au même titre que le bon fonctiohnement de sa peau, de ses poumons.

Il faudra donc faire respirer le phtisique dans les meilleures conditions possibles; pour ce, la température de la chambre sera toujours sensiblement pareille, hiver comme été. On évitera donc les excès de chaleur et de froid, tout en tenant ses fenêtres largement ouvertes jour et nuit.

La peau sera le siège de fréquentes lotions à l'eau tiède, à l'alcool, suivies de frictions sèches.

L'habitation sera exposée au midi, bien aérée, nullement humide; la chambre à coucher sera très claire : pas de rideaux au lit et aux fenêtres, pas de tentures.

Le régime alimentaire consistera à suralimenter le malade, de façon à compenser la dépense perpétuelle des forces dans la plus large mesure, et à placer son organisme en bonne posture pour la lutte contre la maladie.

Lorsque le malade a bon appétit, toutes les viandes grasses lui seront bonnes; de même, les poissons de mer et d'eau douce, les crustacés, les volailles, le foie gras.

S'il montre de la répugnance pour ces mets, on lui servira des viandes maigres grillées, de la viande crue hachée, du jus de viande.

Dans les deux cas, on l'engagera à user largement de beurre et à absorber de l'huile de foie de morue à haute dose.

Les œufs, crus ou peu cuits, seront pris en quantité (de huit à douze par jour).

Peu de pain, peu de légumes, mais des fruits gras, tels que noix, noisettes, olives.

Quant aux boissons, peu importe le choix : toutes sont également bonnes. Remarquons en passant que l'alcool peut être administré, mais à petites doses.

Le nombre des repas sera double de celui d'un individu en bonne santé : en d'autres termes, le malade devra manger de cinq à six fois par jour ; le matin au réveil, à dix heures, à midi, à trois heures, à cinq heures et demie ou six heures, et, s'il le peut, prendre quelques aliments vers neuf heures, avant de se mettre au lit.

Cette suralimentation produit d'assez rapides effets, dont on peut facilement se rendre compte en pesant le malade tous les quinze jours. Tant que le poids du corps augmente, et que le malade ne se plaint pas de l'estomac, de nausées, de vertiges, de mal de tête, on doit continuer ce régime.

Si les troubles précités se produisent, on abandonnera provisoirement la viande, ou tout au moins on en diminuera la quantité, et on la remplacera par du lait, pendant quelque temps, quitte à reprendre la méthode de suralimentation après quelques jours de répit.

Enfin, tant que l'alimentation surabondante donne de bons résultats, il est permis de bien augurer de la maladie qui, bien souvent, est obligée de battre en retraite devant la suralimentation et la médication coalisées, surtout lorsque la phtisie n'en est encore qu'à sa phase de début.

Au point de vue conjugal, nul ne peut s'opposer à l'union d'un tuberculeux avec une personne saine ; il serait toutefois à souhaiter que pareille union ne se rencontrât jamais, car elle est le point de départ d'une contamination presque certaine pour celui des deux époux encore indemne, ainsi que pour les enfants à naître.

Aussi les enfants issus de parents phtisiques devront-ils, dès leur naissance, être retirés du milieu malsain où ils ont vu le jour et être envoyés à la campagne ; si la mère est malade elle-même, elle ne pourra les allaiter.

La propagation de la tuberculose se fait par les crachats, dont les parcelles sont emportées par le vent et
restent en suspension dans l'atmosphère. Les malades
éviteront donc de cracher à terre ; ils se serviront de crachoirs dans *toutes les circonstances*, aussi bien à la maison
qu'au dehors.

Ces crachoirs contiendront un antiseptique énergique ;
on en videra le contenu dans les fosses d'aisance. Personne ne devra se servir des objets de toilette et des instruments de table appartenant au malade.

Lorsqu'on prendra possession d'un logement habité
précédemment par un phtisique, il faudra avoir soin de
faire procéder à une désinfection complète et minutieuse
du local. — (Voir *Désinfection.*)

Pieds (*Froid aux*). — Le froid aux pieds n'est pas une
maladie, mais les personnes qui ont généralement ces
extrémités froides peuvent être certaines que leur santé
générale laisse à désirer, et que l'anémie et ses complications les guettent.

Elles agiront donc sagement en supprimant jarretelles
et jarretières, en évitant de porter des chaussures trop
ajustées, qui constituent autant d'obstacles à la circulation du sang.

Elles prendront de fréquents bains de pieds chauds,
aussitôt suivis d'une friction à l'alcool.

En dehors de ce régime local, elle auront recours, à
l'intérieur, aux fortifiants : huile de foie de morue et
fer sous toutes ses formes.

Pieds (*Sueur des*). — Cette désagréable infirmité incommode pour le moins autant ceux qui en sont atteints
que les personnes de leur entourage.

L'individu sujet aux sueurs fétides des pieds ressent
une sensation continuelle de chaleur âcre; une transpiration perpétuelle inonde ses chaussures, corrode l'épiderme et y provoque des fentes, des coupures douloureuses, en même temps que se dégage une odeur écœu-

rante, que les soins les plus minutieux de propreté ne peuvent faire disparaître.

Il est très difficile de guérir cette affection. Voici néanmoins une recette qui, employée avec persévérance, procure, sinon la guérison définitive, du moins une amélioration dans l'état que nous venons de décrire.

On préparera une décoction de feuilles de noyer, qu'on fera refroidir; on s'y trempera alors les pieds, matin et soir, pendant deux jours.

Ensuite, à l'aide d'un pinceau, on étendra sur les pieds une solution composée de dix grammes de glycérine, trente grammes de perchlorure de fer et vingt gouttes d'essence de bergamote.

La transpiration cessera peu à peu, et on recommencera ce traitement chaque fois qu'elle fera sa réapparition.

Pierre. — Il arrive parfois que les cristaux d'acide urique, qui se déposent en excès dans la vessie, s'agglomèrent dans cet organe au point de former une ou plusieurs masses compactes trop volumineuses pour pouvoir être expulsées par le canal de l'urèthre. Ces concrétions prennent le nom de pierres.

Voici à quels signes on peut reconnaître l'existence d'une pierre :

1° Si le malade urine debout, le jet est intermittent;

2° Il éprouve fréquemment des démangeaisons très gênantes à l'extrémité du canal de l'urètre;

3° S'il se couche sur le dos, puis se tourne sur le côté droit, puis sur le côté gauche, et réciproquement, il sent à chacun de ces mouvements la pierre suivre l'inclinaison de son corps;

4° Pendant la marche, il ressent de légers chocs, en même temps qu'une sensation de brûlure à l'anus ou dans l'urètre ;

5° Il a de fréquents besoins d'uriner, est sujet à des crampes des jambes et des cuisses, éprouve un sentiment de pesanteur à l'anus, est exposé à l'hématurie.

Ces symptômes deviennent bientôt assez gênants pour

que le malade cherche à se débarrasser du corps étranger qui encombre sa vessie ; un seul moyen s'offre à lui
pour atteindre ce but : c'est la lithotritie ou la taille,
opérations chirurgicales qui consistent à briser la pierre
dans la vessie, à l'aide d'un instrument approprié, de
manière à former des morceaux pouvant facilement être
évacués en même temps que les urines, soit à inciser le
périnée et la vessie et en extraire le calcul. — (Voir
Calculs, Gravelle, Hématurie).

Piqûres. — Lorsque les piqûres ont été faites par
une pointe propre, il suffit de faire saigner la plaie, d'en
retirer le corps étranger s'il existe et d'étendre sur la
partie blessée une couche de collodion médicinal.

Si la pointe est malpropre, il sera bon d'ajouter aux
manœuvres ci-dessus indiquées un pansement antiseptique soit au bichlorure de mercure, soit à l'acide borique
ou à l'acide phénique. On a des chances d'éviter ainsi
l'inflammation ou phlegmon qui pourrait en être la conséquence.

Quant aux piqûres d'insectes, il faut retirer le dard, si
celui-ci est resté dans la plaie, et cautériser cette dernière avec du vinaigre, de l'eau fortement salée, ou mieux
quelques gouttes d'alcali. — (Voir *Parasites*).

Pissement de sang. — (Voir *Hématurie*).

Pituite. — Les excès de boisson, d'alcool, de tabac,
ont une première et désagréable conséquence : c'est la
pituite.

Chaque matin, les individus atteints de pituite sont
sujets à des renvois acides, à des nausées, à des vomis-
ments glaireux, bilieux qui resserrent péniblement la
gorge.

Ces manifestations ne durent que quelques minutes,
mais, quoique peu graves, elles n'en constituent pas
moins le prodrome d'une maladie d'estomac autrement
dangereuse.

La modération dans le régime et une cure d'eau de Vichy à domicile, ont raison de la pituite, en même temps que le lait pris comme boisson pendant quelque temps reposera l'estomac et le rendra plus tolérant.

Pityriasis du cuir chevelu. — Le pityriasis du cuir provoque une alopécie consécutive à la présence sur le crâne d'un grand nombre de *pellicules*.

Ces pellicules occasionnent des démangeaisons assez vives et ont pour conséquence la chute des cheveux, que cette affection rend secs et cassants.

La calvitie devient complète au bout de huit à dix années.

Pourtant le traitement est d'une grande simplicité. Il suffit de lotionner le cuir chevelu deux fois par semaine, au moyen d'un savonnage au bois de Panama, suivi d'un rinçage à l'eau tiède, contenant une demi-cuillerée à soupe de coaltar saponiné, par litre d'eau.

On séchera soigneusement les cheveux et le cuir chevelu qu'on imbibera ensuite avec un peu d'eau de Cologne.

Pleurésie. — La pleurésie est l'inflammation de la plèvre, membrane séreuse qui entoure le poumon ; par suite de cette inflammation, il s'accumule dans la plèvre, qui est une sorte de sac sans ouverture, un abondant dépôt de liquide. C'est pour cette raison que jadis on appelait la pleurésie : *Hydropisie de poitrine*.

La pleurésie débute généralement par un point de côté, au-dessus de l'un ou l'autre mamelon, avec frisson, fièvre et dyspnée. L'oreille appliquée sur la poitrine perçoit un léger murmure ou un souffle métallique, nommé *souffle tubaire*. La voix du malade prend un timbre aigre, saccadé, chevrotant, d'autres fois nasonnant et criard.

Le liquide qui constitue l'épanchement est clair et filant ; lorsqu'il existe en grande quantité, il refoule les poumons, le cœur, et détermine une oppression et une suffocation pouvant amener la mort, rarement il est vrai

chez les adultes, mais assez fréquemment chez les enfants
et chez les vieillards

Peu à peu, le liquide se résorbe ; en quatre semaines
environ la convalescence se produit.

La cause la plus ordinaire de la pleurésie est le froid.

Appelé dès le début de cette maladie, le médecin peut
en enrayer le cours soit par une saignée générale, soit
par l'application de ventouses scarifiées.

Il calme la fièvre, fait des applications de teinture
d'iode, de vésicatoires volants, prescrit des purgatifs
énergiques.

Si malgré ces soins l'épanchement s'accroît, devient
par trop gênant, il donnera issue au liquide en perçant
entre deux côtes les parois de la poitrine. Cette ponction
spéciale se nomme thoracentèse.

Pneumonie. — La pneumonie ou *fluxion de poitrine*
est l'inflammation du tissu pulmonaire.

C'est souvent à la suite d'un *chaud et froid*, comme on
dit vulgairement, c'est-à-dire d'un refroidissement, que
la fluxion de poitrine se déclare.

Le printemps, avec ses brusques sautes de température,
est par excellence la saison des refroidissements, et, par
suite, des fluxions de poitrine.

La pneumonie débute en général brusquement, par un
frisson intense, unique, immédiatement suivi d'une élévation de température qui annonce la fièvre. En même
temps le malade perd l'appétit, souffre de la soif ; le
pouls est fréquent, la langue chargée.

La respiration s'accélère, s'accompagne d'oppression ;
souvent le malade se plaint d'un point de côté au niveau
du mamelon, que les mouvements de la respiration et la
toux rendent douloureux.

La toux est fréquente et pénible ; dès le second jour
de son apparition, elle est suivie de l'expulsion de crachats visqueux, auxquels le sang qu'ils contiennent
communique une teinte *rouillée*, pouvant varier de la
gelée d'abricots à la coloration du sang presque pur.

Si on mesure la poitrine, on constate une augmentation de volume du côté malade.

Si, la main sur la poitrine du malade, on fait parler ce dernier, on perçoit une *exagération* dans les vibrations des parois de la cage thoracique.

A l'auscultation, on distingue d'abord un affaiblissement du bruit respiratoire, puis un râle *crépitant*, comparé au bruit que l'on obtient en roulant entre ses doigts une mèche de cheveux.

En frappant la poitrine (percussion), le son est plus sourd du côté malade que du côté sain.

Ces différents symptômes caractérisent la première période de la maladie ; ils diffèrent un peu pendant la seconde phase.

Le point de côté est moins douloureux ou disparaît, l'oppression est moins accentuée, mais les crachats et la toux persistent.

L'air ne pénétrant plus du tout dans la partie altérée du poumon, la poitrine, du côté malade, rend à la percussion un son tout à fait mat.

Le râle crépitant a disparu. Le bruit respiratoire se fait entendre sous forme de souffle, dit *souffle tubaire*, comme si l'on soufflait avec bruit dans un tube de métal. La voix résonne fortement.

La fièvre continue ; la température se maintient entre 39°5 et 40°5 ; le pouls varie entre 100 et 116 pulsations.

Du cinquième au septième jour, la fièvre tombe brusquement et la maladie entre dans sa troisième période.

Le malade éprouve une sensation de bien-être, le sommeil est plus calme, les crachats deviennent d'un gris jaunâtre. La peau, naguère sèche et brûlante, est moite à présent.

La respiration s'améliore, revient dans les parties malades. Le souffle tubaire disparaît et le râle crépitant fait de nouveau son apparition.

Puis surviennent de gros râles ronflants ou sibilants, comme dans la bronchite ; ces râles sont de bon augure, car ils annoncent la convalescence.

Mais la fluxion de poitrine ne se termine pas toujours de façon aussi heureuse : la mort vient souvent déjouer les soins les plus assidus.

Dans ce cas, la fièvre persiste, la température se maintient au-dessus de 40° 5, le pouls devient nul, le malade est prostré, sa langue se dessèche et se colore en noir.

Les crachats disparaissent ou prennent un teint *jus de réglisse*. La mort survient enfin.

Hâtons-nous d'ajouter que cette maladie, quoique grave, ne l'est pas également à tous les âges de la vie.

Presque toujours mortelle chez les nouveaux-nés et les enfants à la mamelle, elle n'offre pas de très grands dangers chez les adultes ; au contraire, les vieillards ne lui résistent guère : c'est même l'une des causes les plus fréquentes de leur fin.

Il est impossible d'arrêter la marche de la pneumonie ; le rôle du médecin consiste à l'atténuer dans ses symptômes et à prévenir les complications.

Toutes les fois que le malade sera déprimé, abattu, on lui donnera du bouillon, du vin de Bordeaux, du café alcoolisé: on restreindra ainsi la consomption organique.

S'il est trop oppressé, l'application, sur le côté atteint, de cinq en cinq minutes, de serviettes trempées dans l'eau froide, puis tordues, donnera de bons résultats.

Lorsque la pneumonie est double, c'est-à-dire lorsqu'elle affecte les deux poumons, elle a rarement une issue heureuse, quel que soit l'âge du malade.

Point de côté. — Sans fièvre, le point de côté est d'origine névralgique ou rhumatismale; avec fièvre, il peut être le point de départ d'une pleurésie.

Il sera toujours bon d'appliquer sur le point de côté une couche de teinture d'iode ou un vésicatoire volant. Si la douleur ou la fièvre persistent malgré ce traitement, la pleurésie est certaine. — (Voir *Pleurésie*).

Points noirs. — (Voir *Comédons*).

Poireaux. — (Voir *Verrues*).

Poitrine (*Fluxion de*). — (Voir *Pneumonie*).

Poitrine (*Maladies de*). — (Voir *Phtisie*).

Polypes. — Les polypes sont des végétations, des excroissances de chair qui élisent domicile dans les fosses nasales, le larynx, et s'y développent au point de rendre la respiration et la parole difficiles.

Ces tumeurs gênantes résistent à tous les traitements autres que l'opération chirurgicale, suivie d'une cautérisation de la région précédemment occupée par elles. — (Voir *Larynx* (*Tumeurs du*).

Prostatite. — La prostatite est l'inflammation de la prostate, organe musculaire destiné par ses contractions ou son relâchement à fermer ou ouvrir la vessie, à l'orifice de laquelle il est placé.

Cette inflammation doit être soignée par le médecin, faute de quoi l'incontinence et la rétention d'urine pourraient en être la conséquence. — (Voir *Incontinence d'urine, Rétention d'urine*).

Prurigot, Prurit. — (Voir *Démangeaisons*).

Psoriasis. — Le psoriasis est une maladie dartreuse qui affecte souvent les tempéraments sanguins, soit par suite de secousses nerveuses, soit comme conséquence du rhumatisme. Il se manifeste de préférence aux coudes, aux genoux, aux fesses, au cuir chevelu, aux oreilles, aux ongles, aux parties génitales.

Le psoriasis occasionne de vives démangeaisons, qui s'exaspèrent par le grattage. L'épiderme se transforme en petites écailles blanches, ressemblant à des taches de bougie, puis se détache et tombe, laissant à nu une surface rouge, luisante, saignant facilement et qui s'élargit jusqu'à atteindre la grandeur d'une pièce de cinq francs.

Le traitement de cette affection est long; il varie suivant l'âge et le sexe des malades : aussi nécessite-t-il les conseils du médecin.

Disons cependant que, en ce qui concerne le psoriasis chevelu, il est bon de savonner le crâne avec un savon au goudron, puis de faire des applications de glycérolé d'amidon.

Pour le psoriasis des membres, les bains sulfureux et les onctions de glycérolé d'amidon s'imposent.

Le malade boira du lait, mangera des œufs en abondance, des viandes fraîches, des purées de féculents, du pain grillé; aux repas, il boira du vin léger coupé d'eau.

Il s'abstiendra des viandes faisandées, du gibier, des salaisons, des légumes acides, des mets vinaigrés, des épices, du vin pur, du thé, du café fort et des bières fermentées.

Punaisie. — (Voir *Ozène*).

Pustule maligne. — (Voir *Charbon*).

Pyrosis. — (Voir *Aigreurs de l'estomac*).

R

Rachitisme. — Le rachitisme est une maladie remarquable par la tendance des os au ramollissement, à la déformation.

L'allaitement insuffisant, naturel ou artificiel, la mauvaise nourriture, les privations, le manque d'air, l'hérédité alcoolique, sont les causes les plus ordinaires de cette maladie.

Pour ces raisons, le rachitisme sévit surtout dans les classes pauvres.

Un enfant rachitique doit *toujours* être élevé au sein; l'allaitement sera prolongé longtemps, le sevrage sera lent et progressif.

Le rachitisme peut devenir mortel, par suite de la cachexie qu'il engendre, du mal de Pott ou de la coxalgie auxquels il prédispose.

On évitera donc de le faire travailler trop prématurément : on fortifiera d'abord le corps, jusqu'à ce que tous les symptômes morbides soient conjurés.

Une ou deux années d'école ou d'apprentissage sont vite rattrapés ; d'ailleurs ce retard n'est rien, comparé au bien qu'il coopère à procurer la santé. — (Voir *Bains salins, Coxalgie, Mal de Pott*).

Rage. — La rage met un certain temps à se déclarer, après la morsure qui la détermine ; cette période dite d'*incubation* a une durée moyenne de quarante jours.

Le malade est triste, sombre, inquiet, irritable ; il fuit la société. La nuit, il est sujet aux hallucinations, aux cauchemars ; le jour, il sort seul, marche longtemps sans but, au hasard, comme en proie à une idée fixe.

Puis les nerfs s'exaspèrent, le cerveau est en proie à une vive surexcitation. Le bruit, la lumière, mettent le malade hors de lui, occasionnant des spasmes de la gorge, des convulsions, des cris qui n'ont rien d'humain.

Dévoré par une soif ardente, il essaie en vain de boire, mais la contraction des muscles de la gorge l'empêche d'avaler une seule goutte du breuvage qu'on lui présente ; les convulsions reprennent et, au cours des crises, le malheureux laisse échapper de sa bouche une écume jaune abondante.

Puis les mouvements convulsifs s'accentuent encore, les membres se contorsionnent de façon hideuse, le tétanos se déclare, le corps tout entier devient d'une rigidité cadavérique, l'asphyxie survient, et la mort arrive au milieu d'atroces douleurs, sans que l'intelligence se soit obscurcie un seul instant.

Longtemps la science, sans recours contre la rage, posséda l'unique ressource d'endormir le malade à force de morphine, et de le laisser mourir misérablement.

Tel est l'historique du traitement jusqu'à Pasteur, dont la découverte du sérum n'est pas un des moindres titres à l'immortalité.

De nos jours, la rage est définitivement vaincue, grâce à la vaccination anti-rabique, pratiquée dans le monde entier par les *Instituts Pasteur*.

Après la première cautérisation de la morsure, le malade a plus que le temps de se rendre dans l'un de ces établissements. Néanmoins, il fera bien de ne pas tarder et de se soumettre à la méthode pastorienne le plus tôt possible : deux précautions valent mieux qu'une. — (Voir *Morsures, Tétanos*)

Refroidissement. — Un courant d'air froid, l'absorption de boissons glacées, le séjour dans un endroit frais quand on est en transpiration, occasionnent un abaissement immédiat et dangereux de la température du corps : c'est le chaud et froid ou refroidissement.

Cet état provoque le frisson, la fièvre ; il est de plus le point de départ de nombreuses et graves maladies.

Il importe donc, dès qu'on s'est refroidi, de prendre sur l'heure une infusion très chaude de thé au rhum, ou toute autre tisane sudorifique, de se mettre au lit et d'y transpirer pendant quelques heures, afin de couper le mal dans sa racine.

On fera plus sagement encore de prévenir les refroidissements en évitant de boire froid, de se placer à l'air trop vif ou trop frais lorsqu'on est en sueur : on fermera les fenêtres et les portes, pour faire cesser les courants d'air, et si la soif est trop vive. on se rincera la bouche avec un peu d'eau fraîche, en attendant que la transpiration ait cessé.

Reins (*Maladies des*). — Les maladies des reins sont les coliques néphrétiques, la néphrite, la gravelle, le lumbago, l'urémie. (Voir ces mots).

Régimes alimentaires. — Le régime alimentaire est

l'ensemble des substances liquides ou solides dont a besoin l'estomac pour veiller au bon entretien du reste de l'organisme.

On distingue le régime lacté, le régime normal, le régime carné, le régime végétarien

Régime lacté. — Le lait est la nourriture première de l'enfant C'est encore à lui qu'on a recours dans nombre de maladies graves.

Nous avons vu à l'article *Lait* quelles étaient les quantités à faire boire au nourrisson. Nous supposions entendu que le lait administré présentait toutes garanties de qualité et était sécrété en quantité suffisante.

Il peut arriver en effet que le lait ne soit pas assez abondant ou assez nutritif. Il faut, dans ce cas, soumettre la nourrice à un régime qui enrichisse son sang, composé de viandes saignantes et d'aliments phosphatés. Comme boisson, on préconise la bière anglaise (Stout).

Chez l'adulte, le lait, administré seul, se consomme à la dose de trois à quatre litres par jour, cru, si l'on est sûr de sa provenance, stérilisé ou cuit dans les autres cas.

Il est bon de couper le lait d'une eau alcaline, afin que le malade ne prenne pas en dégoût cet aliment et ne le rejette à peine ingéré.

Régime carné. — On nomme régime carné une alimentation dans laquelle la viande joue le principal rôle, unie au pain, aux poissons, aux œufs.

Les viandes les plus nourrissantes sont, dans l'ordre, les oiseaux, les viandes dites de boucherie et les poissons.

Régime végétarien. — Le régime végétarien n'admet que des légumes ; toutefois, il tolère le lait et les œufs.

Régime normal. — C'est le régime de l'homme en bonne santé. Il comprend toutes les viandes, les poissons, les œufs et les légumes.

Ce régime doit être appliqué de manière à ce que les forces se maintiennent au même point : s'il y a surabondance d'aliments, l'estomac se fatigue et ne digère plus ; s'il y a insuffisance, le corps tout entier dépérit.

Pour cette raison, le vieux précepte qui nous engage à

quitter la table sans avoir complètement satisfait notre appétit, doit-être expliqué ainsi : il faut donner à l'estomac les aliments dont il a besoin pour ravitailler l'organisme, et dans une proportion telle qu'il ne soit jamais surchargé. Dans ce dernier cas, l'estomac, trop garni, accomplit imparfaitement sa mission, s'assimile une partie seulement des mets ingérés et repousse le reste vers les intestins, où pendant son séjour cet excès de nourriture devient le siège d'une fermentation putride dont le résultat est d'intoxiquer l'organisme tout entier.

Là est le point de départ des nombreuses maladies du tube digestif et d'autres graves affections générales qui frappent les gros mangeurs ou du moins les personnes qui mangent trop.

Quant à la quantité des aliments à absorber, elle varie suivant l'âge, le tempérament, les conditions de travail physique et d'existence de l'individu.

Règles. — (Voir *Menstruation, Aménorrhée, Dysménorrhée*).

Renvois. — (Voir *Éructations*).

Rétention d'urine. — La rétention d'urine peut être incomplète et dépendre d'un rétrécissement du canal de l'urètre ou d'une cystite ; elle peut encore être complète et provenir d'une cause qu'il appartient au médecin de découvrir.

La rétention d'urine, quelle qu'elle soit, nécessite toujours l'intervention médicale.

Cette affection occasionne de grandes douleurs, car la vessie, une fois pleine, se distend outre mesure, ne pouvant déverser au dehors le trop plein de l'urine. Le cathétérisme ou sondage s'impose pour soulager le malade.

Celui-ci boira abondamment du lait coupé d'eau de Vichy et s'abstiendra de mets épicés et de gibier. Il aidera ainsi au succès des médicaments prescrits.

Retour d'âge. — (Voir *Ménopause*).

Rhumatisme. — Le rhumatisme est une maladie commune chez les arthritiques.

Le rhumatisme est aigu ou chronique.

Le rhumatisme articulaire *aigu* siège généralement aux jambes, qu'il gonfle, rougit, rend sensible à l'excès. Il est très douloureux, anémie l'organisme, provoque des sueurs, de la fièvre, des épistaxies, rend les urines rares et chargées.

Il peut engendrer l'endocardite, la péricardite, la néphrite, la pleurésie, et même atteindre le cerveau.

Cette forme grave nécessite toujours les soins du médecin. De son côté, le rhumatisant devra se mettre au régime lacté absolu ; les œufs et le bouillon seront permis pendant la convalescence.

Le rhumatisme *subaigu* est une forme très atténuée de la manifestation précédente ; il cède à une application de teinture d'iode, à un enveloppement d'ouate des régions malades ; à l'intérieur, l'iodure de potassium en a facilement raison.

Le régime est plus large que le précédent : viandes blanches, légumes verts, lait coupé d'eau de Vittel.

Le rhumatisme articulaire *chronique* est la conséquence de plusieurs atteintes aiguës. Néanmoins il peut apparaître d'emblée.

Il occasionne des douleurs articulaires, des craquements dans les jointures, et finit par déformer les articulations ou donner à toute une région du corps une attitude vicieuse (rhumatisme déformant).

Le malade devra vivre à la campagne, dans un pays sec et chaud, prendre de fréquents bains sulfureux, suivis de frictions sèches, faire usage de médicaments iodurés.

L'alimentation se composera de lait, d'œufs, de viandes bien cuites, de légumes verts en quantité, de fromages frais, de vin coupé d'eau minérale : peu de farineux.

S'abstenir des conserves, du gibier, des mets faisandés,

du bourgogne, du bordeaux, du champagne, du café, de l'alcool et du tabac.

Rhume. — (Voir *Bronchite*.)

Rhume de cerveau. — (Voir *Coryza*).

Rougeole. — La rougeole, maladie épidémique et contagieuse n'est pas toujours aussi bénigne qu'on le pense ; chez les enfants elle n'est pas grave, mais chez les adultes elle occasionne des complications presque toujours mortelles.

Ces complications sont : la broncho-pneumonie (bronchite capillaire), la diphtérie, l'otite, la pneumonie et la tuberculose.

La rougeole, quoique rarement, prend une forme nerveuse et détermine le coma, les convulsions et le délire.

Les enfants sont presque tous atteints par cette fièvre éruptive. Après une période *d'incubation* de huit à quinze jours, à peine marquée par quelques malaises insignifiants, la maladie entre dans la période de début ou *d'invasion*.

La fièvre est forte (de 39° à 40°), la bronchite et le coryza se déclarent ; l'œil est rouge, larmoyant, la toux fréquente, quinteuse. Le malade saigne fréquemment du nez, se plaint de maux de gorge (angine légère), quelquefois les glandes sous-maxillaires s'engorgent (adénite).

Vers le cinquième jour, la période *d'éruption* commence. Des plaques rouges irrégulières, de la grosseur d'une lentille, apparaissent sur la peau qu'elles soulèvent légèrement. Au bout de deux jours, les taches pâlissent, disparaissent, la fièvre tombe, la toux se calme, le rhume prend fin.

L'épiderme se dessèche et s'écaille (période de *desquamation*) ; c'est la convalescence.

Dès les premiers symptômes, il convient d'appeler le médecin : l'antisepsie des yeux, du nez, de la bouche, des oreilles, de la gorge, des voies respiratoires, de l'intestin, et les bains chauds quotidiens constituent la thérapeutique généralement mise en usage par celui-ci, qui combattra ou préviendra les complications.

Le malade sera isolé dans une chambre à la témpérature moyenne de 17°. On y installera en permanence un bain-marie dans lequel on portera à l'ébullition de l'eau contenant des feuilles de thym, d'eucalyptus et 100 grammes d'alcool, afin de saturer l'air de la pièce de vapeurs antiseptiques.

Comme régime : bouillon, œufs battus dans le lait, lait et infusions diurétiques.

On veillera enfin à la liberté du ventre·

La désinfection est de rigueur. — (Voir *Désinfection*.)

S

Saignement de nez. — (Voir *Epistaxis*.)

Sangsues. — On doit éviter d'appliquer les sangsues sur le trajet des artères, des veines et des nerfs importants.

Il faut d'abord laver la peau à l'eau tiède, après avoir rasé les cheveux ou les poils qui la recouvrent.

On prend une sangsue dans le bocal, on la roule légèrement dans un linge sec, afin de l'exciter, et on la place dans un verre que l'on renverse sur la peau.

Quand les sangsues sont gorgées de sang, elles se détachent d'elles-mêmes ; mais si l'on veut leur faire lâcher prise à un moment donné, il suffit d'humecter avec un peu d'eau salée la place qu'elles occupent.

Pour arrêter l'écoulement sanguin, on recouvre la piqûre d'un tampon d'amadou imbibé de perchlorure de fer

Si on veut que l'écoulement sanguin continue, on applique sur la piqûre une compresse d'eau tiède ou un cataplasme de farine de lin.

Soarlatine. — Cette maladie, épidémique et contagieuse, sévit presque toujours en automne et en hiver ; elle ne se représente jamais deux fois chez le même individu.

Elle est fréquente de trois à dix ans, plus rare de dix à vingt ; passé cet âge les cas de scarlatine sont très peu nombreux ; cependant chez les femmes elle suit quelquefois les couches.

Après une période d'*incubation* de deux à quatre jours marquée par de violents maux de tête, une forte angine et une fièvre intense, l'*éruption* apparaît aux fesses, au tronc, aux avant-bras, à la face.

La peau prend une teinte écarlate uniforme sur le fond de laquelle se détachent de petits points plus foncés. L'éruption peut être partielle ou totale.

La langue prend une colloration qui rappelle celle du jus de framboise ; l'angine augmente, la gorge se recouvre de plaques blanches, l'adénite apparaît.

Au bout de cinq jours, le maladie entre dans la phase de *desquamation*. L'épiderme sèche, se soulève et tombe en lambeaux, découvrant une surface lisse, rouge, sensible au toucher. La langue se desquame aussi, l'angine et la fièvre diminuent, pour disparaître au bout de dix à douze jours.

Les arthrites, l'angine diphtérique, l'endocardite, l'otite, la péricardite, la néphrite, la pleurésie et l'adénite suppurée sont les complications de la scarlatine ; aussi nécessite-t-il toujours les soins du médecin.

Pendant la convalescence, le malade gardera la chambre.

Durant toute la maladie, qui dure de quatre à huit semaines, suivant son intensité, on pratiquera des lavages antiseptiques du nez, de la bouche, de la gorge et des oreilles du malade.

Pendant la période fébrile, on lui administrera des limonades fraîches en quantité. Régime lacté.

À partir de la convalescence, on joindra au lait des

viandes blanches (veau, poulet) de facile digestion, et des œufs. — (Voir *Désinfection*.)

Sciatique. — C'est une douloureuse affection du nerf sciatique, occasionnant de pénibles souffrances, consistant soit en tiraillements profonds, soit en alternatives de froid et de chaud, et coupées par des crises aiguës ou paroxysmes, chaque fois que le nerf s'étend, comme il arrive pendant la marche.

La douleur suit le trajet du nerf, des reins à la plante des pieds ; mais certains points sont particulièrement douloureux : ce sont le point lombaire (reins), le point fessier (pointe de la fesse), les points fémoraux (en arrière de la cuisse), le point rotulien (genou), le point péronien (cheville), le point plantaire (plante du pied).

La saison froide, l'humidité, le paludisme, la syphilis, les intoxications par l'alcool et le plomb prédisposent à la sciatique. Les arthritiques, les diabétiques, les goutteux y sont plus spécialement sujets.

La médecine traite localement la sciatique par l'électricité, l'antipyrine, le bleu de méthylène, la morphine, les vésicatoires, les pointes de feu, les pommades à la belladone, les emplâtres à la ciguë (ces deux dernières préparations pour les cas bénins). Laissons au médecin le maniement délicat de ces médicaments, et voyons quels sont les soins à prendre pour coopérer au traitement de la sciatique.

Le malade ne quittera pas le lit ou la chaise longue, enveloppera d'ouate chaude la jambe atteinte après l'avoir saupoudrée de fleur de soufre ; il prendra chaque jour un bain sulfureux prolongé.

Il mangera souvent, peu à la fois ; des viandes blanches, des légumes verts, des fruits, du vin léger coupé d'eau alcaline, du lait composeront son régime. Peu de féculents, de poissons, de pain, de viandes rouges. Pas de viandes noires (gibier), de conserves, de graisses, de fromages forts, de légumes acides, de mets épicés, do vinaigre, do vins vieux ou alcoolisés, do bière, do cidre, do café, do thé et d'alcool.

Scorbut. — Cette maladie envahit tout l'organisme et devient rapidement mortelle. Elle est heureusement assez rare, car elle décime très vite toute une population.

Le froid, le manque de nourriture, une mauvaise alimentation, le défaut d'hygiène engendrent le scorbut.

Le scorbutique est en proie à une diarrhée épuisante, qui détermine l'anémie et la cachexie. La caractéristique principale du scorbut est l'ulcération des gencives, qui sont douloureuses, saignantes, noirâtres ; les dents se déchaussent et tombent, l'haleine du malade est nauséabonde, les hémorragies fréquentes.

Il faut tenir le malade au grand air, lui faire prendre beaucoup d'exercice, pratiquer sur tout son corps des frictions à l'alcoolat de lavande, badigeonner ses gencives avec de la teinture d'iode, les raffermir avec du jus de citron.

Comme régime : légumes frais, fruits, citrons, viandes très fraîches et très tendres, limonades en abondance.

Scrofule. — La scrofule est une maladie de l'enfance, occasionnée par une exagération du tempérament lymphatique, d'où son nom scientifique de scrofulo-lymphatisme.

Vulgairement, cette maladie prend le nom de ses manifestations : écrouelles, humeurs froides, scrofules.

C'est au médecin qu'il appartient de débarrasser le sang des principes délétères qui l'encombrent.

En envoyant ces scrofuleux au bord de la mer, en leur faisant prendre beaucoup d'exercice, en leur administrant des bains sulfureux suivis de massages et de lotions à l'alcool, de l'huile de foie de morue à haute dose, en leur donnant en abondance des aliments gras et huileux, tels que les sardines et le thon à l'huile, on parviendra à régénérer leur tempérament, et peut-être à éviter les humeurs froides qui laissent, au cou surtout, des cicatrices hideuses et de mauvais aloi.

Seins (*Maladies des*). — Les seins peuvent être le siège de maladies graves telles que l'érysipèle, le phlegmon, le cancer qui nécessitent toutes l'intervention du médecin et souvent celle du chirurgien.

Nous ne nous en occuperons donc pas ici. Mais les érosions, les gerçures, les crevasses dont se plaignent si souvent les nourrices et qui proviennent de ce que l'enfant mâchonne trop violemment le mamelon, surtout après la sortie des premières dents, rentrent dans le cadre de ce recueil.

Le meilleur et le plus simple traitement de ces bobos si gênants consiste à frictionner doucement le mamelon, après l'avoir trempé dans l'eau tiède, puis à le lotionner avec du vin aromatique ou de la teinture de benjoin.

Si les crevasses ne se referment pas, il reste deux solutions : employer des bouts de sein en caoutchouc ou cesser net l'allaitement.

Lorsque les seins sont engorgés, ce qui arrive souvent au moment d'un sevrage brusque, la malade les recouvrira d'une feuille d'ouate après avoir pratiqué des onctions avec une pommade iodurée. Elle fera bien, à l'intérieur, de prendre chaque jour une cuillerée à bouche d'une solution d'iodure de potassium jusqu'à complète disparition de l'engorgement.

Sevrage. — Le sevrage de l'enfant consiste dans le remplacement de l'alimentation lactée par une nourriture plus solide. Cette opération nécessite des précautions aussi bien du côté de l'enfant que de celui de la mère.

Il faut que le bébé soit d'abord en parfaite santé ; quant à l'âge qui convient le mieux, on ne peut le fixer de façon précise : un enfant vigoureux peut être sevré plus tôt qu'un enfant malingre. D'une façon générale, c'est de douze à dix-huit mois que le sevrage se pratique. Nous conseillons de choisir le moment où les canines sont sorties (10ᵉ mois), époque où le bébé n'est pas encore tourmenté par le travail d'éruption des grosses molaires.

De préférence les saisons choisies sont le printemps ou l'automne ; en été, le changement d'alimentation peut occasionner la diarrhée infantile ; en hiver, trop de maladies des voies respiratoires sont à craindre.

Le sevrage ne doit pas être brusque. Dès le huitième ou le neuvième mois, on donnera à l'enfant des croûtes de pain à sucer, des œufs brouillés, des panades, puis l'époque venue, des féculents, des viandes légères (poulet, veau). Les tétées seront moins fréquentes, et on habituera l'enfant à boire du lait au verre ou mieux, à la timbale.

Ces différentes manœuvres devront avoir lieu très progressivement ; un sevrage hâtif expose l'enfant .à l'entérite ou facilite l'éclosion du rachitisme.

Chez la nourrice, le lait diminue progressivement, puis la sécrétion s'arrête d'elle-même, dans un sevrage bien conduit. Il suffira de couvrir les seins, de prendre quelques purgatifs et des tisanes diurétiques pour que le lait « passe » complètement.

Au contraire le sevrage brusque peut occasionner un engorgement des seins, des phlegmons, des congestions et de graves métrites.

Sinapismes. — Ce sont des médicaments *révulsifs*, c'est-à-dire destinés à attirer brusquement le sang dans la région du corps où ils ont été appliqués. Les sinapismes les plus fréquemment employés se composent de cataplasmes de farine de moutarde ; leur application ne doit pas dépasser dix à quinze minutes.

Somnambulisme. — Dans l'état somnambulique, le malade, en plein sommeil, va, vient la nuit comme s'il était éveillé et accomplit, de façon automatique, les besognes journalières qu'il est accoutumé de remplir.

Il faut se garder de réveiller brusquement un somnambule sous peine de déterminer de violentes convulsions ou de graves accidents nerveux.

Le somnambulisme étant une des manifestations de

l'hystérie, il importe de s'en rapporter au médecin, plutôt que d'essayer des remèdes empiriques, d'une efficacité douteuse et quelquefois nuisibles au malade. — (Voir *Hystérie*.)

Spasme. — Le spasme est une crispation nerveuse, avec sensation d'angoisse, de resserrement qui étreint les poumons ou les intestins, la gorge ou l'estomac pendant une durée assez courte.

Il provoque un léger malaise, que l'absorption de quelques gouttes d'eau de mélisse ou d'éther sur un morceau de sucre dissipe facilement. Les personnes sujettes aux spasmes feront bien de prendre chaque jour une infusion de camomille.

Sphacèle. — (Voir *Gangrène*).

Stomatite mercurielle. — Le mercure, de même qu'il peut déterminer la gingivite, peut aussi occasionner une ulcération de toute la muqueuse buccale, ou stomatite mercurielle.

Le malade se badigeonnera la bouche et les gencives ulcérées avec de la teinture d'iode, prendra des gargarismes au chlorate de potasse, dans l'intervalle desquels il sucera des pastilles de la même substance.

Il se nettoiera les dents avec un dentifrice à base de poudre de quinquina et d'acide borique en parties égales.

Il prendra enfin deux bains sulfureux par semaine.

Strabisme. — Le strabisme est une déviation des yeux. Il est *divergent*, quand ces organes sont dirigés en dehors de la ligne normale; *convergent*, quand ils sont dirigés en dedans.

Le strabisme est dû à une contraction permanente et défectueuse d'un des muscles directeurs de l'œil. Le seul remède au strabisme est l'excision du muscle rétracté par le chirurgien. Cette opération est rapide, peu douloureuse, et réussit d'autant mieux qu'elle a été pratiquée plus tôt.

Strangulation. — (Voir *Asphyxie par strangulation*).

Sueurs fétides. — Les sueurs fétides sont le plus souvent sécrétées par les pieds ou les aisselles.

Pour les sueurs des aisselles, on pratiquera quotidiennement des lavages à l'eau phéniquée, suivies d'une vaporisation à l'eau de Cologne.

Pour les sueurs des pieds, voir *Pieds*.

Suffocation. — La suffocation est un phénomène nerveux, empêchant le malade de respirer. Comme la suffocation prolongée entraîne la mort par asphyxie, il faut donner de l'air au plus vite et dégager les poumons en saturant la chambre de vapeurs d'eucalyptus.

Ces préceptes sont d'autant plus faciles à suivre que la suffocation est à prévoir dans toutes les maladies des voies respiratoires (coqueluche, bronchite, pleurésie, pneumonie, etc.)

Suppositoires. — Ce sont des médicaments composés de substances grasses (beurre de cacao, glycérine solidifiée) auxquelles le pharmacien incorpore le médicament à administrer et destinés à être introduits dans l'anus, soit pour réagir contre la constipation, soit pour porter au contact de l'intestin des préparations pharmaceutiques que le malade ne peut absorber par la voie buccale.

Suppression des règles. — (Voir *Aménorrhée*).

Surdité. — La surdité est soit congénitale, soit accidentelle.

Dans le premier cas, elle est presque toujours incurable; dans le second, il faut, dès qu'on se sent les oreilles malades ou paresseuses (otalgie, otite), aller consulter un spécialiste qui peut enrayer les symptômes alarmants et rendre à l'ouïe son acuité.

Si l'on attend trop longtemps, le tympan peut se perforer, les cartilages de l'intérieur de l'oreille se souder les uns aux autres, et il n'y a plus d'espoir à fonder sur les soins médicaux.

Le cornet acoustique est la suprême ressource du malade.

La quinine, prise à forte dose, occasionne une surdité intense, mais toute passagère.

Sycosis. — (Voir *Mentagre*).

Syncope. — La syncope est une perte subite de connaissance, au cours de laquelle les mouvements du cœur et ceux des organes respiratoires éprouvent un temps d'arrêt plus ou moins brusque.

Le malade se sent mal à l'aise; il lui semble que sa tête est vide. Son visage est d'une pâleur livide, son corps envahi par des sueurs froides. Il a des nausées, fait des efforts pour vomir.

Puis le vertige s'empare de lui, ses yeux se voilent et il tombe.

Au bout d'un court espace de temps, variant de quelques secondes à deux ou trois minutes, le cœur recommence à battre, la respiration reprend; le malade, d'abord hébété, rentre petit à petit en possession de lui-même. Il ne lui reste plus qu'une lassitude assez forte, quand la syncope se termine heureusement, car la mort peut survenir au cours de la crise.

L'anémie, la cachexie, la chlorose, les maladies du cœur et des nerfs, les intoxications par l'aconit, le chloroforme, la cocaïne, la vératrine et le tabac, sont les causes déterminantes de la syncope.

Dès qu'un individu est frappé de syncope, il faut l'étendre bien à plat, la tête un peu plus basse que le reste du corps, de façon à ce que le sang puisse parvenir au cerveau sans difficulté. On débarrassera le malade de tous les vêtements gênants, on pratiquera des frictions générales, la respiration artificielle, les tractions rythmées de la langue, avec la plus grande persévérance, même si la syncope se prolonge au delà des limites que nous avons indiquées.

En même temps, on fera chercher au plus vite le médecin.

Dès que le malade reviendra à lui, on l'engagera à se reposer au lit immobile, pendant une ou deux heures.

Synovie (*Epanchement de*). — On nomme épanchement de synovie l'amas anormal de ce liquide (hydarthrose) dans l'articulation du genou.

L'épanchement de synovie force le malade à l'immobilité presque absolue, car les mouvements et la marche augmentent encore cet état morbide.

Les applications de teinture d'iode, d'embrocation résolutive, et, s'il le faut, les pointes de feu, finissent par résorber le liquide.

On enveloppera d'ouate le membre malade, et on suivra à la lettre les avis du médecin, faute de quoi cette hydarthrose aurait une durée interminable ou récidiverait avec la plus grande facilité.

T

Tabac. — Le tabac donne lieu à des empoisonnements aigus ou chroniques, ce qui prouve que son usage est néfaste.

Les fumeurs gardent un souvenir amer de leur première cigarette, et même il arrive à des vétérans de la pipe ou du cigare d'être envahis par des troubles toxiques, chaque fois qu'ils font une consommation exagérée de cette plante.

L'empoisonnement aigu peut être bénin ou grave.

Bénin, il consiste en malaises, vertiges, nausées et vomissements ; de plus le malade souffre de céphalalgie, de sueurs froides, de salivation abondante, de douleurs abdominales, violentes et de diarrhée. Souvent même une syncope se produit.

Grave, il consiste dans l'exagération de tous les symptômes que nous venons d'énumérer, avec, en sus, une accélération sensible du pouls et de la respiration, une contraction de la prunelle, une agitation nerveuse incessante ; puis le malade tombe dans un état de prostration, entrecoupé par des convulsions, qu'interrompt la paralysie, la perte de la sensibilité, de l'intelligence, l'asphyxie lente et la mort.

L'empoisonnement chronique agit plus lentement. Petit à petit la mémoire diminue, s'oblitère, l'intelligence s'obscurcit, l'aptitude au travail diminue, une irritabilité nerveuse s'établit en permanence, le cœur peut devenir le siège de graves perturbations, l'estomac devient paresseux, la dyspepsie se manifeste.

Le seul organe sur lequel la nicotine n'exerce pas ses méfaits, c'est le poumon : ce poison est en effet un des ennemis déclarés du bacille de la tuberculose. Mais ceci ne doit pas constituer une excuse en sa faveur.

Le tabac, de plus, conduit progressivement à l'alcoolisme par suite de son action desséchante sur les muqueuses du nez, de la bouche et de la gorge, qui pousse à la boisson ceux qui en font usage.

Les *chiqueurs* sont exposés au déchaussement et à la carie des dents, à la gingivite, à la fétidité de l'haleine, à une salivation abondante, à la dyspepsie. Lorsqu'ils « avalent leur chique » par mégarde, il peut s'ensuivre un empoisonnement aigu.

Les *priseurs* s'exposent aux dartres, aux polypes, aux ulcérations de la muqueuse nasale, au suintement perpétuel du nez, au larmoiement.

Les *fumeurs* risquent les cancers des lèvres et de la langue, et, à la longue, des perturbations du tube digestif.

Le mieux serait donc de renoncer à l'usage du tabac, mais la chose est difficile une fois l'habitude prise.

On s'efforcera cependant de ne pas fumer à jeun, de ne jamais rallumer un cigare ou une cigarette éteints, de ne pas les consommer jusqu'au bout. Enfin, on fera sagement en employant des tabacs dénicotinisés.

Tabagisme. — Empoisonnement chronique par le tabac. — (Voir *Tabac*).

Tachycardie. — (Voir *Palpitations.*)

Tœnia. — (Voir *Vers intestinaux.*)

Taie. — Cicatrice blanchâtre de la surface de l'œil, provenant à la suite d'une ulcération de cet organe.

Teigne. — Le *favus* ou *teigne faveuse* est une maladie contagieuse de la peau, occasionnée par un champignon parasite, très petit, nommé *Achorion*.

La teigne est difficile à guérir ; elle affecte aussi bien le cuir chevelu que les parties recouvertes de poils.

Elle commence par des démangeaisons, des rougeurs ; puis un petit cercle se forme à la base de cheveu ou poil, se renfle en bourrelet pour se creuser ensuite en forme de cuvette (godet favique), après avoir, par éclatement, projeté aux alentours des spores qui forment bientôt de nouveaux champignons qui se groupent en une masse visible à l'œil nu.

Cette végétation modifie les poils, les altère et les détruit. Ils deviennent ternes, grisâtres, laineux, tombent facilement, en découvrant presque complètement la peau, qui reste marquée de petites cicatrices indélébiles.

Les croûtes se forment ensuite et exhalent une *odeur de souris* caractéristique ; elles jouissent de plus du triste privilège d'attirer les poux qui se blottissent et se reproduisent sous cette sorte de carapace.

La teigne s'attaque de préférence au cuir chevelu, plus rarement à la barbe ou au pubis.

Les enfants sont sujets à cette maladie.

Il faut isoler de suite le malade, appliquer sur le cuir chevelu un cataplasme de fécule de pommes de terre arrosé avec une solution d'acide borique à trois pour cent, puis graisser la tête avec de la vaseline, afin de provoquer la chute des croûtes.

On arrache les cheveux qui entourent les parties malades.

Tous les matins, savonnage au savon noir, puis lotion avec une solution mercurielle.

On recouvrira les pansements d'un béret ou d'une calotte de soie.

Enfin, on devra faire visiter fréquemment l'enfant par un médecin, afin de se rendre compte de l'état de la maladie.

La *teigne des régions glabres* (dépourvues de poils) est une conséquence de l'affection précédente, par contamination. Elle siège d'ordinaire à la figure, aux épaules, au dos, aux coudes, aux cuisses et aux genoux.

Le malade prendra des bains fréquents, additionnés d'un litre de solution phéniquée à dix pour cent.

Il consultera le médecin qui, s'il y a lieu, prescrira ensuite le traitement mercuriel. — (Voir *Désinfection*).

Température d'un malade (*Manière de prendre la*). — Il arrive que, dans les maladies fébriles, le médecin a besoin de suivre pas à pas la marche de la fièvre. Comme il ne peut se déranger plusieurs fois par jour pour s'en rendre compte, il importe de connaître la marche à suivre pour le renseigner exactement lors de sa visite.

Le thermomètre spécial doit être placé sous l'aisselle, dans l'anus, ou dans le vagin, suivant le cas, et être maintenu en place pendant environ dix minutes. On notera exactement le nombre de degrés et de fractions qu'indique l'instrument.

Tétanos. — Le tétanos est une maladie infectieuse,

due à l'introduction dans l'organisme du bacille de Nicolaïer. Ce bacille profite des lésions de la peau, notamment de celles des doigts et des orteils, pour entrer dans l'économie.

Le tétanos *aigu* évolue en quelques jours, et est presque toujours mortel.

Le tétanos *chronique* a une marche plus lente ; il dure habituellement plusieurs semaines et l'on peut escompter la guérison.

À la suite d'un malaise général, d'une raideur dans le cou, de douleurs à la nuque, d'une gêne pour avaler, la maladie se déclare.

La raideur gagne les mâchoires qui s'appliquent l'une contre l'autre, au point de ne plus pouvoir s'écarter (Trismus). Puis la face tout entière se contracte en un *rictus* sardonique ; seul les yeux restent mobiles.

La tête se renverse en arrière, les douleurs du cou, très violentes, gagnent le dos, les membres qui se contractent à leur tour, courbant le corps en avant, en arrière ou de côté au cour d'accès (paroxysmes) martyrisants.

L'intelligence reste nette et ne s'obscurcit qu'à la fin de l'agonie.

Le malade ne peut ni parler ni manger. Le médecin porte directement dans l'estomac, au moyen de la sonde œsophagienne, des aliments liquides, ou bien il a recours à des lavements alimentaires. Le malade sera isolé dans une chambre obscure, loin de tout bruit.

Il sera bon, pour se prémunir contre le tétanos, d'aller trouver le docteur, dès que se présentera une plaie suspecte, et de se soumettre à la vaccination antitétanique, qui a de grandes chances d'éloigner la maladie.

Torticolis. — C'est une inclinaison vicieuse de la tête, s'accompagnant de torsion du cou.

Le torticolis est *congénital* ou *accidentel*. Dans le premier cas, il nécessite une opération chirurgicale, consistant à inciser les muscles contractés ; on redresse ensuite le cou et la tête au moyen d'un bandage ou d'un appareil spécial.

Le torticolis *accidentel* ou *aigu* débute brusquement, le matin au réveil, par une douleur vive et une gêne considérable dans les mouvements du cou, forçant le malade à déplacer son corps tout entier pour regarder soit à droite, soit à gauche.

Il faut frictionner le cou avec un liniment à base de laudanum ou de chloroforme, ou avec de l'huile de camomille camphrée, et l'entourer d'une feuille d'ouate jusqu'à la guérison, qui survient au bout de deux ou trois jours.

Tour de reins. — (Voir *Lumbago*).

Tourniole, Tournis. — (Voir *Panaris*).

Transport des blessés. — (Voir *Fractures*).

Tremblement. — Ce sont des agitations nerveuses, convulsives, légères.

Le tremblement *passager* est déterminé par une émotion, frayeur ou colère.

Le tremblement *permanent* est dû à l'abus du tabac, de l'alcool, de l'opium, du vin blanc, du thé, du café, à la présence de maladies des nerfs.

Le tremblement *sénile* est un des indices de la décrépitude.

Trichines. — Ce sont des parasites vermiculaires habitant la profondeur des muscles qu'ils rongent et anéantissent petit à petit.

La trichine nous est transmise par la viande de porc, crue ou mal cuite, qui renferme souvent des œufs de ces parasites.

Les trichines sont presque impossibles à détruire. Aussi fera-t-on sagement en ne mangeant que du porc très cuit, ou des salaisons d'une provenance certaine.

Tuberculose. — La tuberculose consiste dans la formation de petites concrétions, de granulations qui envahissent un organe, en gênent et, à la longue, en empêchent le bon fonctionnement.

La tuberculose est due, croit-on, à un bacille que l'on n'a pu encore découvrir. Elle affecte les poumons, les intestins, le cerveau.

Tuberculose du cerveau. — (Voir *Méningite tuberculeuse*).

Tuberculose entéro-mésentérique. — (Voir *Carreau*).

Tuberculose pulmonaire. — (Voir *Phtisie*).

Tumeurs. — Les tumeurs sont des grosseurs anormales d'une partie quelconque du corps.

Les unes sont insignifiantes et bénignes, comme les contusions, les fluxions dentaires, les glandes engorgées.

Les autres sont dites malignes ; elles sont dues à la syphilis, à la tuberculose, au cancer et ne cèdent guère qu'au traitement chirurgical ; il en est de même des tumeurs enkystées ou kystes.

Les *tumeurs blanches* sont des abcès froids dés parties osseuses, se manifestant de préférence chez les rachitiques. Comme les précédentes, elles relèvent de la chirurgie.

Typhlite. — (Voir *Appendicite*).

Typhoïde, Typhus. — (Voir *Fièvre typhoïde*).

U

Ulcères. — Les ulcères sont des lésions qui, au lieu de se cicatriser, suppurent indéfiniment.

Le cancer, la scrofule, la syphilis, le scorbut, certaines métrites déterminent fréquemment des ulcères.

Les ulcères sont *externes* ou *internes*. Il va sans dire que les premiers sont plus faciles à soigner et à guérir que les seconds, grâce aux pansements antiseptiques.

Ulcère de l'estomac. — Cette affection, fréquente chez les femmes, plus rare chez les hommes, est une des maladies de la jeunesse ou de l'âge adulte.

Les maladies infectieuses, les intoxications et surtout la chlorose, en sont les causes principales.

Il arrive souvent que le médecin ait à soigner deux ou trois ulcères à la fois chez le même malade.

L'ulcère occasionne de vives douleurs à l'épigastre, qui s'exaspèrent à la moindre pression et après les repas, des vomissements alimentaires, des vomissements sanguins (hématémèse), comme dans le cancer de l'estomac. Les selles sont striées de sang ou complètement noires.

Il engendre l'anémie et les troubles nerveux.

Dès les premiers symptômes, il faut consulter le médecin, car l'ulcère nécessite des soins énergiques et éclairés pour calmer les douleurs, arrêter les vomissements et les hémorragies.

On nourrira le malade exclusivement avec du lait, en ayant soin de lui en donner un verre toutes les deux heures, de façon que l'estomac ne soit jamais vide et demeure presque immobile.

Quand les vomissements auront disparu, on reviendra de façon lente et progressive, à l'alimentation ordinaire, en commençant par les œufs, la viande crue en morceaux ou en pulpe.

Jusqu'à complète guérison, on supprimera le vin et l'alcool, le lait demeurant la seule boisson autorisée.

Urémie. — Lorsque les reins n'éliminent plus convenablement l'acide urique, il y a urémie.

Selon les tempéraments, l'urémie peut être *intestinale*,

et s'accompagner de diarrhée et de vomissements ; *cardiaque*, et déterminer des troubles dans la région du cœur ; *dyspnéique*, et entraver la respiration de façon grave ; *délirante*, avec période d'absence intellectuelle et d'excitation fébrile ; *convulsive*, avec des maux de tête, des saignements do nez, des crises rappelant l'épilepsie ; *comateuse*, avec une torpeur et une somnolence presque perpétuelles.

Le médecin appliquera dans chacun de ces cas, le traitement qui convient. Disons seulement que, dans tous, les sangsues sur les reins ou la saignée soulagent sensiblement le malade.

Urticaire. — L'urticaire ou *fièvre ortiée* doit son nom à la grande ressemblance de l'éruption qu'elle détermine avec des piqûres d'orties.

C'est une maladie de la peau caractérisée par de larges plaques en saillie, irrégulières, roses, blanches au centre, occasionnant de vives démangeaisons, des picotements et une cuisson intolérables ; ces sensations s'exaspèrent par le grattage.

L'éruption affecte tout ou partie du corps et change de place pendant toute la durée de la maladie, qui varie de quelques jours à plusieurs semaines.

L'urticaire aiguë est accompagnée de fièvre ; il n'en est pas de même de l'urticaire chronique.

L'urticaire chronique (ou dermographisme) est loin d'avoir la même intensité de symptômes que la forme aiguë. Les personnes qui y sont sujettes ont des éruptions fréquentes, pour des causes souvent futiles, telles qu'un frottement un peu fort, un léger écart de régime, l'ingestion de moules, de crustacés, de poissons.

Les deux manifestations de l'urticaire se soignent de la même façon :

A l'extérieur, par des bains tièdes additionnés de 800 grammes d'amidon, de 125 grammes de glycérine et d'un demi-litre de vinaigre de vin (ou d'un quart de litre d'eau de Cologne) ; par des onctions au glycérolé d'amidon, par des applications de poudre d'amidon.

A l'intérieur, par des boissons rafraîchissantes, des purgatifs, par du valérianate d'ammoniaque, dont le médecin prescrira la quantité.

Régime alimentaire : renoncer à tous les aliments susceptibles de provoquer l'éruption, tels que viandes faisandées, gibier, crustacés, mollusques et poissons, mets indigestes (oie, canard), mets épicés, acides, graisses, alcool et café forts, vins purs, bières fermentées.

Faire usage de viandes fraîches, blanches de préférence, du pigeon, du poulet, des œufs, des féculents, de pain rassis, de vin léger coupé d'eau de Vichy, de lait en abondance, de thé ou de café très légers.

V

Vaccine. — (Voir *Variole*).

Varicelle. — La varicelle, ou *vérolette*, ou *petite vérole* volante est une éruption fébrile de petites vésicules, remplies d'un liquide d'abord transparent, qui devient rapidement laiteux, opaque, mais ne contient jamais de pus.

Ces vésicules se dessèchent au bout de cinq à huit jours ; en même temps la fièvre disparaît.

La varicelle est fréquente dans les collèges, les pensionnats ; elle sévit surtout sur les enfants.

Elle est épidémique et contagieuse, mais très bénigne.

Elle occasionne d'assez vives démangeaisons auxquelles il est difficile de résister. Le malade se gratte donc et il en résulte une excoriation et un suintement de l'épiderme, ainsi que des croûtes dont la chute laisse de légères cicatrices.

Il faut empêcher, le plus possible, l'enfant de se gratter ; on le tiendra au lit, on lui donnera pendant la fièvre des limonades tièdes et des boissons douces. On le nourrira avec des potages et du lait ; pendant la convalescence, on reviendra rapidement au régime normal. — (Voir *Désinfection.*)

Varices. — Les varices sont des dilatations des veines, dont les parois ne sont plus assez solides pour supporter la pression que leur imprime le mouvement du sang.

Les varices siègent de préférence aux cuisses et aux jambes, pour cette raison que le sang, dans ces parties, se dirige de bas en haut pour remonter au cœur, et qu'ayant à lutter contre son propre poids, il fatigue davantage les vaisseaux qui le contiennent.

Les bilieux, les rhumathisants, les personnes exerçant une profession qui les force à se tenir longtemps debout sont exposés aux varices. La grossesse chez les femmes, les jarretières trop serrées, et de façon générale, tous les obstacles à la circulation du sang leur donnent également naissance.

Les varices ressemblent d'abord à des fibres noueuses, bleuâtres, mobiles sous le doigt ; puis elles se dilatent, s'amassent en paquets, et finissent par former de véritables tumeurs, atteignant quelquefois un volume considérable.

Les varices rendent la marche pesante, la fatigue plus prompte à se faire sentir ; négligées, elles déterminent l'inflammation de la peau, les hémorragies, les ulcères variqueux.

L'inflammation de la peau donne naissance à des abcès qu'il convient de soigner comme nous l'avons dit ; de plus, le malade fera bien de rester au repos, la jambe étendue et immobile. — (Voir *Abcès*).

L'hémorragie survient à la suite de la rupture d'une varice ou d'un choc violent. Il faut ligaturer la jambe au-dessus de l'écoulement sanguin, comprimer la veine, faire coucher le malade, la jambe plus élevée que la tête, et prévenir le médecin.

Quand il se produira un ulcère variqueux, le malade

se couchera, appliquera sur la plaie un tampon de charpie imbibé de vin aromatique et le recouvrira de bandes fortement serrées.

Les personnes atteintes de varices éviteront les excès de fatigue et de marche, renonceront aux jarretières, porteront des bas spéciaux (bas à varices), en tissu caoutchouté, et qu'il sera bon de faire exécuter sur mesure, afin qu'ils produisent bien la compression qu'on attend d'eux.

Petite vérole. — (Voir *Variole*).

Variole. — La variole ou *petite vérole* est une maladie infectieuse, épidémique et contagieuse, se propageant surtout par les croûtes qui surviennent à la fin de l'éruption.

Elle se divise en quatre périodes, savoir : la période d'invasion, la période d'éruption, la période de suppuration, la période de dessication.

La période d'*invasion* a une durée de deux ou trois jours. Elle débute par de la courbature, un frisson intense, de la céphalalgie, des douleurs dans les reins et le dos, et par une forte fièvre (40°).

La période d'*éruption* est marquée par l'apparition aux lèvres et au visage de taches rouges portant en leur centre une élévation pointue. Ces taches s'étendent au tronc, aux membres, à la bouche, à l'arrière-gorge, au larynx. Le malade tousse, a de la gêne pour avaler ; cependant la fièvre tombe, les douleurs de tête et de reins disparaissent.

Vers le troisième jour, l'éruption subit une transformation ; les taches grandissent, se cerclent de rouge, leur pointe s'élargit, se déprime en forme de cuvette et se remplit d'un liquide séreux, transparent, enfermé dans une poche opaque, blanche. La peau se tuméfie et le phénomène se maintient jusqu'au neuvième jour. C'est à ce moment que la mort décime le plus les malades.

Avec la période de *suppuration*, la fièvre réapparaît (fièvre secondaire), les vésicules se transforment en boutons à pus, la peau enfle davantage, surtout au visage, aux pieds et aux mains ; elle est douloureuse.

La respiration et la déglutition deviennent de plus en plus difficiles.

Les boutons laissent échapper le pus qui forme des croûtes brunes d'une odeur très désagréable.

C'est ici que commence la période de *dessication* (quinzième jour) ; la fièvre secondaire tombe, les croûtes se détachent, donnant parfois naissance à des abcès, et toujours à des démangeaisons insupportables auxquelles bien des malades ne savent pas résister.

Après la chute des croûtes, la peau prend, aux endroits occupés par l'éruption, une teinte lie de vin longue à disparaître.

La respiration et la déglutition deviennent régulières, l'appétit renaît, les forces reviennent. La convalescence est longue.

Les complications de la variole sont l'agitation nerveuse, le délire, l'asphyxie par suffocation, l'œdème du larynx, les inflammations des reins, du cœur, la carie des os de l'oreille, la perforation des yeux, les hémorragies.

La variole est donc une grave maladie dont le traitement incombe au médecin. Rappelons en passant que les personnes de l'entourage du malade ne doivent négliger aucune mesure d'antisepsie pour se préserver de la contagion. — (Voir *Désinfection*).

De nos jours, la vaccination a beaucoup diminué les cas de petite vérole ; cette maladie serait presque complètement conjurée si on se faisait vacciner plus souvent, c'est-à-dire tous les huit ou dix ans.

Si l'on se fait vacciner et que l'opération ne donne aucun résultat, il n'en faudrait pas conclure qu'on soit indemne pour toujours ; au contraire, il sera prudent de se faire vacciner à nouveau l'année suivante.

Enfin, pour se faire vacciner, il ne faut pas attendre que l'épidémie sévisse ; si au contraire on suivait les prescriptions que nous indiquons, l'épidémie n'existerait pour ainsi dire pas, comme c'est le cas dans les grandes villes où la variole ne se manifeste plus avec le caractère épidémique.

Ventouses. — Pour poser une ventouse ordinaire ou *sèche*, on place au fond du verre un tampon d'ouate trempé dans l'alcool; on l'enflamme et on retourne vivement le verre sur la peau.

La pose des ventouses *scarifiées* est l'affaire du médecin.

Verrues. — Les verrues ou poireaux sont des élévations de la peau des mains ou du visage. Elles se multiplient par le grattage et s'observent surtout chez les jeunes gens.

Elles disparaissent quelquefois spontanément, mais il est préférable, pour les détruire, de faire de fréquents savonnages avec du savon au goudron, suivis d'une friction à la pierre ponce, et de l'application, pour la nuit, d'un emplâtre salicylé.

Vers intestinaux ou helminthes. — Ce sont les *oxyures vermiculaires*, les *lombrics* ou *ascarides lombricoïdes* et les *taenias*.

Les *oxyures* vermiculaires sont tout petits; le mâle a 3 millimètres de longueur, la femelle de 8 à 10. Ils se tiennent dans le rectum, occasionnent de vives démangeaisons à l'anus, envahissent quelquefois les parties génitales des petites filles.

Les enfants surtout sont sujets aux oxyures.

Leur présence se décèle de façon certaine, en outre des démangeaisons anales sus-indiquées, par l'examen des selles, qui sont farcies de filaments blancs (oxyures).

Une purge de semen contra et un lavement antiseptique au calomel délayé dans un jaune d'œuf ou à la naphtaline suffisent à détruire ces parasites.

Les *ascarides lombricoïdes* ont une longueur de 8 à 20

centimètres; leur corps est rosé et rappelle la forme des vers de terre. Ils pénètrent dans l'organisme à l'état d'œufs, soit par l'eau potable, soit par les légumes crus (salades) et se fixent dans l'intestin grêle.

Trop nombreux, ils déterminent des coliques sourdes, des vomissements, de la diarrhée, mais ils sont en général peu gênants.

On les expulse à l'aide du semen contra : 2 à 4 grammes pour les enfants, 4 à 8 grammes pour les adultes.

Les *tænias* sont autrement redoutables que les vers précédents. Ils déterminent des démangeaisons à l'anus, au nez, à la gorge, des maux de tête, des bourdonnements d'oreilles et même des convulsions épileptiformes ou d'autres troubles nerveux.

Les viandes crues, les salaisons, les poissons, introduisent dans l'intestin les différentes espèces de tænias (*tænia vrai ou armé*, ou *tænia solium*, *tænia inerme*, *botriocéphale*).

Ce sont de longs rubans articulés d'une longueur variant de trois à huit mètres, suivant les espèces. Leur tête est petite, plus foncée que le reste du corps et généralement garnie de crochets à l'aide desquels ils se fixent aux parois de l'intestin.

Les excréments du malade contiennent presque toujours des anneaux ou des fragments d'anneaux. Il importe, pour les expulser, de prendre pendant huit jours de 8 à 10 grammes de poudre de fougère mâle dans 120 grammes d'eau distillée de tilleul, puis, deux heures après, 60 grammes d'huile de ricin.

On peut aussi faire bouillir dans deux litres d'eau 60 grammes d'écorce de grenadier et laisser réduire le liquide à moitié. On boit cette décoction le matin à jeun, en deux ou trois fois ; puis on prend 60 grammes d'huile de ricin.

Le kousso, le savria, le tatzé, les semences de citrouilles donnent également de bons résultats.

Quelle que soit la méthode adoptée, on devra, la veille de la médication, ne prendre autre chose que du lait. Le jour de l'expulsion, on examinera les selles : tant que la tête n'aura pas été évacuée, le tœnia se reformera, et le traitement sera à recommencer jusqu'à expulsion totale du ver.

Vertiges. — Les vertiges sont des syncopes légères n'allant pas jusqu'à l'évanouissement et d'une durée de quelques secondes.

Ils sont accompagnés de bourdonnements, de bouffées de chaleur, de troubles de la vision. Pour ne pas tomber, les personnes sujettes aux vertiges, s'accrochent à ce qu'elles trouvent à portée de leurs mains.

Les vertiges fréquents dénotent l'anémie, les maladies des nerfs, de l'estomac, de l'oreille; ils sont des menaces de congestion.

Il sera toujours prudent de consulter un médecin à leur sujet.

Vésicatoires. — Médicaments plus énergiques que les sinapismes, destinés à provoquer une irritation factice de la peau, à ce point que celle-ci se soulève en empoules.

Le vésicatoire le plus actif est à base de poudre ou de teinture de cantharides; on le maintient en place pendant dix ou douze heures, puis on le décolle lentement, en l'humectant au besoin avec de l'eau tiède, afin de ne pas arracher l'épiderme.

On perce ensuite l'ampoule, on recouvre la peau de vaseline, et d'une feuille de papier buvard.

Les albuminuriques, les personnes souffrant de la vessie ou des reins, les jeunes enfants ne doivent pas, sous peine de graves accidents, recevoir de vésicatoires.

Vessie (*Maladies de la*). — Voir *Cystite, Gravelle, Hématurie, Incontinence d'urine, Rétention d'urine*.

Vipères (*Morsures de*). — Une douleur vive, puis

la rougeur, l'enflure, l'engourdissement de la partie atteinte suivent les morsures de vipères.

La plaie laisse échapper un liquide sanguinolent, et autour d'elle s'élèvent de petites ampoules.

Le malade pâlit, frissonne; son corps est couvert d'une sueur froide; il a des vertiges, des éblouissements, des nausées, des vomissements, des syncopes, une fièvre ardente. Rarement, dans nos pays, la mort peut survenir.

Il faut, dès qu'on a été mordu, ligaturer le membre au-dessus de la morsure, cautériser énergiquement à l'alcali, ou mieux au fer rouge; puis on applique sur la plaie une compresse imbibée d'eau-de-vie, d'eau de Cologne ou d'alcool.

Le malade se mettra au lit avec un cruchon aux pieds; il sera chaudement couvert, et on provoquera la transpiration avec des infusions de thé ou de bourrache.

Vomissements alimentaires. — Quand des vomissements fréquents se produisent, il est bon d'aller chercher le médecin, car il est difficile de connaître la cause qui les a provoqués et qu'il importe de faire déterminer.

En l'attendant, on fera boire au malade de l'eau de Seltz avec de la glace pilée.

Puis on préparera les deux potions suivantes :

Bicarbonate de potasse . . .	4 grammes
Eau bouillie froide	100 —
Sucre ou sirop de sucre. . .	30 —

et :

Acide citrique.	4 grammes
Eau bouillie froide	100 —
Sucre ou sirop de limon . .	30 —

Une cuillerée à bouche, en alternant, de dix en dix minutes.

Vomissements de sang. — (Voir *Hématémèse*)

Y-Z

Yeux *(Maladie des).* — (Voir *OEil*.)

Zona. — Maladie de la peau caractérisée par une éruption de bulles vésiculeuses, suivant le trajet des nerfs, et occasionnant des douleurs névralgiques, des picotements et des cuissons. Les vésicules se développent sur des plaques rosées ou rouges.

Les alcooliques, les tuberculeux et les vieillards sont exposés au zona.

Au début, le malade appliquera des compresses humides imbibées d'eau de Cologne, puis il fera une application de poudre d'amidon.

Si les boutons suppurent, faire une onction avec de la vaseline contenant dix grammes d'oxyde de zinc, et recouvrir d'ouate.

Le zona ayant une origine nerveuse, on prendra à l'intérieur du bromure de potassium.

Le lait, les œufs, les viandes blanches et les féculents constitueront le régime alimentaire à observer pendant le cours de cette maladie.

FIN

Dans la même collection paraîtra prochainement un volume traitant de l'Hygiène, de la Grossesse, de l'Accouchement, de l'Allaitement et de la Première Enfance.